Christoph Wilhelm Hufeland, hygiéniste, professeur de médecine et premier médecin à la cour de Prusse

Médecine à travers les siècles

Collection dirigée par le Docteur Xavier Riaud

L'objectif de cette collection est de constituer « une histoire grand public » de la médecine ainsi que de ses acteurs plus ou moins connus, de l'Antiquité à nos jours.
Si elle se veut un hommage à ceux qui ont contribué au progrès de l'humanité, elle ne néglige pas pour autant les zones d'ombre ou les dérives de la science médicale.
C'est en ce sens que – conformément à ce que devrait être l'enseignement de l'histoire –, elle ambitionne une « vision globale » et non partielle ou partiale comme cela est trop souvent le cas.

Dernières parutions

Françoise GUILLON-METZ, *Des diabétiques célèbres. De l'Antiquité à nos jours*, 2024.
Xavier RIAUD, *Expérimentations nazies bucco-dentaires. Éthique médicale et histoire*, 2024.
Mathilde HAGELSTEIN, *Henri Petit, dentiste nancéien pendant la Grande Guerre*, 2024.
Michel A. GERMAIN, *Cancers et reconstructions médico-chirurgicales à travers les siècles*, 2024.
Xavier RIAUD, *Cowboys, Indiens et... dentistes. Une autre façon de voir le Far West*, 2024.
Patrick Albert POGNANT, *Joë Bousquet. Histoire d'un calvaire médical*, 2024.
Patrick Albert POGNANT, *Antonin Artaud. La mise en échec de la médecine*, 2024.
Pierre AUBRY et Bernard-Alex GAÜZÈRE, *Alexandre-Olivier Exquemelin. Chirurgien, flibustier et naturaliste. 1640-1717*, 2023.
Michel A. GERMAIN, *La lymphe. De l'Antiquité au XXIe siècle*, 2023.
Philippe MARRE, *Pr Jean-Michel Dubernard (1941-2021). Un chirurgien au service de l'Homme*, 2023.
Patrice PINET, *Louis Pasteur face aux médecins et aux chirurgiens*, 2023.
Sous la direction de Xavier RIAUD, *Au service de l'histoire de la médecine. 2006-2023. Anniversaire d'une collection éditoriale*, 2023.
Élisabeth CLEMENTZ-METZ, *Les lépreux en Alsace. Volume I : Marginaux, exclus, intercesseurs ?*, 2023.
Élisabeth CLEMENTZ-METZ, *Les lépreux en Alsace. Volume II : Documents*, 2023.
Pierre AUBRY et Bernard-Alex GAÜZÈRE, *Formation et vie des médecins, chirurgiens et apothicaires de la Marine et des Colonies du XVIe à la fin du XIXe siècle en France*, 2022.

Patrice Pinet

Christoph Wilhelm Hufeland,
hygiéniste, professeur de médecine et premier médecin à la cour de Prusse

1762-1836

L'Harmattan

Du même auteur

Pasteur et la philosophie,
collection « Acteurs de la science », L'Harmattan, Paris, 2004

Article « Sang »,
in *Dictionnaire de la pensée médicale*,
sous la direction de D. Lecourt, Puf, Paris, 2004

La fondation secrète de l'homéopathie ;
Réseaux francs-maçons et théories médicales de 1750 à 1810,
Éditions Jacques André, Lyon, 2016

Les musiciens, la maladie et la médecine de Guillaume de Machaut à Béla Bartók,
collection « Médecine à travers les siècles », L'Harmattan, Paris, 2017

L'homéopathie après L'Organon.
Hahnemann à la conquête de la France 1811-1850,
Éditions Jacques André, Lyon, 2020

Les philosophes, la maladie et la médecine d'Épicure à David Hume,
collection « Médecine à travers les siècles », L'Harmattan, Paris, 2021

Les philosophes, la maladie et la médecine de Hegel à Michel Foucault,
collection « Médecine à travers les siècles », L'Harmattan, Paris, 2021

Louis Pasteur face aux médecins et aux chirurgiens,
collection « Médecine à travers les siècles », L'Harmattan, Paris, 2023

5-7, rue de l'Ecole-Polytechnique, 75005 Paris
http://www.editions-harmattan.fr
ISBN : 978-2-336-49075-5
EAN : 9782336490755

À mon ami et confrère gastro-entérologue Jean-Marie Patarin,
mon partenaire altiste de musique de chambre et artiste peintre, âgé de 90 ans,
un exemple de longévité saine et dynamique.

AVANT-PROPOS

Le médecin allemand C.W. Hufeland (1762-1836) est aujourd'hui peu connu en France. Dans les volumes de la *Biographie médicale* (1820-1825), préfacés par A.-J.-L. Jourdan, pendant du *Dictionaire* [sic] *des sciences médicales* édité par Panckoucke, on trouve un article dans le cinquième tome (1822) par l'auteur marqué z. Huit lignes seulement sont consacrées à la vie d'Hufeland. La liste de ses ouvrages référencés est par contre très longue. Le premier est sa dissertation doctorale, soutenue à Göttingen alors que l'auteur indique par erreur Tübingen. Sur les trente-six ouvrages cités on en note cinq traduits en français de 1799 à 1821. La notice rapporte simplement qu'il fut d'abord médecin à la cour de Saxe, professeur ordinaire à Iéna en 1793, conseiller et médecin du duc de Saxe-Weimar et Eisenach en 1796, puis conseiller et médecin du roi de Prusse à partir de 1801 où il fut aussi nommé directeur de la Charité et professeur au Collège médico-chirurgical à Berlin. Aucun commentaire ne figure sur les ouvrages et les idées d'Hufeland.

En 1888, soit soixante-six ans plus tard et cinquante-deux ans après la mort d'Hufeland, un article lui est consacré par L. Hahn, directeur-adjoint du *Dictionnaire encyclopédique des sciences médicales*, dirigé d'abord par Dechambre (1812-1886) de 1864 à 1885, puis par Lereboullet à partir de 1886, qui comprend cent volumes.[1]

On en apprend un peu plus sur sa vie et son œuvre. Hahn le qualifie de *célèbre médecin allemand*, et rapporte qu'il fut médecin de Wieland, de Herder, de Goethe et de Schiller à Weimar. Il souligne son rôle professoral et social : *lorsque fut fondée en 1809 l'Université de Berlin, il fut chargé d'y enseigner la pathologie spéciale et la thérapeutique. Il créa en outre un grand nombre d'établissements utiles et de bienfaisance et s'occupa particulièrement de la réorganisation sanitaire du royaume de Prusse.* Il fait plutôt son éloge : *Hufeland a joui d'une réputation égale comme professeur et comme praticien. Il s'est tenu éloigné de tous les systèmes exclusifs ; ses livres respirent partout le bon sens et le jugement sain et réfléchi. Ils ont été lus de leur temps, non seulement par les médecins, mais encore par tout le grand public.*[2]

Il signale que ses publications sont innombrables, un chirurgien bibliographe, Callisen, en ayant recensé quatre cents, et que beaucoup se rapportent à l'inoculation et à la vaccination contre la variole, et à des comptes rendus hospitaliers et épidémiques. Hahn consigne aussi qu'il a fondé plusieurs recueils périodiques, dont le plus important en 1795. Par contre, il ne relève en bibliographie que quatre de ses ouvrages : ceux sur la macrobiotique, sur les scrofules, sur son système de médecine pratique, et son guide de pratique médicale.

---

1 *Dictionnaire encyclopédique des sciences médicales*, dirigé par A. Dechambre et L. Lereboullet, Masson, Asselin et Houzeau, Paris, 1888, quatrième série, Tome quatorzième, p. 449

2 *Dictionnaire des sciences médicales - Biographie médicale*, Tome V, Panckoucke, Paris, 1822, p. 449

Nous en avons déjà parlé ailleurs. Son livre le plus célèbre fut celui sur l'hygiène, discipline que nous considérons, dans un sens élargi aujourd'hui, comme la première des médecines, en tant que préventive et devançant la thérapeutique curative. Elle est pourtant méconnue et négligée aujourd'hui par la grande masse de la population, et n'a d'écho médiatique qu'à propos des vaccinations et des problématiques de l'environnement : pollutions, changement climatique, disparition des espèces, etc. L'hygiène, entendue comme prévention des maladies et préservation de la santé, est devenue une problématique universelle parce que majoritairement environnementale, mais qui commence aussi au niveau des attitudes de chaque particulier face à la vie. Notre étude s'inscrit donc dans le cadre d'une réhabilitation de l'hygiène dont les chaires en faculté de médecine nous paraissent avoir disparu mal à propos.

Nous essaierons donc de faire œuvre utile pour notre propre gouverne, et pour ceux qui ont le souci de leur santé et de celle des autres, à partir ici de l'œuvre d'Hufeland, un des adeptes de l'hygiénisme.

Évidemment, nous n'analyserons pas les quatre cents publications du corpus d'Hufeland, nous restreignant à celles qui nous semblent les plus importantes, ou qui ont eu dans l'histoire de la médecine un écho, que nous retracerons. Par facilité, nous examinerons surtout celles traduites en français.

CHAPITRE I :
La jeunesse et la formation médicale (1762-1783)

1. Fils et petit-fils de médecins au service des ducs de Saxe-Weimar

Christoph Wilhelm Hufeland naquit le 12 août 1762 à Langensalza près d'Erfurt, capitale de la Thuringe, située entre Gotha et Weimar. Son grand-père, J.H. Hufeland, et son père, J.F. Hufeland, furent médecins des ducs de Saxe-Weimar.[1] Le premier mourut en 1768.

En 1765, son père fut nommé médecin attaché à la maison de la duchesse régente de Saxe-Weimar, Anna Amalia de Brunswick (1730-1808), arrivée au pouvoir en 1758 après la mort de son mari Ernst August II. Il eut une large pratique dans Weimar et dans les villages alentour. Christoph Wilhelm eut quatre sœurs, et un frère douze ans plus jeune.

Celui-ci, Friedrich, naquit à Weimar en 1774 et y fut reçu docteur en 1797. Il devint en 1812 professeur extraordinaire de médecine à Iéna et professeur ordinaire à Berlin où il mourut en 1839, à 64 ans seulement. Il publia à Weimar en 1811 un ouvrage, *Ueber Sympathie* (Sur la sympathie), et plusieurs articles.

Dans son autobiographie[2] (1831) Christoph Wilhelm raconte ne se souvenir de rien de ses deux premières années passées à Langensalza, sinon qu'il contracta la variole la plus effroyable et qu'un médecin ami de son père, E.G. Baldinger (1738-1804), qui exerça dans cette ville de 1763 à 1768, vint à son chevet à point nommé.

En 1776, le fils d'Anna Amalia, le duc Karl August (Karl-August duc de Weimar) (1757-1828) hérita du pouvoir et fit venir à Weimar Goethe (1749-1832), alors âgé de vingt-sept ans, ce qui transforma la ville en un foyer intellectuel de premier plan et changea profondément le mode de vie de la jeunesse. Christoph Wilhelm, adolescent, subit, comme les autres, l'influence du roman de Goethe *les Souffrances du jeune Werther* (1774) et des œuvres représentées au théâtre de Weimar dirigé par l'écrivain.

Goethe a arrêté le récit de sa vie, *Poésie et vérité - Souvenirs de ma vie* (1811), au moment de son engagement par le tout jeune duc de Saxe-Weimar en 1776. Hufeland raconte la révolution complète provoquée par cette arrivée de Goethe à Weimar. Celui-ci fit passer le jeune prince d'une existence pointilleuse, bornée et

---

1 Aleksandr Sturdza, gendre d'Hufeland ayant rédigé une biographie en français de celui-ci à sa mort, écrit que son père fut médecin de la duchesse Amélie de Weimar. (Sturdza A., *Œuvres posthumes religieuses, historiques philosophiques et littéraires*, Paris, Dentu, 1859, p. 230) Malgré son caractère d'édification trop visible, cette biographie contient des renseignements intéressants.

2 *Hufeland Leibarzt und Volkserzieher. Selbstbiographie von Christoph Wilhelm Hufeland* (Hufeland médecin des grands et éducateur du peuple. Autobiographie de Christoph Wilhelm Hufeland) ; publiée et introduite par W. von Brunn, R. Lutz, Stuttgart, 1937

choyée, à une vie libre, le laissant prendre des bains glacés l'hiver, vivre en permanence à l'air libre, parcourir avec lui le pays en vue de le connaître parfaitement ainsi que ses personnalités et, à l'occasion, boire vaillamment. Le premier résultat de cette cure héroïque, ajoute Hufeland, fut la saisie par le prince d'une maladie mortelle, qu'heureusement il surmonta, et le second, d'aguerrir son corps pour toute la vie, ce qui lui permit d'endurer un énorme labeur.

À Weimar, Hufeland fut aussi marqué par les prédications célèbres de Herder (1744-1804), ami de Goethe, qui l'avait fait nommer à Weimar président du Consistoire protestant.

2. Début des études médicales à Iéna (1780-1782) ; Loder et Stark

En 1780, il fut envoyé à Iéna par son père pour entreprendre des études médicales. Deux professeurs amis de la famille y enseignaient à l'Université.

Le premier, J.C. Loder (1753-1832), reçu docteur à Göttingen en 1777, fut professeur d'anatomie, de chirurgie et d'obstétrique à Iéna jusqu'en 1803. Il fut aussi longtemps le premier médecin et le conseiller intime du duc de Saxe-Weimar. Il poursuivra sa carrière à Halle, Saint-Pétersbourg puis Moscou.

Le second, J.C. Stark (1753-1811), était accoucheur. Reçu docteur à Iéna en 1777 avec une dissertation sur le tétanos, il devint professeur extraordinaire de médecine en cette ville en 1779 puis ordinaire en 1784. Il devint aussi, ensuite, premier médecin et conseiller à la cour de Saxe-Weimar.

Selon un biographe, Hufeland se plongea, à Iéna, dans les études des Anciens, surtout dans l'œuvre d'Hippocrate (460-377 av. J.-C.). Il y apprit que le vrai médecin doit être un artiste, et que celui qui aime l'art de guérir aime nécessairement les hommes. Un autre adage d'Hippocrate se serait gravé aussi en lui : *Ce n'est pas le médecin qui guérit, mais le corps qui guérit la maladie.*[1]

On ne trouve pas ces maximes dans l'autobiographie d'Hufeland. Il assure que la seule chose qu'il ait vraiment apprise à Iéna est l'anatomie, grâce à l'enseignement de Loder, dont le don d'élocution rendait vivante et claire cette science difficile, ce qu'il n'a jamais retrouvé par la suite. Pour Loder, la connaissance anatomique ne dépendait pas de la quantité de cadavres étudiés, mais de la méthode et de l'effort du professeur. Selon Hufeland, il enseignait de façon excellente et suffisante avec les deux cadavres dont les étudiants disposaient durant tout l'hiver.[2] Goethe lui-même avait été son auditeur.

Il signale qu'à Iéna il eut comme ami, entre autres, A. Kotzebue (1761-1819), auteur fécond de comédies, également avocat et homme politique, devenu espion pour la police politique antirévolutionnaire russe, et qui sera assassiné par un étudiant fanatisé.

---

1 *Nicht der Arzt heilt, sondern der Körper heilt die Krankheit.* (Orth W., *C.W. Hufeland, Arzt und Volkserzieher*, Berlin, 1968, p. 26)

2 *Selbstbiographie von Christoph Wilhelm Hufeland*, publiée et introduite par W. von Brunn, Verlag Robert Lutz, Stuttgart, 1937, p. 55

3. Göttingen (avril 1781 – juin 1783)

Son père, s'apercevant qu'il ne travaillait pas assez à Iéna et goûtait trop les divertissements, décida de l'envoyer à Pâques de l'année 1781 à Göttingen, une université qui, à cette époque, dépassait toutes les autres, particulièrement en médecine. Hufeland cite les noms distingués qui en firent partie : A.G. Richter, Murray (1740-1791), Baldinger, Wrisberg (1739-1808), Blumenbach, K.C. Gmelin (1762-1837). Il rapporte que Richter, Blumenbach, ainsi que Lichtenberg dont il fut proche, eurent la plus grande influence sur sa formation.

A. Auguste Gottlieb Richter (1742-1812)

A.G. Richter, né en Saxe, fut reçu docteur à Göttingen en 1764. En 1766, il fut nommé professeur extraordinaire à la faculté de médecine de cette ville, puis ordinaire en 1771. Il y enseigna pendant quarante-six ans jusqu'à sa mort. Il fut nommé en 1779 premier médecin du roi de Grande-Bretagne et conseiller aulique en 1782. W. von Brunn, professeur d'histoire de la médecine à Leipzig, le considère comme le chirurgien le plus important de son temps et comme un écrivain remarquable.[1] Il jouit d'une grande réputation comme professeur et clinicien, et ses cours furent très suivis par les jeunes médecins. Seul a été traduit en français son traité des hernies (1777-1779). Selon la *Biographie médicale* (1825) ses ouvrages occuperont toujours un haut rang dans l'histoire de l'art, notamment dans celle de la chirurgie. Son biographe signale qu'il s'est attaché à démontrer qu'un grand nombre de maladies, dites bilieuses, étaient produites par l'art et l'abus des évacuants.

B. John Friedrich Blumenbach (1752-1840)

J.F. Blumenbach (1752-1840) naquit à Gotha, fit ses études médicales à Iéna puis à Göttingen avec son ami Sömmering (1755-1830) et fut reçu docteur en 1775 dans cette ville où il passa la plupart de sa vie. Il y fut nommé professeur extraordinaire de médecine en 1776 puis ordinaire en 1778. Il y enseigna pendant plus de cinquante ans et y mourut à 87 ans. Il y eut une carrière glorieuse, qui atteignit toute l'Europe. Il attirait un nombre immense d'étudiants.

Il est considéré comme le fondateur de l'anthropologie, distinguant cinq races humaines tout en proclamant l'unité du genre humain. Sa dissertation inaugurale latine *De generis humani varietate nativa* fut reprise en allemand en 1798 et traduit en français en 1804 sous le titre *De l'unité du genre humain, de ses variétés*. Il fut célèbre pour sa collection unique de crânes humains. Il est aussi très connu comme physiologiste par son traité *Institutiones physiologicae* (1787) qui connut plusieurs éditions et fut traduit en plusieurs langues dont le français en 1797.

---

1 *Hufeland Leibarzt und Volkserzieher. Selbstbiographie von Christoph Wilhelm Hufeland* nouvellement publiée et introduite par W. von Brunn, Verlag Robert Lutz, Stuttgart, 1937, p. 156

C. Les amis d'Hufeland à Iéna

G.C. Lichtenberg (1742-1799) était quant à lui professeur d'astronomie à Göttingen. Il fit des découvertes dans le domaine de l'électricité. Il a été l'éditeur du *Göttinger Magazin der Literatur und Wissenschaften.*

Hufeland indique aussi que Groschke et Neufville furent ses seuls compagnons d'études et amis proches. J.C. Groschke (1730-1828) fit ses études à Berlin et à Göttingen et fut reçu docteur en médecine en 1784, un an après Hufeland. En 1886 il devint médecin du duc Pierre de Courlande qui le nomma professeur d'histoire naturelle et de chimie à Mitau. Il devint directeur de l'hôpital de la cité deux ans plus tard puis médecin de la cour en 1791. On sait peu de choses de M.W. Neufville qui, né à Francfort en 1760, fut aussi reçu docteur à Göttingen en 1784. Hahn dit qu'il fut un médecin savant, fêta les cinquante ans de son jubilé, arrêta la pratique ensuite avant de mourir peu d'années après.

Les études d'Hufeland à Göttingen furent ternies par les décès, d'abord de son beau-frère d'Iéna, le professeur de théologie à Iéna Weber, puis de sa mère d'une apoplexie soudaine (*Nervenschlage*) durant l'hiver 1782.

Il fut reçu docteur à Göttingen le 24 juillet 1783 avec une dissertation *De usu vis electricae in Asphyxia* (De l'usage de l'électricité dans l'asphyxie), peut-être en partie inspirée par Lichtenberg, avec pour contradicteurs Girtanner (1760-1800) et Groschke. Il reconnaît que l'enseignement reçu à Göttingen fit le fond de son esprit scientifique.

Notons que peu avant sa soutenance, le 4 juillet 1783[1], Hufeland fut initié à la franc-maçonnerie, alors en grande vogue en Europe, dans la loge *Augusta zu den drei Flammen* (Auguste aux trois flammes).[2] Il ne semble cependant pas avoir joué un grand rôle dans les loges.

---

1 Un autre historien, Mossdorf, dit qu'il le fut en juin.

2 *Dictionnaire de la franc-maçonnerie*, sous la direction de D. Ligou, Quadrige, PUF, Paris, p. 594

CHAPITRE II :
Hufeland praticien à Weimar (1783-1793)

1. Une pratique médicale pléthorique

Quand il revint à Weimar le lendemain de sa soutenance il trouva son père, âgé de cinquante-trois ans, presque aveugle, souffrant de violentes palpitations, de vertiges et d'hypocondrie. À peine âgé de vingt et un ans il reprit sa vaste pratique médicale car son père avait la plus forte activité de la ville et de la Thuringe jusqu'aux limites du Harz. Il s'ensuivit pour le praticien novice des années d'un labeur écrasant. Il ne le regretta pas car, d'un côté, il eut la satisfaction d'adoucir les dernières années de la vie de son père, de l'autre, de bénéficier de son expérience et de sa direction véritablement hippocratique pour sa première praxis, ce qui fut pour lui une école excellente. Il estime, dans son autobiographie, avoir grâce à elle bien plus appris et avoir été bien mieux formé à la pratique que s'il avait parcouru tous les pays et passé par tous les hôpitaux européens.

Son début dans l'exercice fut malheureux car d'emblée deux personnes, un forgeron et sa femme, contractèrent une fièvre putride (*Faulfieber*), ne supportèrent pas son traitement, et moururent. Il assure néanmoins que, contrairement à ce mauvais début, il eut beaucoup de chance comme médecin durant les dix ans passés à Weimar. Cependant, plus loin, il raconte une autre déconvenue.

La fille aînée du duc de Weimar âgée d'un an et demi eut une crise d'asthme aiguë (*Asthma acut. Mill.*). Hufeland la consulta et la soigna, mais elle mourut au troisième jour. Cette infortune ne pouvait susciter de la confiance envers le jeune médecin. Il rapporte à l'inverse que la duchesse-mère (Anna Amalia) se trouvant mourante à cause d'une inflammation du poumon (*Lungenentzündung*) on appela le conseiller Stark de toute urgence. Au onzième jour, celui-ci risqua encore un vomitif et elle guérit. Cela lui donna, constate Hufeland, un grand crédit, et fit échouer les espérances qu'avait son père pour lui, qui ne resta que médecin de la cour aux appointements de cent thalers, tandis que Stark en deviendra le premier médecin.

Du fait de sa charge de travail épuisante et des soucis accablants inhérents à une telle pratique, Hufeland n'avait guère de temps pour lui. Ses seules distractions consistaient à s'occuper de sciences et à fréquenter quelques amis et quelques hommes d'esprit. Il était en effet encore passionné par la physique, particulièrement la théorie de l'électricité, et par les sciences naturelles, passion que Göttingen lui avait transmise. Il poursuivait ses expériences électriques avec son ami Groschke.

2. Premières productions littéraires (1785-1795)

A. Les écrivains de Weimar et les Illuminés de Bavière

Malgré son temps de loisir restreint il se dit heureux d'avoir fréquenté les grands esprits présents alors à Weimar : Wieland (1733-1813), Herder, Goethe et Schiller (1759-1805), et de les avoir connus beaucoup plus justement en tant que médecin consultant.

À ce titre quel rôle a-t-il joué auprès de ces hommes célèbres ? Il paraît difficile de l'évaluer ici à cause sans doute de la pudeur du médecin à dévoiler les évènements intimes de ses patients, conformément au serment d'Hippocrate.

Dans une correspondance choisie de deux cent vingt lettres de Goethe publiée en français on ne trouve pas de référence à Hufeland, et dans celle complète de Goethe avec Schiller (1994) on n'en découvre qu'une seule, à propos de l'envoi par Goethe en octobre 1796, à Hufeland en même temps qu'à Schiller, Loder et Wilhelm von Humboldt, du dernier volume de son roman *Wilhelm Meister*.[1] Dans les *Annales* de Goethe inclus dans des *Écrits autobiographiques, 1789-1815*, recueil de textes publiés en français en 2001, nous trouvons deux références intéressantes que nous citerons en temps voulu. Les relations d'Hufeland médecin avec Goethe furent donc probablement restreintes. On ne sait pas non plus quel rôle il eut à cette époque auprès de Schiller qui souffrait de phtisie pulmonaire.

Dans son autobiographie il indique que Bode, Bertuch (1747-1822), Buchholz (1734-1798) et Musäus (1735-1787) lui furent les plus proches, surtout les deux premiers qu'il juge de vrais amis ayant eu beaucoup d'influence sur lui. Il décrit assez longuement la vie de Bode et ses rapports avec lui.

J.J.C. Bode (1730-1793) fut un pourfendeur du catholicisme et des Jésuites par l'intermédiaire d'un ordre franc-maçon radical et anticlérical, les Illuminés de Bavière, auquel il adhéra en janvier 1783. Il fit dès lors une intense propagande pour l'ordre. Dès le mois suivant, il recruta le grand-duc Karl August et Goethe, puis Herder en juillet. Seul Schiller résista.[2] Bode attirait aussi la jeunesse et Hufeland adhéra aussi à l'ordre, de même que les médecins Stoll (1742-1788) et Sömmering. Bode lui fit connaître Mirabeau (1749-1791), qui préparait alors une grande enquête diplomatique sur la Prusse de Frédéric le Grand. À Weimar Bode vécut auprès de la veuve du comte Bernstorff (1712-1772) dont il administrait les domaines. Celui-ci, de vieille noblesse allemande, avait été ministre d'État à Hanovre et en Prusse, et diplomate au Danemark.

---

1 Cependant, cette dernière correspondance ne commence qu'en 1794, donc après le départ d'Hufeland de Weimar. Son nom ne figure pas non plus dans les *Conversations de Goethe avec Eckermann*, recueil par son secrétaire des souvenirs de Goethe à la fin de sa vie.

2 Pour l'histoire de la franc-maçonnerie à cette époque voir Pinet P., *La Fondation secrète de l'homéopathie. Réseaux francs-maçons et théories médicales de 1750 à 1810*, Jacques André, Lyon, 2016, p. 63-77 et p. 105-109

La fréquentation de tous ces écrivains fit éclore en Hufeland son goût pour l'écriture. Le premier sujet qu'il aborda fut le mesmérisme et le magnétisme.[1]

B. La critique du mesmérisme (1785)

Le magnétisme animal, dérivé initialement du magnétisme minéral, naquit en 1774 à Vienne et eut un énorme succès en France après l'installation de Mesmer (1734-1815) à Paris en février 1778. Cependant, une commission de neuf membres de l'Académie des sciences et de la faculté de médecine, dont Lavoisier, B. Franklin et Guillotin, émit un rapport en août 1784 montrant que la force magnétique physique invoquée par Mesmer n'existait pas. Elle ne nia pas l'effet des cures magnétiques et des guérisons, mais celles-ci représentaient pour elle le fruit de l'imagination, de la suggestion et de l'illusion.

L'influence sur Hufeland de ses amis, de ceux qui craignaient alors le jésuitisme et la superstition, ainsi que la saine physique du savant Lichtenberg, le poussèrent à prendre parti publiquement contre le mesmérisme et à dévoiler qu'il ne s'y trouvait rien de physique et de solide et que tout s'y ramenait à l'illusion des sens par l'imagination, et même à la sensualité. Il crut par là servir la science et la saine raison, et même la vraie religion et la philosophie des Lumières. Son article *Mesmer und sein Magnetismus* (Mesmer et son magnétisme) parut en 1785 dans *Der Teutsche Merkur* (Le Mercure allemand), fondé en 1773 par Wieland, qui en fut très content et en gratifia son auteur.

C. Sur la prévention de la variole (1787, 1789 et 1792)

Le deuxième mémoire d'Hufeland eut pour titre *Über die Ausrottung des Pocken* (Sur l'éradication de la variole). Il y proposait, comme pour la peste, l'isolement, le seul moyen alors possible selon lui.

Il sévit en 1788 une épidémie de variole très grave à Weimar qui l'engagea à mettre par écrit ses observations sur la maladie ainsi que ses expériences d'inoculation qu'il pratiquait souvent à cette époque. Ce fut son premier livre, imprimé chez Göschen à Leipzig en 1789 et qui lui rapporta un louis d'or.[2] Une seconde édition, révisée, de 592 pages, parut en 1793.[3] En 1798, une troisième édition sortit à Berlin, chez l'éditeur Rottmann, sous un titre un peu différent. En 1792, il avait aussi publié un second traité sur la pratique et les avantages de l'inoculation contre la variole.[4] Il y joignit des idées sur les maladies des enfants qui montrent,

---

1 Pour les débuts du magnétisme et son essor en France Ib., p. 52, p. 56-63, p. 108-112 et p. 120-123

2 Hufeland, *Bemerkungen über die natürlichen und künstlichen Blattern zu Weimar im Jahr 1788*, Göschen, Leipzig, 1789

3 *Bemerkungen über die natürlichen und geimpften Blattern zu Weimar im Jahr 1788, nebst einem Anhang über die wesentlichen Vorzüge der Inoculation und einige andere Kinderkrankheiten*, Göschen, Leipzig, 1793

4 *Über die wesentlichen Vorzüge der Inokulation, vollkommene und unvollkommene Blättern und andere dahin einschlagende Punkte*, Leipzig, 1792

selon Sprengel, ses réticences initiales envers la chimie qui disparaitront par la suite.[1]

L'ouvrage de 1789 fut en général bien reçu, notamment par Fritze (1735-1807) d'Halberstadt, qui en fit une recension très favorable dans l'*Allgemeine Literatur Zeitung*. Sprengel en fait l'éloge dans son analyse historique de la médecine de la dernière décennie du XVIIIe siècle publiée en allemand en 1801. Dans son premier chapitre « État de la Médecine au commencement de ce période » il juge que *nous devons à C.G. Hufeland une excellente description des épidémies varioliques de Weimar, livre où l'on trouve exposés avec une grande impartialité les principes que l'école de Brown développa par la suite sur l'utilité de l'opium, du régime animal, et de la méthode fortifiante dans la petite vérole maligne.*[2] Il trouve que l'ouvrage classique (1789) de C.F. Hoffmann, *ainsi que l'excellent traité de C.G. Hufeland, a beaucoup contribué à perfectionner l'inoculation et le traitement des inoculés.*[3]

Dans son autobiographie Hufeland est fier de constater que les principes qu'il exprimait alors avaient conservé leur vérité et étaient en général encore acceptés. Il assure que tous ses écrits dans sa vie provinrent non de son cerveau (*Kopf*), mais de la nature et de l'expérience, et furent toujours suscités par une impulsion interne qui le poussait, une fois rempli du sujet, à s'exprimer.

D. La fondation d'une maison funéraire à Weimar (1791)

Il s'occupa aussi du problème d'établir avec certitude la mort, car les cas de mort apparente étaient nombreux. Il s'efforça de faire ériger une morgue à Weimar, s'inspirant des idées de Frank.

Johann Peter Frank (1745-1821), de père français, naquit à Rothalben en Bade le 19 mars 1745. Après avoir étudié la philosophie à Metz et à Pont-à-Mousson il partit en vue de commencer ses études médicales à l'université d'Heidelberg où il fut reçu docteur. Le prince-évêque de Spire (Speyer) le nomma en 1772 son premier médecin et il resta neuf ans au château de Bruchsal, résidence de l'évêque. Il en profita pour publier, à partir de 1779, en latin, le premier volume de son *Système complet de police médicale*, premier traité de santé publique dans lequel l'auteur préconise que l'État prenne en charge et légifère celle-ci. Il connaîtra six tomes (1779-1817) et fut traduit en de nombreuses langues. En 1784, l'université de Göttingen l'appela comme professeur de philosophie et de police médicale, et le roi d'Angleterre lui donna le titre de conseiller d'État. Cependant, pour des raisons de santé, il ne demeura que deux ans à Göttingen et partit pour Pavie où il

---

1 *Les idées sur les maladies des enfans qu'il a jointes à cet ouvrage, montrent combien il répugne à toutes les explications chimiques, et font un contraste bizarre avec les opinions qu'il professa plus tard.* (Sprengel Kurt, *Histoire de la médecine depuis son origine jusqu'au dix-neuvième siècle*, trad. de l'allemand par A.-J.-L. Jourdan, revue par Bosquillon, Deterville et Desoer, Paris, 10 tomes, 1815-1820, T. VI, p. 235)

2 Ib., T. VI, p. 148

3 Ib., T. VI, p. 76

succéda à Tissot (1728-1797) comme professeur de clinique, y demeurant jusqu'en 1795.

Hufeland fournit d'abord au public de Weimar en 1791 son mémoire *Ueber die Ungewissheit des Todes* (De l'incertitude de la mort)[1], publié aussi la même année à Salzburg. Il se réjouit de la mobilisation et de la participation générales qu'il suscita dans la ville, et de la mise en place d'une souscription, grâce à la collaboration de la comtesse Bernstorff, suffisante pour ériger la première morgue à Weimar.

Dans son « État de la médecine en 1791 » Sprengel nous informe de l'impact important provoqué par son article, paru d'abord dans le *Neue Teutsche Merkur* (nouveau titre du *Teutsche Merkur* de 1790 à 1810).[2] L'historien Henri Brunschwig (1904-1989) rend aussi compte de l'influence d'Hufeland pour qui le seul moyen de s'assurer de la mort consistait à attendre les premiers signes de la décomposition. Il recense les huit signes habituels de la mort et détaille les moyens de leur vérification dont on instruisait les collèges supérieurs en Prusse en 1794.[3] Ces expériences de contrôle n'étant pas probantes l'attente de la décomposition, de deux à cinq jours selon les saisons, fournissait la méthode la plus sûre, ce qui nécessita la construction de morgues. Il décrit celle, très pittoresque, de Weimar.[4]

E. Une compilation d'articles, la plupart d'auteurs français, sur des médicaments issus des recherches les plus nouvelles en physique et en chimie (1793)

En 1793 et 1794, Hufeland publia avec I.F.A. Göttling, professeur extraordinaire de chimie à Iéna, un recueil d'articles et de lettres, intitulé *Aufklärungen der Arzneywissenschaft aus den neuesten Entdeckungen in der Physik, Chemie, und*

---

1 Le titre complet est *Ueber die Ungewissheit des Todes und das einzige untrügliche Mittel, sich von seiner Wirklichkeit zu überzeugen, und das Lebendigbegraben unmöglich zu machen, nebst der Nachricht von der Errichtung eines Leichenhauses in Weimar*, Glüsing, Weimar, 1791

2 *L'attention se dirigea généralement cette année sur les dangers de l'inhumation précipitée, qui avaient été déjà signalés par Bruhier et Brinkmann, et qui furent vivement représentés par plusieurs médecins célèbres. C'est ce que fit entre autres C.G. Hufeland. Il insista dans le même temps sur la nécessité de mettre à exécution le projet déjà conçu par Pierre Frank, d'établir des maisons où les cadavres fussent conservés jusqu'à ce qu'on y reconnut manifestement des traces de putréfaction. Son ouvrage fit une sensation profonde, et plusieurs villes de l'Allemagne formèrent des établissements de ce genre, comme on en avait déjà précédemment institué dans les États soumis à la monarchie autrichienne.* (Sprengel, *op. cit.* T. VI, p. 181)

3 Brunschwig Henri, *Société et romantisme en Prusse au XVIIIe siècle*, Flammarion, 1973, Paris, p. 91-92

4 *Le modèle le plus parfait s'en trouve à Weimar : huit corps y sont couchés dans une grande salle, chauffée par un système de tuyauterie sous le plancher. Des cordons, attachés à leurs poignets et à leurs chevilles, sont reliés à une clochette, dans une chambre attenante, à porte vitrée. Le veilleur s'y tient ; averti du moindre mouvement de ses pensionnaires, il dispose d'une petite cuisine et d'une salle de bains pour venir au secours de celui qui se réveille. À chaque résurrection, il touche une prime.* (Ib., p. 93)

andern Hülfswissenschaften (Éclaircissements sur la pharmaceutique à partir des découvertes les plus récentes en physique et en chimie, et dans d'autres sciences accessoires). On y trouve des traductions de plusieurs articles de J.-N. Hallé (1754-1822) (sur l'animalisation et l'assimilation des aliments, sur les modifications spontanées des urines chez l'homme sain), et de Fourcroy (1755-1809), un article sur la respiration et la chaleur animale du physicien et chimiste A. Seguin (1765-1835). On y découvre encore plusieurs articles de Margeron, de Portal (1742-1832) (sur le sang des intoxiqués des poumons (*Lungensüchtigen*), et sur l'examen du liquide articulaire synovial), et du chimiste et pharmacien Vauquelin (1763-1829) sur l'analyse de la semence humaine, des larmes et des mucosités nasales.

On y remarque aussi de nombreux articles de Valli sur ses expériences de production de l'électricité animale par stimulations métalliques, sujet qui intéressait particulièrement Hufeland, et un autre de Mauduit sur le pouvoir curatif de l'électricité à partir d'essais exécutés pendant seize ans. Les éditeurs y ont ajouté des extraits de lettres échangées par divers savants. On ne sait s'il y eut une suite à ce premier volume.

3. Prémices de deux ouvrages théoriques d'Hufeland, sur la pathogénie, et sur l'art de prolonger la vie humaine (1788-1792)

Hufeland notifie que durant les quatre dernières années passées à Weimar il posa par écrit, aux premières heures des matinées, les bases de ses idées sur l'art de prolonger la vie humaine, qu'il appela aussi « macrobiotique », et sur la pathogénie.

Il raconte que la première impulsion pour la macrobiotique lui fut donnée par l'*Historia vitae et mortis* de Francis Bacon (1561-1626). Ses idées de vie (*Leben*) et de force vitale (*Lebenskraft*) se formèrent, d'après lui, de l'observation de la nature dans les états sain et malade, notamment des œufs, des graines et lors de la germination, aussi bien chez les végétaux que chez les animaux ; et les idées de destruction de la force vitale, par les fonctions particulières que la vie elle-même effectue, par les maladies, par les crises, par la faiblesse consécutive à la perte induite par toute surexcitation et par son propre amenuisement. Il certifie avoir eu dès cette époque l'idée entière de ce que Brown nommait alors « faiblesse indirecte », bien avant (entre 1787 et 1790) que l'on sache qu'un Brown existât.

En mars 1787 son père mourut d'une fièvre miliaire à seulement 57 ans. Il croit que le chagrin causé par son échec personnel, peu de temps auparavant, à devenir le médecin d'un personnage de cour important, conformément au vœu le plus cher de son père, contribua grandement à sa mort.

Hufeland était donc mal parti dans l'art de prolonger la vie, sauf qu'on peut soigner ses proches différemment et que la durée de vie dépend de multiples circonstances : terrain génétique, usure au travail, connaissances de l'hygiène plus ou moins bonnes et respectées, gravité des maladies, accidents, état moral, etc.

Il décida avec ses frères et sœurs de continuer à vivre dans la maison paternelle. Mais il sentit devoir maintenant penser à se marier. Il rencontra une jeune fille de la campagne venue à Weimar, qui vivait chez le conseiller Voigt et qu'il voyait de ce fait presque journellement. La jeune femme n'ayant que seize ans ils ne se marièrent qu'un an plus tard, en novembre 1787. Il rapporte que la lecture durant cette période du récit par Stilling de sa jeunesse, et les prêches de Herder, contribuèrent à renforcer sa croyance en Dieu et à élever toujours plus son âme dans le christianisme. Jung-Stilling (1740-1817) était un mystique, qui avait fait des études de médecine à Strasbourg et pratiqua l'ophtalmologie. Goethe l'y avait connu pendant ses études de droit de 1770 à 1773.

En 1791, Hufeland fit aussi paraître un opuscule sur l'emploi et les vertus du muriate de baryte[1], que Sprengel juge excessif dans sa louange.[2]

De 1791 à 1800, il édita aussi des *Annales de la médecine et de la chirurgie françaises* en trois volumes.

4. Nomination comme professeur à Iéna (1793)

Alors qu'il poursuivait son exercice de médecin plus sereinement un évènement se produisit durant l'automne 1792 qui changea sa vie. Tous les vendredis Goethe, ministre du duc de Weimar, tenait une sorte d'académie d'hommes et de femmes qui, à tour de rôle, dissertaient sur quelque chose de divertissant. Le tour vint où Hufeland exposa un fragment de son travail sur la macrobiotique portant sur la vie organique. Le duc présent déclara immédiatement à Goethe qu'il voyait en lui un professeur et voulait l'affecter à Iéna. On le répéta à Hufeland, qui vit dans cette offre impromptue une destinée et une

1 *Erfahrungen über den Gebrauch und die Kräfte der sauren Schwererde in verschiedenen Krankheiten*, Erford, 1791

2 *Parmi les remèdes nouveaux, il en est peu qui aient acquis une réputation aussi brillante que le muriate de baryte.* [...] *C.G. Hufeland le vanta ensuite comme un excellent apéritif dans un très grand nombre de maladies chroniques ; mais tout médecin impartial regrettera, en lisant cette dernière apologie, qu'on ait exagéré sans mesure les effets souvent salutaires du médicament, et qu'on l'ait conseillé contre une trop grande multitude d'affections : il blâmera Hufeland, avec raison, de recommander dans l'état d'irritation et d'inflammation des glandes lymphatiques, un remède métallique et stimulant qui ne peut manquer d'avoir alors une action nuisible.* (Sprengel, *op. cit.* T. VI, p. 197-198)

mission venant d'en haut. Dans ses *Annales* de 1796, Goethe parle de son académie et de l'engagement d'Hufeland.[1]

Loder, amicalement, fit tout son possible pour faciliter le transfert, et Hufeland fut complètement installé à Iéna au printemps de l'année suivante.

1 *Une société d'hommes d'une culture éminente, qui se rassemblait chez moi tous les vendredis, se consolida de plus en plus. Je lus un chant de* L'Iliade *de Voss ; je remportais un grand succès, le poème fut admiré et l'on applaudit au talent du traducteur. Chaque membre faisait part, comme il lui plaisait, de ses travaux, de ses occupations, de ses goûts, et ces communications étaient accueillies avec une franche sympathie. Le Dr Buchholz continua avec talent et succès à nous présenter les plus récentes expériences en physique et chimie. Aucun sujet n'était tenu à l'écart et le sentiment des participants, partagé même par les étrangers, savait éviter ce qui aurait pu susciter l'ennui. Des professeurs d'université se joignirent à nous. Pour montrer combien cette société fut utile, même à l'université, il suffit de dire que le duc, qui assistait à une de ces séances, ayant entendu une lecture du docteur Christian* [sic] *Wilhelm Hufeland, résolut sur le chant de lui donner une chaire à l'université d'Iéna, où il sut exercer par une activité sérieuse une influence toujours plus étendue.* (Goethe, *Écrits autobiographiques 1789-1815*, tr. de l'allemand par J. Porchat, révisée par J. Le Rider, Bartillat, Paris, 2001, p. 58-59)

CHAPITRE III :
Hufeland, professeur ordinaire à Iéna (1793-1801)

Hufeland débuta ses fonctions de professeur ordinaire honoraire à Pâques de l'année 1793, avec un traitement de trois cents thalers, en espérant des gains supplémentaires grâce aux honoraires des nombreux étudiants en médecine. Un cercle de collègues et d'amis l'accueillit amicalement. Il cite Loder, Stark, le professeur d'histoire naturelle Bartsch (1761-1829), le philosophe Fichte (1762-1814), les théologiens Griesbach (1745-1812) et Paulus (1761-1851), le professeur de droit G.H. Hufeland (1760-1817) son parent, et Schiller, auquel s'associèrent ensuite A.W. Schlegel (1767-1845) et le philosophe de la Nature Schelling (1775-1854), nommé professeur de philosophie à l'université en juillet 1798.

Sprengel signale dans son « État de la médecine en 1794 » la publication par Hufeland d'un recueil des écrits populaires qu'il avait donnés antérieurement.[1] Il le commente : *On remarque dans cette collection un jugement très sain sur le magnétisme animal, quelques sages avis sur les moyens d'éviter la petite vérole, une bonne apologie des bains tièdes, et un exemple frappant des dangers de l'imagination.*[2]

1. Les conceptions pathologiques d'Hufeland

En 1795, deux ans après le début de ses cours, Hufeland publia un volume de son ouvrage exposant ses idées pathologiques : *Ideen über Pathogenie und Einfluss der Lebenskraft auf Entstehung und Form der Krankheiten* (Idées sur la pathogénie ou influence de la force vitale sur la naissance et la forme des maladies), non traduit en français. Il le dédia à Frank. La préface est d'avril 1795. Il fit, rapporte-t-il, une forte impression sur le monde scientifique. Son titre annonce qu'une force vitale intervient dans les phénomènes pathologiques. Le second volume prévu ne paraîtra pas, car il perdit subitement et complètement la vision d'un œil ce qui stoppa son travail. Une seconde édition paraîtra en 1799 avec une nouvelle préface datée de juin.

Dans cet ouvrage Hufeland défend l'idée que prévenir la maladie prévaut à la guérir. Selon W. von Brunn il y combat impitoyablement les doctrines, les essais sur l'art de guérir érigés en système. D'un autre côté il s'y montre complaisant envers les tentatives pour faire valoir des idées thérapeutiques nouvelles pour peu qu'on les imagine pouvoir bénéficier à l'humanité souffrante. D'après Brunn on le critiqua durement pour cela jusqu'à le ridiculiser parfois.

---

1 *Gemeinnützige Aufsätze zur Beförderung der Gesundheit, des Wohlseyns und vernünftiger medicinischen Erfahrung*, Leipzig, 1794
2 Sprengel, *op. cit.* T. VI, p. 299

A. La réaction de la force vitale, condition d'une maladie

Dans sa préface de 1795 il admet et s'en désole que la pathologie a souvent été imaginée comme un tissu de subtilités scolastiques et de maladies théoriques, que l'on ne rencontrait jamais et dont on devait oublier la plupart en pratique. De ce fait, il juge nécessaire de déterminer la conduite des forces vivantes et organisées contre l'irritation morbide (*der lebendigen und organischen Kräfte gegen den Krankheitsreiz*) et les lois fondamentales dans la nature de cette réaction (*Reaction*).

Que sont celles-ci ? Pour lui, *cette réaction est le fondement* (Grundlage) *de toutes les maladies et de leurs modifications, de toute la force de guérir et de toute l'aspiration à guérir de la nature dans les maladies, de toute l'action des remèdes, et aussi de ce fait de toute la médecine pratique, qui ne consiste du reste en rien en vérité qu'à utiliser cette réaction de la force naturelle* (Naturkraft), *à l'assister et à la diriger.*[1]

Cette réaction semble donc équivaloir à la *Natura medicatrix* d'Hippocrate, la tendance de l'organisme à se conserver et à se guérir des maladies. Hufeland la distingue de la force vitale, et des forces naturelles chimiques et mécaniques, pour lui mortes, qui lui sont subordonnées.

Sur l'histoire du concept de réaction on peut consulter le travail imposant de Starobinski, qui ne cite cependant pas Hufeland.[2] J'en ai aussi abondamment parlé ailleurs.[3] On trouve ce concept de réaction précédemment chez d'autres médecins : Glisson (1597-1677), Stahl (1660-1734), Haller (1708-1777), Whytt (1714-1766), et Bordeu (1722-1776).

Son second but, prévient Hufeland, est de réunir les deux systèmes qui divisaient jusqu'ici le monde médical, la pathologie humorale et la pathologie nerveuse, ou plutôt la pathologie des forces et celle de la matière. Il termine sa préface en évoquant une erreur que lui semble contenir le système de Brown.

Dans son texte même il expose ses conceptions. L'anatomie et la physiologie lui paraissent indispensables à l'étude de la pathologie. Rien n'agit sur nous et en nous sans une réaction de la force vitale ou des forces vivantes (*Gegenwirkung der lebenden Kräfte*). Cette réaction est plus ou moins forte selon l'état des individus et leur sensibilité. Ainsi, si celle-ci est grande la plus petite irritation provoquera une tempête très violente. Par exemple, une petite plume mise dans une narine provoquera un violent éternuement, une secousse convulsive de tout le corps. Dans le cas contraire de faiblesse et d'insensibilité, la part de la réaction pourra être trop faible. Il cite le cas des fièvres intermittentes, dont beaucoup durent très opiniâtrement malgré l'éloignement de leurs causes matérielles.

---

1 *Ideen über Pathogenie oder Einfluss der Lebenskraft auf Entstehung und Form der Krankheiten, als Einleitung zu pathologischen Vorlesungen*, Iéna, 1795, p. V

2 Starobinski Jean, *Action et réaction. Vie et aventures d'un couple*, Paris, Seuil, 1999

3 Pinet P., *La Fondation secrète de l'homéopathie. Réseaux francs-maçons et théories médicales de 1750 à 1810*, Jacques André, Lyon, 2016

Il s'oppose à ceux qui nient totalement la part des forces chimiques ou de ce type dans le corps vivant, mais aussi à ceux qui veulent y transporter directement de telles forces de la nature morte. Ces deux partis lui semblent aller trop loin. Pour lui, *il existe aussi dans notre corps des types d'action, des rapports et des forces, chimiques et mécaniques, mais ils sont modifiés de façon animale par leur relation à la vitalité* (Vitalität), *et peuvent même être si peu considérés comme des pures actions mécaniques et chimiques, que l'on peut considérer les symptômes comme de simples produits de l'animalité, sans tenir compte de leur part chimique et mécanique. Ce sont bien des symptômes animaux-chimiques ou animaux-mécaniques.*[1] Les symptômes sont donc pour lui l'expression duale de forces chimiques et de réactions produites par la force vitale.

Il défend aussi une dualité de forces pathologiques : les humeurs d'une part et le système nerveux de l'autre. Il juge par exemple que dans les maladies putrides, dans les consomptions, dans les maladies où une matière retenue et corrompue constitue l'irritation primordiale, la résorption joue le rôle principal. De même, pour lui, la résorption par le système lymphatique concourt autant que le système nerveux à la naissance des maladies miasmatiques.

B. Le vitalisme

a/ La vie selon C. Bernard et L. Pasteur

Nous voyons qu'Hufeland est vitaliste en ce sens qu'il refuse le réductionnisme, la réduction entière du vivant à des phénomènes physico-chimiques. Beaucoup d'auteurs et de médecins le furent à son époque. C. Bernard (1813-1878) et L. Pasteur (1822-1897), deux des fondateurs de la médecine moderne, respectivement physiologiste et microbiologiste, resteront, en partie, vitalistes.

C. Bernard, dans son *Introduction à l'étude de la médecine expérimentale* (1865) s'oppose d'abord à l'habitude des médecins (tel Hufeland) de faire intervenir la vie dans l'explication des phénomènes physiologiques et médicaux. Dans son sous-chapitre « l'ignorance scientifique et certaines illusions de l'esprit médical sont un obstacle au développement de la médecine expérimentale » il dénonce avec force cet esprit médical : [...] *il faut cultiver et répandre les sciences physiologiques si l'on veut favoriser le développement de la médecine expérimentale. Cela est d'autant plus nécessaire que c'est le seul moyen de fonder la médecine scientifique, et nous sommes malheureusement encore loin du temps où nous verrons l'esprit scientifique régner généralement parmi les médecins.*[2]

Pour lui la vie est une force occulte : *Or, cette absence d'habitude scientifique de l'esprit est un obstacle considérable parce qu'elle laisse croire aux forces occultes dans la médecine, repousse le déterminisme dans les phénomènes de la vie et admet facilement que les phénomènes des êtres vivants sont régis par des*

---

1 Hufeland, *op. cit.* p. 24

2 Bernard Claude, *Introduction à l'étude de la médecine expérimentale* (1865), rééd. Paris, coll. Champs, Flammarion, 1984, p. 283

forces vitales mystérieuses qu'on invoque à tout instant. Quand un phénomène obscur ou inexplicable se présente en médecine, au lieu de dire : Je ne sais, ainsi que tout savant doit faire, les médecins ont l'habitude de dire : C'est la vie ; sans paraître se douter que c'est expliquer l'obscur par le plus obscur encore. Il faut donc s'habituer à comprendre que la science n'est que le déterminisme des conditions des phénomènes, et chercher toujours à supprimer complètement la vie de l'explication de tout phénomène physiologique ; la vie n'est rien qu'un mot qui veut dire ignorance, et quand nous qualifions un phénomène de vital, *cela équivaut à dire que c'est un phénomène dont nous ignorons la cause prochaine ou les conditions. La science doit expliquer toujours le plus obscur et le plus complexe par le plus simple et le plus clair. Or, la vie, qui est ce qu'il y a de plus obscur, ne peut jamais servir d'explication à rien.*[1]

C. Bernard poursuit en condamnant, avec beaucoup de chimistes, notamment Liebig et son école, ceux qui expliquaient les fermentations par des phénomènes vitaux. Il veut y soustraire la vie dans sa méconnaissance de la nature vivante des ferments : *J'insiste sur ce point parce que j'ai vu des chimistes invoquer parfois eux-mêmes la vie pour expliquer certains phénomènes physico-chimiques spéciaux aux êtres vivants. Ainsi le ferment de la levure de bière est une matière vivante organisée qui a la propriété de dédoubler le sucre en alcool et acide carbonique et en quelques autres produits. J'ai quelquefois entendu dire que cette propriété de dédoubler le sucre était due à la* vie *propre du globule de levure.*[2]

Il prend ici le contrepied du chimiste Pasteur. Cette opposition anticipe son conflit posthume, orchestré par Berthelot après sa mort en 1878, avec Pasteur qui, pourtant, admira son *Introduction*... et se déclara son ami. Nous avons déjà exposé cette divergence des chimistes dans leur conception de la fermentation.[3]

C. Bernard n'a pas prévu que la médecine ne se réduirait pas à la physiologie. S'opposant à la théorie parasitaire des maladies, notamment pour le choléra, il n'a pas conçu les ferments comme des êtres vivants ayant, eux aussi, une sorte d'instinct de survie, un pouvoir d'attaque ou de résistance contre d'autres forces vivantes. Il n'en admet pas moins chez les vivants une force vitale qu'il conçoit comme un principe d'unité de l'organisme : *Sans doute il y a pour les êtres vivants une force spéciale qui ne se rencontre pas ailleurs, et qui préside à leur organisation, mais l'existence de cette force ne saurait rien changer aux notions que nous nous faisons des propriétés de la matière organisée, matière qui, une fois créée, est douée de propriétés physico-chimiques fixes et déterminées. La force vitale est donc une force* organisatrice et nutritive, *mais elle ne détermine en aucune façon la manifestation des propriétés de la matière vivante. En un mot, le physiologiste et le médecin doivent chercher à ramener les propriétés vitales à*

1 Id.
2 Ib., p. 283-284
3 Pinet P., *Louis Pasteur face aux médecins et aux chirurgiens,* L'Harmattan, Paris, 2021, p. 50-55 et 71-72

des propriétés physico-chimiques et non les propriétés physico-chimiques à des propriétés vitales.[1]

Pasteur, dans toute son œuvre, s'est montré manifestement plus vitaliste que C. Bernard. Les ferments, comme tout vivant, sont pour lui doués aussi d'une force vitale, parfois dangereuse pour les autres êtres vivants qu'ils parasitent, quand ils ne vivent pas en symbiose avec eux. Son vitalisme, quelque peu panthéiste ou panvitaliste, culmine dans cette réflexion : *La génération spontanée, je la cherche sans la découvrir depuis vingt ans. Non, je ne la juge pas impossible. Mais quoi donc vous autorise à vouloir qu'elle ait été l'origine de la vie ? Vous placez la matière avant la vie et vous faites la matière existante de toute éternité. Qui vous dit que le progrès incessant de la science n'obligera pas les savants, qui vivront dans un siècle, dans mille ans, dans dix mille ans... à affirmer que la vie a été de toute éternité et non la matière ?*[2]

Ceci figure dans un manuscrit de 1878, que Pasteur ne publia pas lui-même, sans doute parce qu'il se défendait de toute philosophie spéculative. Mais comme disait C. Bernard *la philosophie n'existe pas comme science spéciale. Il y a de la philosophie dans tout et c'est comme la prose de Monsieur Jourdain, tout le monde en fait sans le savoir.*[3]

Dans son *Introduction à la médecine expérimentale* C. Bernard va jusqu'à dire : *Il n'y a aucune réalité objective dans les mots vie, mort, santé, maladie. Ce sont des expressions littéraires dont nous nous servons parce qu'elles représentent à notre esprit l'apparence de certains phénomènes.*[4] Mais on peut encore aller plus loin et ajouter que matière, esprit, etc. ne sont que des concepts, des mots. On ne perçoit que des corps, et on ne perçoit pas de vie ou d'esprit sans corps. Néanmoins, on connaît indirectement des particules sans corps, les particules quantiques, et on parle à leur propos de vie car elles apparaissent et disparaissent, comme des vivants. Exister, ne serait-ce que de manière très éphémère, n'est-ce pas vivre ? Il existe donc une échelle d'êtres ou vivants.

b/ L'avis de Sprengel sur l'ouvrage d'Hufeland

Sprengel a trouvé beaucoup de défauts et de qualités à cet ouvrage d'Hufeland : *L'essai de C.G. Hufeland n'a rapport qu'aux formes particulières des maladies. L'auteur cherche à concilier l'humorisme et le solidisme : il introduit une foule de nouveaux mots, et augmente encore par là la confusion des idées. Sa définition de la fièvre prouve combien peu il sait donner de bonnes définitions. La fièvre est, dit-il, un excitement spécifique de la sensibilité animale, accompagné de l'augmentation de la réaction du système artériel, et de la*

1 Bernard C., *Introduction à l'étude de la médecine expérimentale* (1865), rééd. Paris, coll. Champs, Flammarion, 1984, p. 284

2 Manuscrit 18002 N.A.F., BNF, reproduit dans *Œuvres* de Pasteur, T.VII, p. 30

3 Bernard C. *Philosophie* (1865-1866) ; Hatier-Boivin, Paris, 1954, p. 35

4 Bernard Claude, *Introduction à l'étude de la médecine expérimentale* (1865), rééd. Paris, coll. Champs, Flammarion, 1984, p. 108

destruction de l'équilibre des forces. Si la fièvre est une maladie, on ne doit pas faire entrer dans sa définition la destruction de l'équilibre des forces qui s'observe dans toutes les affections. L'expression d'excitement spécifique paraît aussi être vicieuse, parce que tout excitement trop fort, en général, des forces animales, provoque une fièvre. Ensuite, pourquoi la sensibilité animale aurait-elle besoin d'être excitée pour qu'il survînt une fièvre ? [...] *Ces défauts n'empêchent cependant pas que les phénomènes de la réaction appelée pathologique par l'auteur, et l'influence qu'elle exerce sur les changemens des humeurs, ne soient parfaitement bien développés.*[1]

C. Les scrofules

En 1795, Hufeland fit paraître un ouvrage sur les scrofules intitulé *Über die Ursachen Erkenntniss und Heilung der Skrofelkrankheit* (Sur la connaissance des causes de la maladie scrofuleuse et sur sa guérison).

Sprengel juge aussi sa théorie des scrofules peu cohérente.[2] Son appréciation envers la thérapeutique d'Hufeland est également mitigée.[3] On remarque néanmoins avec intérêt qu'Hufeland, dès cette date, considère les scrofules comme spécifiques et contagieuses.

Cet ouvrage connut une seconde édition en 1797, puis une troisième en 1819 qui fut traduite en français par J.-B. Bousquet (1794-1872) en 1821. Nous étudierons donc seulement celle-ci, reportant notre analyse pour évaluer ce qu'il pensait encore des scrofules en 1819.

D. Les deux revues médicales fondées par Hufeland (1795-1844)

a/ Une première revue antisystème destinée à promouvoir une médecine fondée sur l'expérience (1795-1844)

Également durant l'année 1795 Hufeland commença la publication d'une revue mensuelle *Journal des praktischen Heilkunde* (Journal de médecine pratique) qui, à partir de 1799, associera le nom secondaire de *Neues Journal der*

---

1 Sprengel, *op. cit.* T. VI, p. 334-335

2 *Hufeland paraît encore moins conséquent dans sa pathologie des scrofules. Il est difficile de concevoir une définition plus contradictoire que celle qu'il donne de cette maladie. La cause prochaine en est, dit-il, un haut degré d'atonie et de faiblesse du système lymphatique joint à l'augmentation morbide de l'irritabilité spécifique de ce système. Chacun sait fort bien que l'atonie est directement opposée à l'exaltation morbifique de l'irritabilité. Mais ce n'est pas encore assez. Hufeland fait produire cette disposition contradictoire des vaisseaux lymphatiques par un état terreux, muqueux, visqueux, aqueux, acide, salin, austère, alcalin, inflammable de la lymphe, ce qui engendre l'âcreté scrophuleuse spécifique dont il cherche à prouver la nature acide, et qu'il regarde même comme contagieuse.* (Ib., p. 335)

3 *Du reste, son livre offre plusieurs avantages : on y trouve surtout l'indication exacte des circonstances dans lesquelles tels ou tels médicamens sont convenables et utiles ; mais les recettes paraissent n'avoir été faites d'après aucune règle, car elles renferment les substances les plus disparates et les plus contrastantes.* (Id.)

practischen Arzneykunde und Wundarzneykunst (Journal de médecine et chirurgie pratique), et qui paraîtra jusqu'en 1844, soit pendant cinquante ans.

Dans un des articles du premier tome, il fait l'histoire de la dysenterie épidémique d'Iéna, qu'il traita avec de la noix vomique, remède dont Sprengel a salué l'utilité. Il publia aussi un mémoire, que Sprengel juge bon, sur l'emploi des gaz, et notamment du gaz carbonique dans la phtisie pulmonaire.

Dans le second tome Hufeland expliqua à ses lecteurs l'esprit baconien dans lequel il avait fondé son journal : *Il doit rester une archive de faits, le véhicule d'expériences sur les maladies et les procédés médicaux, autant que possible libre d'hypothèses, de systèmes et de cures a priori. Cela me paraît être le meilleur moyen, d'approcher et d'atteindre la vraie médecine pratique, de garder toujours l'esprit des médecins dirigé et fixé sur les seules sources de celle-ci, la nature et l'expérience...*[1]

b/ La naissance du système homéopathique (1796)

Dans ce tome de l'année 1796 apparut pourtant l'article fondateur d'un nouveau système médical, une future médecine parallèle qui s'appellera environ vingt ans plus tard « homéopathie », créé par Hahnemann (1755-1843). Il n'a été traduit en France qu'en 1832. Une nouvelle traduction a été publiée assez récemment.[2] On y retrouve le concept de réaction, mais entendu d'une manière légèrement différente. Chez Hufeland, l'action irritante et la réaction semblent quasi simultanées, alors qu'Hahnemann parle d'effets primaires puis secondaires, directs ou indirects, nuance qui a son importance.

En fait, si Hahnemann a certainement lu l'ouvrage d'Hufeland sur la force vitale nous pensons qu'il tient surtout l'idée de réaction de l'écossais W. Cullen (1712-1790), dont il avait traduit la matière médicale en 1789. Cullen exprime en effet cette idée d'une façon proche. Il définit très clairement la réaction dès ses *Éléments de médecine pratique* (4e éd., 1783).[3] Dans son *Traité de matière médicale* de 1789, il conçoit de même une dualité d'effets induite par un poison.[4]

---

1 Orth W., *op. cit.* p. 70

2 Mure Corine, *Aux origines de l'homéopathie* (sous la direction d'A. Giordan et D. Raichvarg), Boiron-Z'éditions, 1998

3 *Je suppose, conformément à ce qui a été dit dans 46, & à l'opinion de la plupart des médecins, que, dans toute fièvre, il y a une puissance appliquée au corps, qui tend à l'altérer & à le détruire, & qui y produit certains mouvemens différens de ceux que l'on observe dans l'état naturel ; je suppose aussi que, dans toute fièvre dont le cours est parfait, il survient, en conséquence de la constitution de l'économie animale, certains mouvemens qui tendent à prévenir les effets de la puissance nuisible, ou à les corriger & à les détruire. On doit considérer ces deux espèces de mouvemens comme constituant la maladie. Mais le premier est peut-être strictement l'état morbifique, & le dernier doit être considéré comme l'effet de la* force médicatrice de la nature, *dont la tendance est salutaire : j'appellerai par la suite ce mouvement la* réaction *du système.* (Cullen W., *Eléments de médecine pratique*, trad. de l'anglais sur la 4e édition par Bosquillon, 2 tomes, Paris, 1785, T. I, p. 35)

4 *je suis très persuadé que lorsque les poisons n'anéantissent pas immédiatement & entièrement les puissances de la vie, il y a une réaction du système qui tend à résister & à vaincre la puissance du*

Dans son essai de 1796, Hahnemann généralisa aux maladies chroniques l'idée d'utiliser des remèdes analogues ou semblables en se servant du concept de l'effet double des remèdes.[1] Cependant, Hahnemann se base sur les seuls symptômes et sur des effets symptomatiques, directs et indirects, inverses, alors que Cullen fonde le double effet sur la cause morbide et la réaction vitale, non forcément inverse symptomatiquement.

Notons que Sprengel donna alors un commentaire favorable à l'essai d'Hahnemann, tandis qu'il deviendra plus tard un adversaire de l'homéopathie.[2]

Jusqu'à l'*Organon* (1810) Hahnemann publiera la plupart de ses articles essentiels dans la revue d'Hufeland. Lors de la lettre qu'il lui adressa en 1808, en partie publiée, il le considère comme son ami. Il exposera ensuite en deux ouvrages fondamentaux son système, et publiera ses articles dans d'autres magazines ou revues.

c/ La seconde revue d'Hufeland (1799-1844)

En 1799 Hufeland fonda une seconde revue dont quatre-vingt-dix-huit volumes parurent jusqu'en 1844.[3] Ce fut le premier organe allemand de références médicales. On y commentait de façon critique les principales nouvelles publications de médecine pratique. Hufeland voulait à nouveau ne rien laisser ignorer de ce qui pouvait intéresser la santé du peuple. Elle contribua avec succès à la formation des nouvelles recrues médicales et au perfectionnement des médecins plus anciens.

---

poison [...] *; mais il suffit qu'il existe une pareille puissance, & que ses effets soient si souvent confondus avec ceux du poison, pour qu'il devienne difficile, dans la plupart des cas, de déterminer quels sont les effets propres à l'un ou à l'autre ; ce qui a certainement donné lieu d'attribuer à l'action directe du poison plusieurs phénomènes qui sont néanmoins uniquement les effets de la réaction dont j'ai parlé ci-dessus.* (Cullen W., *Traité de matière médicale*, trad. par Bosquillon, 2 tomes, Paris, Méquignon-Marvis, 1819, T. II, p. 314)

1 *Lorsque dans le cas d'une maladie chronique, on choisit un remède dont l'action principale initiale directe lui est très proche, l'action ultérieure indirecte est alors parfois précisément cette disposition physique qu'on cherche à obtenir chez le malade.* (Hahnemann S., *Essai sur un nouveau principe*, trad. par L. Guenat, in Mure Corine, *op. cit.* p. 91) ; *La raison probable pour laquelle les remèdes palliatifs sont si nocifs dans les maladies chroniques, au point de les rendre plus tenaces, est qu'ils laissent derrière eux des effets ultérieurs similaires au mal principal après leur première action contraire aux symptômes.* (Ib., p. 92) ; *Imitons la nature qui guérit parfois une maladie chronique par une autre qui vient s'y ajouter, et utilisons pour la maladie à guérir (surtout chronique) le médicament qui est à même de provoquer une autre maladie artificielle, la plus semblable possible, et la première sera guérie ;* similia similibus. (Ib., p. 90)

2 *Samuel Hahnemann tenta de renouveler les idées de l'ancienne secte méthodique au sujet des mutations du corps, en démontrant par une bonne induction que la plupart des médicamens énergiques connus sous le nom de spécifiques, ne sont utiles que parce qu'ils déterminent un excitement artificiel qui produit souvent des phénomènes très-analogues à ceux de la maladie. En effet, sa théorie est parfaitement confirmée par l'observation journalière de contre-excitations excitées par l'art, à l'aide desquelles on parvient à détruire l'irritation morbifique.* (Sprengel, *op. cit.* T. VI, p. 372)

3 *Bibliothek der praktische Arzneikunde und Wundarzneikunst.*

2. L'art de prolonger la vie humaine (1796)

En juillet 1796 parut à Berlin la première édition allemande de *Die Kunst das menschliche Leben zu verlängern* (L'Art de prolonger la vie humaine) d'Hufeland. Ce livre fut son livre le plus populaire. Traduit en plusieurs langues européennes (Hufeland fait état de traductions en anglais, français, italien, espagnol, polonais, suédois, russe et serbe) et même américaine[1], il le rendit célèbre, et il devint un des écrivains les plus lus en Allemagne.

A. Les multiples éditions allemandes et françaises

Une seconde édition allemande augmentée, avec une nouvelle préface datée du 29 novembre 1797, fut éditée à Iéna en 1798, en deux volumes, rééditée en 1799, 1802, 1805 et 1806. Les cinquième, sixième, septième et huitième éditions parurent à Berlin respectivement en octobre 1823, 1842, 1853 et 1860. Une autre sortit encore en 1871 augmentée de notes par Steinthal. On trouve aussi le texte original de 1796 publié en 1984 en livre de poche aux éditions Insel, avec l'exposé le commentant envoyé par Kant (1724-1804) à Hufeland en février 1798. Hufeland le lui avait adressé en décembre 1796.[2]

En français nous trouvons une première traduction en 1797 publiée à Coblence, pirate semble-t-il, une seconde en 1799, parue à Lausanne et à Paris, traduite par A. Duvau sur la seconde édition allemande de 1798, et rééditée en 1809 et 1810.

Une troisième édition française parut chez Baillière en 1824, traduite par A.-J.-L. Jourdan. Elle est dite traduite sur la seconde édition allemande, mais en réalité la source provient d'une édition allemande plus tardive que celles de 1798 et de 1802. Elle fut rééditée en 1838, accompagnée d'une traduction des *Conseils sur l'éducation physique des enfants* d'Hufeland. Une autre édition parut à Bruxelles en 1841.

En 1871 une nouvelle traduction française sortit, accompagnée d'une biographie très succincte d'Hufeland avec une bibliographie de ses œuvres par J. Pellagot, et d'une table des matières exhaustive. Celui-ci nous indique que le jeune savant R. a pris une part considérable à cette édition par ses nombreuses annotations (quelquefois très longues et très documentées) et par le remaniement de plusieurs chapitres un peu vieillis pour remettre l'œuvre au niveau de la science contemporaine. L'éditeur la dit issue de la huitième édition allemande, reproduction de la septième publiée en 1852 avec des notes de Suckow. Elle fut rééditée en 1896 de façon très raccourcie.

Nous utiliserons la traduction de Jourdan de 1824, en vérifiant le texte allemand correspondant et en le comparant à celui de la première édition allemande. Cette traduction étant assez libre il faut parfois s'en méfier, l'élégance du style y

---

1 Von Brunn rapporte qu'il a même été traduit en chinois.

2 Hufeland C.W., *Macrobiotik oder Die Kunst, das menschliche Leben zu verlängern*, Insel Taschenbuch 770, 1984

primant la précision des termes. Aussi, nous citerons quelques mots ou phrases des premières éditions allemandes (1796, 1798) que nous mettrons en parenthèse, et nous retraduirons quelquefois les textes en mettant entre crochets notre traduction. Nous ajouterons aux références de la traduction par Jourdan celles des éditions allemandes.

B. Le projet d'Hufeland d'une hygiène médicale préventive

Dans sa préface de 1796 Hufeland répète que la vie physique de l'homme est une opération chimico-animale qui, comme tous les phénomènes physiques, a des lois et une durée déterminée qui peut être accélérée ou ralentie. Il prétend qu'en prenant l'expérience pour guide on parvient à établir les conditions capables de la précipiter ou de la retarder. On en déduit une science particulière appelée « art de prolonger la vie » ou « macrobiotique »[1], laquelle consiste en des *règles relatives aux précautions hygiéniques et médicales qui peuvent la prolonger.* Son but est une longue vie, ce qui la distingue pour lui de la médecine ordinaire et de la diététique médicale qui visent à retrouver la santé. Celles-ci ne concernent que l'état présent des choses alors que celle-là regarde la vie entière. Il s'agit donc d'une hygiène préventive et non d'une méthode curative.

Dans sa vision hippocratique et naturopathique de l'art médical il octroie des bienfaits à certaines maladies et perçoit bien les effets souvent iatrogènes de la thérapeutique de son époque : *La médecine se contente de rétablir la santé, sans examiner si les agens dont elle se sert abrègent l'existence, ce qui est fort ordinaire, et elle regarde les maladies comme des maux qu'on ne peut trop se hâter de guérir ; la macrobiotique* [Makrobiotik] *fait voir que certaines maladies peuvent servir à prolonger la vie.*[2] Selon lui la médecine doit se subordonner à la macrobiotique.[3] Il décrit les sentiments de certains qui se moquent de la prétention de cet art de prolonger la vie : le théologien, le médecin praticien, l'adepte, et le philosophe. Enfin, *la foule immense des empiriques et des charlatans qui se sont emparés de la multitude, lui font croire que le meilleur moyen pour vivre longtemps consiste à se faire saigner, ventouser ou purger en temps opportun.*[4]

Au lieu d'idées confuses ayant couru jusqu'à maintenant il veut établir une science systématique renfermant des principes simples et incontestables. Il veut la traiter en médecin, mais aussi en moraliste, parce qu'on ne saurait, selon lui, séparer l'homme physique de l'homme moral. Il veut destiner son livre non seulement aux médecins, mais à toutes les classes de la société et surtout aux

---

1 Ce mot intervient dans le titre à partir de 1802.

2 Hufeland C.W., *L'art de prolonger la vie de l'homme* (1796), tr. de l'allemand sur la 2e éd. (1798) par A.-J.-L. Jourdan, Paris, Baillière, 1824, p. II ; éd. Insel, p. 11-12)

3 *La médecine pratique n'est donc réellement qu'une science accessoire, qui apprend à reconnaître, à prévenir et à combattre une partie des ennemis de la vie, les maladies, mais qui doit toujours être soumise aux lois de la macrobiotique.* (Id. ; éd. Insel, p. 12)

4 Ib., p. III ; éd. Insel, Id.

jeunes car il estime que leur instruction concernant leur bien-être physique doit être faite avant l'Université.

Avant de résumer ses idées disons quelques mots de l'art contraire d'abréger la vie, surtout celle des autres, avant son époque.

C. L'art d'abréger la vie humaine avant Hufeland

Nous ne parlons pas ici des événements qui ne proviennent pas d'une volonté délibérée de l'homme telles les catastrophes naturelles : tremblements de terre, inondations et ouragans, éruptions volcaniques, etc. De même, les humains ont été rarement responsables jusqu'au XIXe siècle des grandes épidémies ou des pandémies qui ont décimé les populations.

Le premier moyen humain courant et universel d'amputer la durée de vie se trouve dans les guerres. L'art de la guerre semble avoir toujours existé, sans doute avant ce qu'on appellera les Beaux-Arts. Si la lutte pour la vie a toujours nécessité la destruction d'autres vies pour se nourrir, elle s'est sans doute parfois transformée en guerre contre des adversaires ou des ennemis pour le seul plaisir de montrer sa force et de remporter des victoires.

En parlant d'« art de la guerre » on a érigé la guerre en art. Pourtant, si on peut méditer sur l'intelligence des grands stratèges nous savons que les guerres causent des milliers ou des millions de morts, leur nombre grandissant avec la densité des armées et des populations, et la puissance des armes, outre le nombre considérable de blessés aux vies écourtées. Surtout, elles entraînent le plus souvent des morts horribles : mises à mort effroyables (décapitation, chambres à gaz), destruction massive de civils, tortures et viols qui peuvent aussi raccourcir les vies. L'orgueil ou le plaisir des victoires se transforment vite en pratiques sadiques. L'esclavagisme a aussi réduit bien des vies humaines.

Parmi les autres moyens humains abrégeant la vie on trouve aussi, comme aujourd'hui, les suicides, les meurtres, les assassinats politiques, etc., qui touchent des milliers d'individus, bien qu'en nombre beaucoup moindre que les victimes de guerre.

D. **L'Art de prolonger la vie humaine** *(1re édition, 1796 ; 2e édition, 1798)*

Hufeland met en exergue des deux parties de son ouvrage deux citations de Goethe.[1]

a/ But de cet art selon Hufeland

Dans le premier chapitre de la partie théorique Hufeland trace le but (*Schicksale*) et l'histoire de cet art. Il divise ce chapitre en plusieurs paragraphes

---

1 En épigraphe de la première partie, il inscrit ce propos de Goethe : *Douce vie ! Belle et aimable habitude de l'être et de l'action ! Dois-je me séparer de toi ?* (Süßes Leben ! Schöne freundliche Gewohnheit des Daseins und Wirkens ! - von dir soll ich scheiden ?) En épigraphe de la partie pratique, il reproduit une longue citation de Goethe tirée de *Wilhelm Meister*.

non détaillés par le traducteur Jourdan : *Chez les Égyptiens et les Grecs - Gérocomie - Gymnastique - Hermippus - État de cet art au Moyen Âge - Theophrastus Paracelsus - Méthode astrologique - Talismans - Thurneisen - Cornaro et sa diète sévère* (Strenge Diät) *- Méthode par transfusion – Baco(n) - St Germain - Mesmer - Cagliostro - Graham.*

Il commence par déclarer universelle et d'origine divine la force vitale : *La nature entière est soumise à l'influence et à l'action d'une force incompréhensible, émanation immédiate de la Divinité, que l'on appelle force vitale* [Leben] [Lebenskraft dans la 2e éd.]. *À chaque pas nous rencontrons des phénomènes attestant que cette force est présente partout, et qu'elle revêt des formes variées à l'infini.*[1] Ceci paraît contradictoire avec les concepts de nature morte et de forces chimiques et mécaniques mortes qu'il avait précédemment adoptés.

Il veut examiner les méthodes antérieurement conseillées pour prolonger l'existence humaine. Il fait l'éloge des Grecs et de leur gymnastique, et trouve dans Plutarque (~48-~125) les meilleures règles applicables encore en son siècle : *elles consistent à se tenir la tête au frais et les pieds au chaud, à jeûner un jour entier plutôt que de recourir aux remèdes pour la moindre indisposition, et à ne jamais oublier le corps pour l'esprit.*[2]

Il passe en revue la gérocomique (*Gerokomie*), très comique en effet car consistant à rajeunir ou au moins à conserver un corps âgé en fréquentant un corps jeune, citant l'histoire du roi David, ou celle d'un bourgmestre d'Amsterdam que le grand Boerhaave (1668-1738) fit coucher entre deux jeunes filles, ce qui revigora le vieillard. Élie Metchnikoff (1845-1916), pastorien et prix Nobel de médecine en 1908, citant Hufeland, rapporte le fait en lui donnant une explication différente.[3] Plus surprenante est la méthode des Grecs et des Romains de faire respirer l'haleine de jeunes filles innocentes qui contiendrait, de l'avis des adeptes, de la matière première pure. On peut soupçonner, là aussi, qu'un baiser érotique y a son rôle.

Hufeland est beaucoup plus sévère sur la période de mille ans du Moyen Âge, qu'il juge fanatique, superstitieuse, irrationnelle et absurde, et reparaître sous un vernis plus moderne. Il cite surtout Paracelse (1493-1541), l'un des charlatans les plus impudents selon lui, dont il déprécie les effets surprenants de quelques préparations chimiques introduites par lui en médecine.

Après la chimie il se moque de la nécromancie, de l'astrologie et des horoscopes que pratiquaient même le haut clergé, les philosophes, et les médecins les plus célèbres. Il s'étonne qu'on fît des cours publics dans les universités sur cette prétendue science, ou sur la géomancie et la cabale. Il cite en exemple l'alchimiste médecin Thurneisen (1530-1596), Marsile Ficin (1433-1499), médecin et philosophe qui dans son *Traité sur l'art de prolonger la vie* conseillait de consulter un astrologue tous les sept ans. Il trouve de même extravagants les

---

1 Ib., p. 1 ; éd. Insel, p. 17

2 Ib., p. 5 ; éd. Insel, p. 20

3 Metchnikoff Élie, *Essais optimistes*, 2e éd. Revue et augmentée, Paris, Maloine, 1914, p. 186-187

talismans et les amulettes. Dans la seconde édition, il déclare qu'il n'aurait pas tant insisté sur ces extravagances si Cagliostro (1743-1795) ne les avait renouvelées dans les dernières années du XVIIIe siècle.

Il fait par contre l'éloge du vénitien Luigi Cornaro (1467-1566) qui, moribond à quarante ans, se mit à un régime extrêmement sévère prescrit par les médecins, et put vivre jusqu'à sa centième année. Il s'étonne qu'en France on saigna quarante-sept fois Louis XIII (1601-1643) durant les dix dernières années de son règne, et lui fit cent quinze purgations et deux cent dix lavements, tandis qu'à la même époque on tentait à Paris des transfusions de sang pour rajeunir l'homme, le prolonger ou le guérir de maladies incurables, citant les médecins J.-B. Denis (~1625-1704) et Riva (1627-1677). Malgré certains échecs de la transfusion, il ne veut pas la condamner sans réserve et la croit apte à rajeunir, et à prolonger la vie.

Il loue aussi Francis Bacon d'avoir ramené l'esprit humain sur la voie de la vérité et de s'être penché sur le problème de la prolongation de la vie qu'il concevait comme une flamme consumée sans cesse par l'air environnant. Conception erronée puisque l'air entretient la flamme et la vie. Il décrit la méthode de Bacon, fondée sur la réduction de la consommation (*Konsumtion*) extérieure et intérieure, et le renouvellement des humeurs, grâce à une diète sévère et des purgatifs, suivis d'un régime et de bains fortifiants. Il la juge en grande partie toujours applicable.

Il stigmatise ensuite le thé de longue vie du comte Saint-Germain, l'élixir de vie de Cagliostro et le magnétisme de Mesmer. Il relate le parcours de ce dernier jusqu'au jugement de la commission française présidée par Franklin qui conclut à un effet de l'imagination.[1]

Pour lui, il faut chercher l'art de prolonger la vie dans la physique animale. Il n'oubliera pas pour autant le côté psychique de l'être humain.

*b/ La force vitale (***Lebenskraft***)*

Son second chapitre traite de ses recherches sur la force vitale et sur la durée de vie. Il revendique de suivre la route indiquée par Bacon, la plus féconde selon lui, de l'observation et de l'expérience, contre l'esprit d'hypothèse et contre les illusions de l'imagination et des sens.

Dans la seconde édition (1798) il voudra commencer par déterminer ce qu'on entend par force vitale. Il veut du moins s'en approcher car même Haller (1708-1777), *le confident le plus intime de la nature* (ihr innigster Vertrauter), y a renoncé. Il admet nécessaire bien qu'indéterminé et philosophique son concept, mais il la rapporte à une matière particulière (*eigne Materie*) ou à une propriété

---

1 *Le brouillard se dissipa, et de tout ce tissu de jongleries il n'est resté que l'électricité animale, et la certitude que certains attouchemens ou frottemens peuvent la mettre en mouvement, mais aussi que, sans le concours [d'une faiblesse nerveuse] (Nervenschwäche) ou d'une [exaltation] (Schwärmerei), elle ne produirait jamais les phénomènes extraordinaires qu'on lui attribuait, encore bien moins serait-elle capable de prolonger la vie de l'homme.* (Ib., p. 23 ; éd. Insel, p. 32)

de la matière (*Eigenschaft der Materie*).[1] Certains y ont donc vu une déclaration de matérialisme telle Roselyne Rey (1951-1995). Néanmoins, Hufeland croit que la force vitale provient du Créateur, et est la source de toutes les autres forces physiques, au moins du monde organique. Elle exalte dans les organisations plus parfaites la force[2] de la pensée et de l'âme (*Denk- und Seelenkraft*). Nous verrons qu'il déclinera le matérialisme. Remarquons en outre que le mot général « matière » n'est pas moins philosophique et indéterminé que celui de force.

R. Rey souligne qu'Hufeland fut le premier à parler du principe vital comme d'un inconnu, à la manière d'un x algébrique, comme le fera ensuite P.-J. Barthez (1734-1806), le principal initiateur du vitalisme en France.[3] Mais Boissier de Sauvages (1706-1767) avait suggéré l'idée dès 1763 dans son discours préliminaire à sa *Nosologia methodica.* Hufeland cite celle-ci en 1800 dans sa bibliographie de son *Système de médecine pratique*.[4]

Dans le monde organisé Hufeland assigne onze propriétés et lois à la force vitale :

1° Elle est l'agent le plus subtil, le plus pénétrant et le plus invisible dans la nature, supérieur à cet égard à la lumière, à l'électricité et au magnétisme.

2° Bien que pénétrant tous les corps elle a plus d'affinité avec certaines modifications de la matière avec lesquelles elle s'unit plus intimement et en plus grande quantité en s'identifiant en quelque sorte avec elles. Il appelle « corps organisés » les corps qui possèdent une telle modification, et « structure organique » ou « organisation » cette modification particulière caractéristique des végétaux et des animaux. Il trouve une analogie entre la force vitale et le magnétisme.

3° Son existence est libre ou latente. Elle a sous ce rapport de l'analogie avec le calorique ou l'électricité en ce qu'elle ne se manifeste pas toujours extérieurement. Elle peut simplement conserver un corps en l'empêchant de se corrompre.

---

1 *Dès qu'un philosophe emploie le mot* force, *on peut être assuré qu'il se trouve dans l'embarras, car il explique une chose par un mot qui est lui-même une énigme. En effet, a-t-on attaché jusqu'à présent une idée claire à ce mot de* force *? C'est pourtant ainsi qu'il s'est introduit en physique une infinité de forces, telles que la gravitation, l'attraction, l'électricité, le magnétisme, etc., qui ne sont autre chose dans le fond que l'*x *des algébristes, c'est-à-dire la grandeur inconnue que nous cherchons. Cependant, comme il nous faut des signes pour représenter des choses dont on ne peut nier l'existence, mais dont l'essence est incompréhensible, j'emploierai aussi le mot* force, *prévenant toutefois que je n'entends en aucune manière décider si ce que nous appelons* force vitale *est une matière particulière ou seulement une propriété de la matière* (Ib., p. 29 ; *Die Kunst das menschliche Leben zu verlängern*, Iéna, 1798, p. 28).

2 Jourdan traduit ici « *Kraft* » par « principe », ce qui n'est pas explicite ici, Hufeland n'affirmant pas la pensée ou l'âme comme une substance séparée de la force vitale.

3 *Histoire de la pensée médicale en Occident*, sous la direction de M.D. Grmek, 4 vol. Paris, Seuil, 1997, T. 2, p. 130

4 Boissier de Sauvages F., *Nosologie méthodique, ou distribution des maladies en classes, en genres et en espèces, suivant l'esprit de Sydenham, et la méthode des botanistes,* Trad. sur la dernière éd. latine, par M. Gouvion, Lyon, J.-M. Bruyset, 1772, 10 vol., T. I, p. 218 ; voir aussi Gusdorf G., *Dieu, la nature, l'homme au Siècle des lumières*, Tome V des *Sciences humaines et la pensée occidentale*, 12 tomes (1966-1985), Paris, Payot, 1972, p. 487

4° Elle paraît adhérer plus fortement à des corps qui la contiennent en moindre quantité et où elle se trouve moins parfaite comme dans les polypes. Hufeland ne peut savoir que cette propriété tient chez ceux-ci à leur structure unicellulaire parfois plus résistante que celle d'organismes pluricellulaires.

5° Elle fournit aux corps qu'elle remplit la faculté de recevoir des impressions et de réagir à celles-ci. Elle les soustrait jusqu'à un certain point aux lois générales physiques et chimiques, celles de la nature morte. Il disait pourtant auparavant qu'elle pénétrait tous les corps, donc ceux de la nature morte. Il semble admettre qu'elle soit spécifique à certains corps, les corps vivants : *on peut dire avec raison que sa présence fait passer un corps du monde mécanique et chimique dans un monde nouveau, le monde organisé ou vivant. Ici les lois générales de la nature ne règnent qu'en partie et avec certaines restrictions. Toutes les impressions sont modifiées et réfléchies dans un corps animé autrement qu'elles ne le sont dans un corps inanimé. Voilà pourquoi, dans un être vivant, il ne s'exécute aucune action purement mécanique ou chimique ; tout y porte le caractère et le sceau de la vie. Un coup, une excitation, le froid, la chaleur, agissent sur lui d'après des lois particulières ; et l'on doit considérer tous les effets qu'il produit comme un composé des impressions extérieures et des réactions de la force vitale.*[1]

Il remarque que ces réactions de la force vitale sont particulières à chaque espèce et même à chaque individu, constituant sa nature propre, car elles diffèrent pour un même milieu extérieur. Il pressent là les caractéristiques génétiques des espèces et de chaque individu. Mais il n'explique en rien comment cette vie prétendument universelle se différencie en de multiples vies individuelles. Toujours le problème philosophique de l'Un et du Multiple !

6° La force vitale constitue le plus grand moyen de conservation du corps qu'elle anime. Outre qu'elle enchaîne l'organisation tout entière, elle résiste puissamment à l'action destructive des forces chimiques de la nature dont elle suspend ou modifie l'influence. Ceci rappelle la conception de la vie de Bichat (1771-1802). Il cite parmi ces forces la putréfaction, la délitescence et le froid. On voit qu'il ignore la causalité de la putréfaction par des êtres vivants. Comme exemple de la résistance de la force vitale au froid il cite l'expérience réalisée par John Hunter (1728-1793) de l'eau ne gelant pas autour de poissons vivants et qui ne gèle entièrement qu'une fois ceux-ci morts. Cela peut s'expliquer en fait physiquement par la simple chaleur qu'ils dégagent, qu'Hufeland attribue à la propriété de la force vitale de développer de la chaleur.

7° Sa perte entraîne la dissolution organique du corps qu'elle remplissait, qui obéit alors aux lois et affinités chimiques de la nature morte et se résout en ses éléments. La putréfaction commence, qu'il croit donc n'être qu'un phénomène chimique, apte cependant à développer de nouvelles combinaisons chimiques. Car les éléments du corps dissous se raniment aussitôt pour former des multitudes de vermisseaux, ou par exemple une fleur, qui entrent dans le grand cercle des

1 Hufeland, *op. cit.* p. 33 ; éd. Insel, p. 37-38

êtres vivants. Il exprime ainsi la doctrine de l'hétérogénie ou de la génération dite spontanée, analogue à celle de Buffon (1707-1788) et que combattra Pasteur. Pour lui, si les individus meurent la force vitale ne meurt pas réellement et se transporte en quelque sorte dans d'autres êtres vivants. La mort n'est qu'un passage vers une nouvelle vie.

8° Elle subit des impressions dont certaines l'affaiblissent ou l'anéantissent, comme le froid, une commotion électrique, la crainte ou la joie, et les poisons. Parmi ceux-ci Hufeland cite d'abord le miasme putride (*das faule contagium*). D'autres impressions l'activent et l'alimentent, surtout la lumière, la chaleur, l'oxygène de l'air et l'eau. Dans ce quatuor il privilégie la lumière.

À propos de la chaleur il cite le cas d'un carabinier qui, s'étant échappé de l'hôpital militaire de Strasbourg puis jeté nu dans le Rhin, fut, après une demi-heure dans l'eau, réanimé grâce à des moyens caloriques.

Il croit que l'air est indispensable à la vie et que l'oxygène est le principe vivifiant de l'air amené dans le sang par la respiration. Il n'a pu reconnaître la possibilité d'une vie anaérobie, seulement démontrée par Pasteur. Il juge aussi l'eau, composant des liquides, une des conditions de la vie, qui la favorise par l'oxygène qu'elle contient. Il donne des exemples de développement d'êtres vivants nourris seulement avec de l'eau, même distillée. Il cite le cas, tiré d'un compte-rendu de l'Académie royale des Sciences de Paris de l'année 1769, d'un officier français qui jeuna par mélancolie pendant quarante-six jours, ce qui le guérit, mais qui rechuta après que la nourriture lui ait rendu ses forces.

9° Son exercice même l'affaiblit ou la diminue par les pertes qu'elle subit en agissant. Elle peut même s'épuiser totalement quand son action est trop violente ou trop continue. Par le repos elle peut se concentrer à nouveau et augmenter.

10° Elle convertit, selon les lois de l'organisation, les substances parvenant au corps en substances organiques. En cela elle représente la force plastique (*plastische Kraft*), la force reproductive (*Reproductionskraft*) ou l'instinct de formation (*Bildungstrieb*). Il semble ici s'inspirer de Blumenbach.

11° Elle se manifeste autant dans les fluides que dans les solides, mais différemment selon les organes, par la sensibilité dans les nerfs et par l'irritabilité dans les muscles. Hufeland reprend ici la célèbre distinction d'Haller, qui fut critiquée notamment par Whytt (1714-1766), Fouquet (1727-1806), et Barthez (1734-1806) pour lequel la contractilité pouvait être le fruit d'une sensibilité non nerveuse et non un effet purement mécanique ou physique. C. Bernard refusera aussi cette distinction, tout en confirmant l'indépendance par rapport aux nerfs de l'irritabilité ou contractilité grâce à ses expériences avec le curare qui abolit l'action des nerfs sans réduire la contractilité. Avec la théorie cellulaire nous le comprenons facilement puisque toute cellule ou fibre est douée d'une certaine autonomie vitale. C. Bernard ne distinguera pas l'irritabilité de la sensibilité cellulaire. Elles constituent pour lui la même capacité de réagir.

Pour Hufeland, la force vitale, d'abord génératrice et formatrice jusqu'au degré de perfection du corps organisé, continue à agir, assurant par sa capacité reproductrice un renouvellement continuel qui constitue un des principaux moyens conservateurs des êtres vivants. On sait aujourd'hui que le système cellulaire lymphatique assure nos moyens de défense et nos immunités. Ceci constitue une étape dans notre représentation du vivant qui, cependant, laisse encore obscurs les mécanismes de la différenciation cellulaire.

c/ La vie, concept différent de la force vitale

Hufeland conclut en distinguant la force vitale, qui n'est qu'une capacité d'actions, de la vie qui est l'action elle-même. Pour que celle-ci puisse subsister il faut que les pertes de cette force et de ces organes soient continuellement réparées. Il trouve très juste sa comparaison à une flamme. Il en déduit les conditions de durée de la vie qui dépend :

- de la quantité de force vitale contenue dans le corps, qui varie selon l'organisation et les influences extérieures qui l'affaiblissent ou l'alimentent ;
- de l'organisation générale, et de l'état des organes, plus ou moins vigoureux ou délicats, que consomme et détruit la vie. Celle-ci ne peut continuer quand certains organes, dits vitaux parce qu'en activité continuelle, sont malades ou faibles ;
- de la vitesse de consommation de la vie ;
- de la réparation des pertes par les moyens de régénération.

L'art de prolonger la vie se range donc pour lui dans une de ces quatre catégories. Il évoque la discorde entre philosophes et théologiens sur la fixité ou non d'un terme de la vie, et le scepticisme sur l'utilité de la médecine. Il ne doute pas qu'un terme déterminé soit prescrit à chaque individu ou à chaque classe d'êtres, qui varie, cependant, selon diverses circonstances.

Des quatre conditions dont dépend pour lui la durée de la vie il conçoit qu'il faut, pour la prolonger, affermir la force vitale, ou fortifier les organes, ou retarder sa consommation, ou favoriser la régénération. Il privilégie l'action de retarder la consommation de la vie, le ralentissement du « vivre vite », notamment par une durée appropriée (sept à huit heures) de sommeil.

d/ La durée de vie de l'espèce humaine ; les centenaires

C'est l'objet du troisième chapitre dans la première édition. S'il récuse l'existence d'une longévité humaine de plusieurs siècles il croit que des hommes de son époque ont approché les deux cents ans. Il cite d'abord plusieurs personnages de l'Ancien Testament ayant soi-disant vécu centenaires, dont Isaac mort à 180 ans.

Parmi les Grecs il cite plusieurs philosophes de l'ère préchrétienne. Il croit que le sophiste Gorgias (~485- ~380) a vécu 108 ans ; l'atomiste Démocrite (~460-~370), *un ami et un investigateur de la nature*, 109 ans ; le stoïcien Zénon (~335-~264) 100 ans ; Platon (~428-~348), *un des génies les plus divins*, 81 ans, et que Pythagore (~580-~500) mourut aussi très vieux. On mesure combien ses sources sont peu précises. Selon Pline l'Ancien (23-79 ap. J.-C.), citant un recensement officiel de l'année 74 après J.-C., il y avait dans une certaine partie de l'Italie 124 centenaires dont 13 d'au moins 125 ans, nombre qui dépasse le record de 122 ans reconnu aujourd'hui. Hufeland estime qu'en son temps moins d'hommes atteignent ce grand âge.

Metchnikoff rapporte qu'en France, en 1836, il existait 146 centenaires sur une population de trente-trois millions et demi d'habitants. En Grèce, on en trouvait en proportion neuf fois plus.[1] Metchnikoff cite Ebstein dont l'ouvrage de 1891 porte le même titre allemand que celui d'Hufeland. Il admet pour sa part que l'homme puisse atteindre 150 ans, mais que seuls les cas avérés jusqu'à 120 ans ne sont pas rares. On sait qu'aujourd'hui il existe environ 30 000 centenaires en France. P. Berche les estimait en 2018 à 23 000 et les projections tablent sur 198 000 en 2060.[2] D'après la CARMF il y aurait, au 1er janvier 2023, 124 médecins retraités centenaires.[3]

Dans l'état actuel des connaissances 115 ou 125 ans constitueraient un seuil infranchissable à la limite de la vie.[4]

Hufeland examine ensuite la longévité selon le rang et la condition sociale. Il constate que très peu de rois, d'empereurs, et de papes ont bénéficié d'une longévité supérieure à 80 ans. Il trouve remarquable le cas du grand Frédéric II (1712-1786) mort à 76 ans selon lui, en fait à 74 ans.

La vie des philosophes, chercheurs de vérités, lui semble favorable à accroître la longévité, surtout celle sobre des stoïciens et le régime sévère des pythagoriciens. Parmi les philosophes et savants modernes il cite Kepler (1571-1630), qui n'a pourtant vécu que 59 ans, Bacon, mort à 65 ans, Newton (1642-1727) et L. Euler (1707-1783). Comme illustration probante de la vertu de la philosophie pour une vie durable il se réfère à Kant (1724-1804), *le plus grand philosophe vivant de notre temps*.

Dans un livre récent j'ai étudié la vie et les maladies de onze philosophes célèbres. La plupart ont eu une vie sobre, même Épicure, Spinoza et Nietzsche. Seuls l'écossais Hume (1711-1776) fit quelques excès de table, mourant à 65 ans d'une tumeur au foie, et Foucault (1926-1984), qui prôna la liberté des esprits et des corps, perdit la vie à 57 ans du sida.

La vie sobre n'empêcha pas certains de mourir jeune, victimes de maladies infectieuses. Descartes (1596-1650) décéda à 53 ans d'une pneumonie, Gassendi (1592-1655) et Spinoza (1632-1677), respectivement à 63 ans et à 44 ans, sans doute de phtisie tuberculeuse. Les saignées nombreuses pratiquées à Gassendi ont aussi contribué à raccourcir sa vie. Hegel (1770-1831) mourut à 61 ans d'un choléra foudroyant et Nietzsche (1844-1900) à 55 ans de la syphilis. Pascal (1623-1662) mourut d'une tumeur cérébrale, incurable à son époque, à seulement 39

---

1 Metchnikoff, *op. cit.* p. 117-118
2 Berche Patrick, *Longévité*, Docis, 2018, p. 54
3 *Préparez votre retraite en temps choisi*, Guide Édition 2024, CARMF, février 2024, p. 29
4 Berche, *op. cit.* p. 57

ans, et Comte (1798-1857) probablement d'une tumeur gastrique ou hépatique à 59 ans.

Parmi nos onze philosophes la prudence nous semble avoir contribué à prolonger la vie seulement d'Épicure (341 av. J.-C.-270 av. J.-C.) et de Locke (1632-1704). Épicure, par un savant calcul des bénéfices et des désavantages des plaisirs pour tenter d'éviter les maladies, put vivre jusqu'à 71 ans à deux jours près. Cependant, il mourut des suites d'une pathologie lithiasique urinaire, ce qui témoigne peut-être, sans le prouver, d'excès de certains aliments. Locke, par sa grande sobriété et son expérience médicale, a certainement retardé l'échéance de sa mort de phtisie pulmonaire à 72 ans.

Parmi les académiciens, les « éternels », Hufeland cite Fontenelle (1657-1757), qui s'éteignit à 99 ans, et J.H.S. Formey (1711-1793), autre secrétaire perpétuel, de l'Académie de Berlin, mort à 81 ans. On a aussi l'exemple du chimiste Chevreul (1786-1889) mort à 102 ans. Aujourd'hui on peut citer Claude Lévi-Strauss (1908-2009), Marcel Conche (1922-2022) décédé un mois avant ses cent ans, et Edgar Morin, qui vit toujours à plus de cent ans.

Hufeland croit que les poètes et les artistes, dont la vie lui semble un beau rêve, ont une longévité remarquable. Il cite parmi eux Sophocle, Pindare, Young, Voltaire, et Haller. Il se réjouit de l'espoir et du désir de tous que Wieland, la gloire des poètes allemands, fournisse la plus récente confirmation de sa maxime. Et, en effet, Wieland mourra en 1813 à 80 ans.

D. Lanzmann-Petithory cite d'autres personnalités décédées centenaires ou à plus de quatre-vingt-quinze ans.[1] On remarque parmi elles la comédienne Simone morte à 108 ans, le musicien Le Flem à 104 ans, Louis de Broglie (1892-1987), Louis Leprince-Ringuet (1901-2000), Chagall (1887-1985), Arthur Rubinstein (1887-1982), Théodore Monod (1902-2000). On connaît aussi une des filles de Pierre et Marie Curie, Ève Curie, journaliste et écrivaine, qui décéda à 102 ans alors que sa sœur Irène et sa mère Marie, physiciennes ayant manipulé de nombreuses substances radioactives, moururent de leucémies respectivement à 59 ans et 67 ans. Récemment le peintre Soulages mourut aussi centenaire.

Curieusement, Hufeland trouve que les exemples les plus extraordinaires de longévité en son temps, jusque 150 ans, se rencontrent chez les villageois, les jardiniers, les chasseurs, les soldats et les matelots, du fait de l'habitude de ces classes d'hommes aux travaux du corps et au grand air, et de leur vie simple et conforme à la nature. Il décrit des noms d'hommes parvenus au XVIIe siècle aux âges fabuleux de 185, 169, 152 et 144 ans, ce qui montre sa crédulité, même s'il ôte dans la seconde édition les exemples ayant atteint 185 ans. Néanmoins, il reconnaît justement l'existence de dispositions familiales à vivre longtemps. Il rapporte plusieurs histoires de personnes dépassant largement les cent ans, dont il supprimera certaines ensuite.

---

1 Lanzmann-Petithory Dominique, *La diététique de la longévité*, O. Jacob, Paris, 2004, p. 306-307

Parmi les médecins il donne l'exemple d'Hippocrate qui, selon lui, a vécu 104 ans, alors qu'il mourut à 83 ans. Il cite aussi les noms de Galien (129-201), Crato, Forestus, Plater, Friedrich Hoffmann (1660-1742), Haller (1708-1777), van Swieten (1700-1772) et Boerhaave, comme médecins ayant atteint des âges, selon lui, considérables.

Dans la seconde édition il estime curieusement la mortalité des médecins praticiens plus grande que dans toute autre profession, parce qu'aucune n'épuise autant leur corps en même temps que leur esprit. Il souligne surtout le danger des dix premières années de pratique. Ensuite le praticien deviendrait invulnérable, jugeant que *l'habitude diminue même pour lui le danger des miasmes et des contagions.*[1]

Il fournit ensuite un tableau de 744 hommes ayant atteint les quatre-vingts ans, classés par profession. Il rechercha ensuite les climats et les pays qui procurent la plus grande longévité. Viennent en tête les pays du Nord, les îles britanniques et la Grèce.

Comme il cite très peu les sources de ses données, dont beaucoup sont incroyables ou fort peu précises, il n'apparaît pas ici comme un auteur fiable et son travail de recherche, bien qu'intéressant, demeure un peu bâclé.[2]

Des faits précédents il croit pouvoir tirer des résultats et des considérations sur le terme naturel de la vie, objet du chapitre suivant. Il assure que ce terme se serait maintenu si les hommes n'étaient pas devenus infidèles à la nature, trop civilisés et soucieux de luxe, réflexion qui semble issue de Rousseau (1712-1778).

Il trouve que la pire mortalité règne parmi les esclaves nègres d'Amérique et les enfants trouvés. Un cinquième ou un sixième des premiers est décimé chaque année, autant que la pire des pestes. Il calcule que sur sept mille enfants reçus annuellement dans l'hospice des enfants trouvés à Paris un sur quarante seulement survit. Il s'insurge que l'État ait pu les considérer comme une propriété publique, les premières bases de la société étant pour lui le mariage et l'éducation des enfants par leurs parents. Il s'opposerait ici à Rousseau qui n'a pas craint de mettre ses enfants à l'Assistance publique.

L'idéal pour vivre vieux réside, selon lui, dans l'abolition des excès, dans l'*aurea mediocritas* d'Horace, le meilleur choix sur cette terre selon Hume. Ce dernier fit pourtant quelques abus. Le célibataire, constate Hufeland, dépasse rarement cent ans. Il trouve même que plus on se marie plus on vit âgé, citant un français nommé de Longueville qui eut dix épouses et vécut cent dix ans.

Il note aussi que les hommes à la longévité la plus longue mangent surtout des végétaux et très peu de viande, et habitent la campagne ou dans de petites villes.

Témoin des désaccords des physiciens sur la durée absolue de la vie il la fixe pour sa part à deux cents ans, posant en principe que la vie d'un animal dure huit

---

1 *...die Gewohnheit werden selbst die üblen Ausdünstungen und ansteckenden Krankheitsgifte weniger nachteilig...* (Hufeland, *Die Kunst das menschliche Leben zu verlängern*, Iéna, 1798, p. 106)
2 Une note de R. dans l'édition de Pellagot indique que les âges excessifs pourraient s'expliquer par des mesures de temps différentes. (Hufeland, *op. cit.* 1871, p. 107)

fois autant que son temps de croissance. Il juge artificielle la mort avant cent ans, comme résultant de maladies ou d'évènements fortuits, qui arrivent toutefois à la plupart des hommes. Haller, se basant sur deux exemples de longévité extrême de 152 et de 169 ans, pensait déjà que l'homme ne vit guère moins que deux siècles.

Hufeland décèle de multiples causes à la durée relative de la vie humaine. Il déplore que les hommes atteignent plus difficilement qu'auparavant le terme naturel de leur durée de vie, qu'on ne devrait pourtant pas perdre de vue. Il fournit une petite table de mortalité. Sur cent individus cinquante meurent avant dix ans et six passent la soixantaine. Il cite Haller qui a nombré les centenaires connus : mille de 100 à 110 ans, soixante de 110 à 120, vingt-neuf de 120 à 130, quinze de 130 à 140, six de 140 à 150, et un de 169 ans, chiffres qui paraissent assez fantastiques, et qu'Hufeland a retirés dans les éditions ultérieures. Flourens (1794-1867), dans son livre *De la longévité humaine* (1854), a repris les données de Haller directement de ses *Elementa physiologiae* (1757-1766). Il croit vrai le cas de l'homme britannique cité par Haller ayant vécu jusque 152 ans, parce qu'Harvey en fut témoin et l'avait disséqué.[1] Il cite à peine Hufeland.[2]

e/ Les conditions de la longévité humaine

Dans son cinquième chapitre Hufeland détermine les conditions de la longévité humaine.

1° Avant tout un bon estomac et un bon appareil digestif. Il considère l'estomac comme le roi des organes et la pierre fondamentale de la longévité. Selon lui, toutes les passions et les maladies physiques affectent d'abord l'estomac.

2° Une poitrine et des organes respiratoires bien constitués, car la mort dirige ses attaques contre ces parties.

3° Un cœur pas trop irritable. Un pouls lent et uniforme constitue pour lui un signe de longévité.

4° Un bon tempérament, c'est-à-dire une somme suffisante et une juste répartition de la force vitale. Une quantité appropriée d'irritabilité et de sensibilité, et un juste équilibre entre elles, sont requis. Le meilleur tempérament serait celui qui mêle le sanguin et un peu du flegmatique. Selon Kant, il favoriserait le mieux la perfection morale.

5° Une force naturelle restauratrice et médicatrice suffisante et adéquate pour réparer le corps et le purifier de toutes les particules étrangères et nuisibles. Il donne les exemples de Louis XIV (1638-1715) et de Richelieu (1585-1642), arrivés à un grand âge au milieu des débauches et des fatigues. Richelieu n'a en fait vécu que 57 ans, peut-être victime des saignées.

---

1 Flourens P., *De la longévité humaine et de la quantité de vie sur le globe*, 3e éd. Paris, Garnier frères, 1856, p. 74-75

2 Dans la troisième édition (1856), il ne le cite que deux fois. La première référence donne le titre de son livre. Dans une note additionnelle de septembre 1855 il note qu'Haller juge le cas de longévité de 169 ans *assez probable* alors qu'Hufeland, qu'il estime *bien moins savant* le déclare *incontestable*. (Ib., p. 255)

6° Une structure et conformation corporelle bien proportionnée et sans défauts.

7° L'inexistence d'un organe trop faible, qui mettrait en danger même une organisation parfaite par ailleurs.

8° Un tissu de l'organisme de qualité moyenne, solide et durable, sans être ni trop sec ni trop rigide.

9° Une organisation parfaite de la faculté génératrice. Hufeland se dit convaincu de l'importance négligée des organes de la génération pour notre conservation et notre régénération en explicitant ses arguments.

Il croit que comme le cerveau ils extraient les parties les plus déliées et les plus spirituelles des aliments. La force vitale lui paraît fortement concentrée dans les fluides séminaux puisque leur plus petite parcelle est capable d'amener la vie. Il invoque la puberté qui transforme l'humain et le fait devenir adulte. Les hommes mutilés de ces organes et de leurs sécrétions ne possèdent aucun de ses avantages. Ils sont pour lui des demi-hommes et aucun eunuque n'a atteint un âge avancé. Ceci est faux puisque le célèbre castrat Farinelli (1705-1782) a vécu jusqu'à 77 ans.

Pasteur a bien tenté en 1892 de se rajeunir au moyen d'injections d'extraits testiculaires prônés par Brown-Séquard (1817-1894) chez les vieillards. Il aurait fait faire plus de cent injections, sans résultat probant.

Hufeland croit que des centenaires, même de plus de cent-douze ans, se sont mariés sans que leur mariage fût une simple formalité. Heureux temps ! Il souligne que le mariage a favorisé leur longévité en fournissant le meilleur moyen, peut-être le seul, de soumettre à la régularité l'action des organes régénérateurs sans en abuser.

Il dresse ensuite le portrait type de l'homme destiné à vivre longtemps. Notons quelques-uns de ses caractères. Ses cheveux sont plus blonds que noirs, son ventre non trop saillant. Il apprécie cependant les plaisirs de la table, mais solennellement et en mangeant lentement, sans éprouver beaucoup le besoin de boire. Du point de vue moral il est accessible à la joie, à l'amour et à l'espérance, et inaccessible à la haine, à la colère, à l'envie, aux passions violentes, à l'ambition et à l'avarice. Il médite tranquillement en spéculant sur des objets agréables. Optimiste, il aime la nature et le bonheur domestique. Il ne s'occupe guère du lendemain, ce qui est étrange pour quelqu'un qui doit vivre longtemps.

Pour une approche scientifique moderne de la sénescence et de la longévité nous pouvons nous reporter à l'excellent livre de P. Berche, actuel président de la société d'histoire de la médecine.[1]

f/ La méthode d'Hufeland pour prolonger la vie

Hufeland conçoit quatre procédés pour prolonger la vie : l'augmentation (*Vermehrung*) de la force vitale elle-même ; le renforcement (*Stärkung, Abhärtung*) des organes ; la diminution (*Mäßigung, Retardation*) de la consommation de la

1 Berche P., *Longévité*, Docis, 2018

vie ; la facilitation (*Erleichterung*) et le perfectionnement (*Begünstigung, Vervollkommung)* de la restauration.

Sur le premier procédé il stigmatise ceux qui croient posséder, par certaines teintures qu'ils fabriquent, la matière première capable d'alimenter la flamme de la vie comme de transmuer les métaux en or, c'est-à-dire les adeptes, rose-croix et consorts, et même certaines gens très raisonnables. Ces substances contiennent en partie des liqueurs spiritueuses. Il inclut aussi dans ce procédé l'électricité et le magnétisme animal. Il les condamne comme moyens fort échauffants et irritants qui raccourcissent la vie en augmentant la consommation. Il donne aussi l'exemple de l'oxygène qu'on fait inspirer aux phtisiques et qui tue plus rapidement. La seule de ces substances qu'il tolère est le vin, un élixir naturel précieux selon lui, dont il faut cependant modérer l'usage sous peine de hâter la vieillesse et d'abréger la vie. Il assure qu'aucun élixir ne sera efficace si les organes sont déjà altérés et ne peuvent plus fournir les esprits vitaux comme ils le font naturellement.

Il critique le second procédé, celui d'endurcir les organes, par exemple par des bains froids, tout en reconnaissant sa part de vérité. Il estime que l'émoussement du sentiment contribue plus à allonger la vie que l'endurcissement des fibres.

Le troisième procédé consiste à ralentir la consommation par exemple par l'oisiveté ou par la suspension d'activités vitales. Cependant, il prône une activité suffisante des organes pour faciliter la restauration. En effet, le repos ou l'inaction provoqueront selon lui un déséquilibre entre les pertes, minimes, et la restauration, qui entraînera une pléthore funeste et la corruption de parties corporelles.

Le quatrième procédé pour prolonger la vie vise à rendre plus facile la restauration en préservant la capacité des organes à assimiler les choses utiles et à séparer celles qui nuisent.

Finalement, la véritable méthode qu'il propose pour allonger la vie réside dans une synthèse bien proportionnée des quatre procédés précédents. Il en tire quatre indications, en fait plus abstraites que pratiques, car pour les satisfaire il décrit des moyens très subjectifs et plutôt vagues, sans aucune donnée précise ou quantitative.

Pour remplir le plus sûrement la première indication il conseille, par exemple, d'absorber *un air pur* ou des *aliments et des boissons de bonne qualité et de facile digestion*, de posséder un *bon état des organes* surtout des poumons, de l'estomac et de la peau, et de garder une *répartition uniforme de la force vitale dans toutes les parties du corps*. Cette répartition doit être harmonieuse, ni trop faible ni excessive dans chaque partie, grâce à un emploi sage et uniforme des exercices gymnastiques, des bains tièdes et des frictions.

Les autres indications consistent de même à éviter l'excès tout en fournissant un degré suffisant de telle qualité, sans que soient définis cet excès ou le degré requis. Il faut, par exemple, pour modérer la consommation vitale, s'abstenir de boire beaucoup de vin ou d'eau de vie, ne pas se laisser entraîner par la fièvre des passions, éviter le travail excessif de la pensée, l'abus des plaisirs de l'amour, les excrétions trop abondantes, les excitations ou les irritations trop intenses, les écarts de régime qui conduisent ordinairement à l'usage des purgatifs et des vomitifs[1] qu'il estime presque toujours nuisible. Il faut aussi bannir la chaleur trop forte ou prolongée, un excès physique ou moral d'irritabilité et de sensibilité de la fibre.

Pour assurer une bonne restauration des forces et de la matière organique les organes chargés de l'accomplir doivent être intègres, spécialement les poumons qui restaurent en permanence, l'estomac, qui restaure périodiquement, mais aussi la peau, le canal intestinal, le système lymphatique, qu'il regarde comme un des principaux agents de restauration, et le système sanguin. Les innombrables vaisseaux sanguins et lymphatiques doivent être sains, perméables et actifs. Il prône la bonne qualité des aliments, celle de l'air par l'oxygène et le calorique qu'il fournit et comme véhicule de nos déchets moléculaires, et l'absorption d'une quantité suffisante d'eau, sans donner un quelconque chiffre. La vie consistant pour lui en un renouvellement continuel de molécules les organes doivent assurer les sécrétions et les excrétions des molécules usées et corrompues, et les canaux être perméables pour leur évacuation. Il ajoute les reins aux organes émonctoires précédents, et considère la peau comme le plus important de tous.

Favorisent encore la restauration les impressions agréables et modérées sur les organes des sens, et une heureuse disposition morale telle que la gaîté et la culture de l'esprit par la création et le partage d'idées neuves.

Cependant, ce programme diététique se complique car il admet qu'il doit varier et s'adapter aux cas particuliers. Il le fait en effet dépendre de la constitution du sujet, du tempérament naturel, de l'âge, et du climat.

E. La méthode pratique d'Hufeland

a/ Les moyens qui raccourcissent la vie

Hufeland passe ensuite à la seconde partie, pratique, de son ouvrage, la plus intéressante selon lui car elle fait connaître les règles de sa méthode unique et infaillible, et les moyens presque universels de prolonger la vie.

Il énumère dans une première section les causes qui abrègent la vie. Ce sont celles qui justifient ses quatre indications précédentes. Elles résulteraient des progrès de la civilisation et du luxe. Il les analyse dans des chapitres indépendants. Nous les rapportons d'après leurs titres originaux en les traduisant.

1/ *Une éducation déficiente*

2/ *Les excès amoureux*

Elle est la cause la plus pernicieuse selon lui, pour diverses raisons dont celle de risquer d'attraper un des poisons les plus affreux, le virus vénérien. Il prône contre cela le mariage. On ne démentira pas que la syphilis, ou le sida au XXe

---

1 Plus tard il considérera pourtant les vomitifs comme un des trois moyens cardinaux de la thérapeutique.

siècle, ont provoqué des millions de morts prématurés, mais sans doute pas davantage que les autres grandes maladies infectieuses comme la peste, le choléra, la grippe, etc. L'onanisme, dont il décrit tous les prétendus symptômes qu'il engendrerait, et que le Suisse Tissot avait déjà condamné dans son ouvrage *L'Onanisme* (1760), apparaît très bénin aujourd'hui. La rigueur de la morale protestante est ici manifeste.

3/ *Les efforts excessifs de l'âme*

Hufeland reprend à nouveau un thème précédemment développé par Tissot dans *De la santé des gens de lettres* (1768). Il juge qu'ils produisent presque les mêmes effets sur la santé et la durée de l'existence que la dissipation de la semence. S'il fait dépendre l'excès du sujet et des circonstances il faut pour l'éviter mêler au travail de l'esprit des exercices corporels, ne pas se concentrer toujours sur le même sujet, ou sur des problèmes trop abstraits, mathématiques, métaphysiques ou philosophiques. Il veut laisser ces matières aux élus et se contenter d'agir et de vivre philosophiquement. Le travail d'imagination doit être mesuré. Il bannit les efforts intellectuels avant l'âge de sept ans, ceux ne correspondant pas à nos dispositions, l'abus d'excitants pour les stimuler, le travail pendant la digestion ou les heures destinées au sommeil. Il y trouve deux circonstances aggravantes : la tenue assise pliée en deux, et l'enfermement dans une pièce où l'air ne se renouvelle pas.

4/ *Les maladies, dont les traitements absurdes – les manières violentes de mourir – le penchant au suicide*

Les temps nouveaux créent et perpétuent des maladies nouvelles, par le luxe, la corruption des mœurs, et un mode de vie contraire à la nature. Il décrit une table des mortalités avec les proportions des décès causés par les maladies les plus courantes, et calcule que neuf cents morts sur mille sont prématurées. Il y ajoute les suicides qu'il croit particuliers à son siècle et dus le plus souvent à la débauche.

Il stigmatise de plus les méthodes absurdes de traitement et l'abus de la médecine. Il en cite quatre : laisser perdurer la cause de la maladie ; négliger la maladie comme on le fait des rhumes, qu'il croit justement pouvoir dégénérer en inflammation de poitrine, mais aussi, à tort, en phtisie pulmonaire ou consomption (*Lungensucht*, *Auszehrung*) ; donner des conseils d'hygiène inappropriés ; négliger d'appeler le médecin et s'adresser aux charlatans. Il y ajoute les découvertes de son époque ayant singulièrement perfectionné et raffiné l'art d'abréger la vie d'autrui en tuant ses semblables, citant dans la seconde édition la découverte de la poudre pour tirer, et plusieurs nouveaux poisons tels que l'*aqua toffana* et la poudre de succession.

5/ *L'air impur – le rassemblement des hommes dans les grandes villes*

L'entassement des hommes crée une animalisation qui se communique à l'air. Celui-ci se convertit en poison et l'haleine humaine devient mortelle. Invoquant Rousseau il prône la vie à la campagne, ou à l'extrémité des villes.

6/ L'excès dans le boire et le manger – la cuisine raffinée – les boissons spiritueuses

On retrouve les prescriptions de Cornaro et du jésuite Lessius qui insistaient surtout sur le vice de l'intempérance.[1] Pourvoyeuse d'indigestions celle-ci entraîne l'usage de purgatifs (Lessius en usait souvent) qui diminuent toujours les forces selon Hufeland. Aussi, condamne-t-il fermement l'art funeste de la cuisine et la gourmandise. Il juge nuisibles les aliments composés de multiples ingrédients, et les aliments concentrés sous forme de consommés, de jus et de coulis. Metchnikoff défend aussi la cuisine simple.[2] Hufeland explique leur nuisance par l'augmentation de la consommation intérieure, et comme obstacle à une véritable restauration du fait de leur assimilation défaillante. Il déplore aussi l'usage, de plus en plus répandu parmi le peuple, des boissons fermentées, surtout des liqueurs spiritueuses. Il donne l'exemple des peuplades sauvages que les Européens ont mis sous leur joug grâce à l'eau de vie. Il souligne l'effet de tolérance et la dépendance qu'elles induisent.

7/ Les états d'âme qui raccourcissent la vie et les passions - peur de la mort – mauvaise humeur – trop grande activité – oisiveté – inactivité – ennui

La frénésie à son époque pour les nouveaux projets et les activités lui semble propice à raccourcir la vie.

Parmi les peurs celle de la mort lui paraît la plus malheureuse. On sait que les épicuriens s'en moquaient. Hufeland veut tracer quelques règles simples et infaillibles pour arriver à la dédaigner. Il souligne une maxime : *Aime la vie sans craindre la mort*. Il argue comme les épicuriens qu'on ne sent pas la mort. Cependant, contrairement à eux, il semble imaginer après la mort un sort déterminé par un être suprême et une sorte d'appel des êtres chers déjà morts.

Il voit dans l'hyperactivité un défaut de son temps, mais, inversement, que l'oisiveté, l'inaction et l'ennui peuvent raccourcir la vie, ce dernier pouvant même conduire au suicide un homme à tendance mélancolique.

8/ L'imagination exaltée – l'hypocondrie - la sensiblerie

Il rapporte des cas d'hypocondrie provoqués par la lecture d'ouvrages de médecine ou de chirurgie, ou par une leçon médicale, racontés par Tulpius et aussi, dans la seconde édition, par Monro. Dans celle-ci il ajoutera que l'hypocondrie entraîne la crainte et la tristesse, et parfois la prise de médicaments inutiles.

---

1 Cornaro Luigi, *De la sobriété* (1558) suivi de *Conseils pour vivre longtemps* (1613) par Leonardo Lessius, Texte présenté par G. Vigarello, J. Million, Grenoble, 2014

2 *Il est incontestable que cette complexité est nuisible à la vieillesse physiologique et que la nourriture plus simple des peuples moins civilisés est préférable. Nous n'avons pas à faire ici un traité d'hygiène culinaire et il suffit de dire que la plupart des mets raffinés que l'on sert dans les maisons, les hôtels et les restaurants les plus riches irritent les organes de la digestion et de la sécrétion d'une façon défavorable. Le vrai progrès consiste donc à rejeter la cuisine moderne et à retourner aux mets simples de nos ancêtres.* (Metchnikoff Élie, *Études sur la nature humaine. Essai de philosophie optimiste*, 3e éd., Paris, Masson, 1905, p. 383-384)

9/ *Les poisons aussi bien physiques que contagieux*

Ils forment pour lui deux classes distinctes. Dans la première classe, il inclut l'arsenic, le plomb, les préparations mercurielles, antimoniales et cuivreuses, et les nombreux poisons végétaux. Les poisons contagieux diffèrent des premiers en ce qu'ils s'engendrent toujours dans un être vivant et possèdent la force de produire le même poison dans un autre.[1] Il donne davantage de détails plus loin : *Mais une classe qu'il importe plus encore de connaître est celle des poisons contagieux* (Kontagiösen (oder ansteckenden) Gifte)*, à l'égard desquels je réclame du lecteur une attention particulière.* [...] *On ne les croit pas des poisons, et l'on ne voit en eux que des causes ordinaires des maladies qu'ils occasionnent. On empoisonne et l'on est empoisonné, et l'on fait à chaque instant cet effroyable échange sans s'en douter.* [...][2] *On appelle poisons contagieux ceux qui ne prennent jamais naissance ailleurs que dans un être vivant, possèdent la vertu de se reproduire* (sich reproduciren) *dans le corps auquel ils ont été communiqués, et développent les mêmes maladies, les mêmes suites fâcheuses, que celles qu'ils entraînaient dans le corps où ils ont pris naissance.*[3] Il ne dit pas explicitement que ceux-ci sont vivants, mais on peut le penser puisqu'ils sont capables de se reproduire.

Pour lui chaque classe d'animaux a ses propres poisons contagieux, de même que l'homme. Par exemple, il croit à tort que la morve des chevaux n'atteint pas l'homme, et que la syphilis et la variole ne touchent pas les animaux. Nous verrons à propos de la variole et de la vaccine qu'il croit à une barrière entre les maladies contagieuses humaines et celles des animaux.

Dans la seconde édition de 1798, Hufeland a ajouté des idées importantes sur les poisons contagieux que nous replacerons à sa juste place dans la chronologie de ses idées et dans le contexte historique de la médecine. Disons-en déjà quelques mots. Il y développe la distinction entre les poisons physiques et les poisons ou miasmes contagieux. Il y donne les règles pour se prémunir de ces derniers, en particulier ceux qui se communiquent d'individu à individu tels le mal vénérien, les virus de la petite vérole et de la rougeole, la gale, et la rage.

10/ *La vieillesse. – l'inoculation d'un vieillissement prématuré*

Il reconnaît la vieillesse comme la plus inévitable de toutes les causes qui abrègent la vie, une voleuse sournoise, comme l'appelait Shakespeare, et un produit de la vie elle-même. Malheureusement, on peut la hâter beaucoup. Il raconte avoir autopsié un homme d'à peine quarante ans dont certains tissus paraissaient ceux d'un vieillard.

---

1 Hufeland, *op. cit.* p. 252 ; *sie sich immer in einem lebenden Körper erzeugen, und die Kraft besitzen, in einem andern das nämliche Gift hervorzubringen.* (éd. Insel, p. 147)

2 Ib., p. 258-259 ; éd. Insel, p. 150

3 Ib., p. 259-260 ; éd. Insel, p. 151

Il indique les moyens qui consomment les forces vitales et les humeurs, en vue de s'y opposer. Il en notifie ici six, qui recoupent les causes précédentes raccourcissant la vie. Remarquons en quelques-unes : l'absence de repos ou de sommeil, la passion de la danse qui ruine la santé des femmes, l'angoisse et la peur qui peuvent en une nuit blanchir les cheveux, les bains fréquents et prolongés dans l'eau glacée. Il constate que même des enfants apparaissent vieux dès leur naissance, du fait de la vie dissolue de leurs parents.

b/ Les moyens de prolonger la vie

Dans la première édition, cette section comprend quatorze chapitres. Nous les résumerons successivement en distinguant les idées les plus intéressantes, celles encore valables, celles qui peuvent être propres à Hufeland, nouvelles ou originales pour son époque, et celles qui manifestent de purs préjugés culturels, faussement scientifiques ou obsolètes par rapport à la science d'aujourd'hui. Voici les moyens qu'il recense et dont nous donnons les titres d'après l'édition originale.

1/ *Une bonne naissance physique*

Il considère trois éléments et, d'abord, la santé et la manière de vie de nos parents. Ce dont on hérite ne dépend donc pas de nous, mais on doit transmettre au mieux cet héritage à nos enfants. Il admet que la nature dote certaines familles de la capacité de vivre vieux. Inversement, nos parents peuvent nous léguer des faiblesses ou des vices des organes intérieurs, et même des prédispositions à certaines maladies. Il cite la goutte, la pierre, la phtisie (*Schwindsucht*) et les hémorroïdes. Il croit que le libertinage, ou peut-être un poison vénérien modifié, en épuisant les facultés génératrices, communiquent aux enfants une prédisposition particulière du système lymphatique aux scrofules dès même la naissance. L'âge des parents lui semble important. Il recommande le mariage après un développement physique complet, vingt-quatre ans pour l'homme et dix-huit pour la femme. Pourtant, il semble qu'il se soit marié avant que sa femme eût dix-huit ans.

L'état momentané des parents au moment de la procréation peut selon lui avoir une répercussion sur toute la vie du futur être. Ainsi, un état d'ivresse pourrait engendrer des imbéciles, un état de mauvaise humeur une disposition physique ou morale particulière chez l'enfant. Il juge supérieurs les enfants de l'amour sur ceux conçus par devoir conjugal, par une jouissance forcée, trop usuelle ou mécanique. Ceci est un préjugé puisque les cellules sexuelles sont formées bien avant l'activité sexuelle.

Il souligne avec raison l'importance de la grossesse. Il certifie pourtant à tort que le père représente la première source de vie et du développement de l'être futur, la mère ne constituant que la masse matérielle ou le champ où pousse la graine. Il s'agit de la conception fausse, mais durable d'Aristote sur le rôle respectif de chaque géniteur dans la formation de l'embryon. Il croit faussement que la constitution de l'enfant dépend principalement de la chair et du sang de sa mère, même s'il juge justement que les circonstances bonnes ou mauvaises auxquelles elle est exposée pendant la grossesse doivent influer sur la vie de l'enfant. Son état de santé dépend pour lui beaucoup plus de la constitution, saine ou valétudinaire, de la mère que de celle du père.

Il croit l'enfant mieux protégé dans le sein de sa mère autrefois qu'en son temps à cause de la constitution devenue neurasthénique, irritable et délicate des femmes. Il déplore que peu d'entre elles prennent attention à leur état et se refusent à contraindre leurs plaisirs et leurs écarts de régime.

2/ *Une éducation physique raisonnable*

Il donne beaucoup d'importance aux deux premières années d'éducation des enfants. Il estime que dans nos climats ceux nés au printemps peuvent espérer vivre plus longtemps que ceux nés au commencement de l'hiver. Il privilégie, globalement, l'air pur, une bonne nourriture, l'exercice. On doit toujours nourrir et renforcer la force vitale convenablement, et *[en particulier il faut dès le début soutenir la force médicatrice de la nature parce qu'elle est le plus grand moyen qui nous a été légué pour rendre inefficaces les causes des maladies. Ceci arrive principalement si on n'habitue pas le corps dès le début à des secours artificiels, car sinon on habitue tant la nature qu'elle s'abandonne toujours aux secours étrangers et à la fin perd toute la force de s'aider elle-même.]*[1]

Pour les enfants jusqu'à deux ans il privilégie le lait et préconise l'allaitement pendant une année entière par leur mère ou une nourrice bien portante. En cas d'impossibilité il trouve nécessaire, mais triste, de recourir à l'allaitement artificiel. Il expose les précautions qu'il faut prendre pour en diminuer les dangers. L'une d'entre elles consiste à recourir aux bains tièdes de 24 à 26 degrés, une autre à la plus grande propreté.

De deux à douze ou quatorze ans il fournit d'autres mesures à prendre outre les précédentes. Jusqu'à quatorze ans il interdit les épices, le café, le chocolat, les aliments forts en goût, les pâtisseries grasses, sucrées et aux levains, les farineux grossiers et les fromages. Il recommande l'eau fraîche et pure comme la meilleure boisson.

Il préconise le mouvement pour faciliter la croissance et le développement. Il s'oppose à l'extension précoce, avant sept ans, des facultés de l'âme, et prohibe la pratique ordinaire d'animer les capacités reconnues d'un enfant pour l'étude. Il prône l'éducation non dans les écoles où les enfants restent longtemps assis et respirent de l'air corrompu par leur rassemblement, mais en plein air, à la belle saison, et plutôt dans la nature que dans les livres.

La lutte contre l'onanisme, qu'il croit pouvoir exister dès sept à huit ans, lui paraît très importante et, dans la seconde édition, il développe huit mesures pour y remédier, d'après sa manière de voir et sa longue expérience. Il lui apparaît comme une maladie de son temps. Il faut pour lui empêcher l'instinct générateur

---

1 Ib., p. 292 ; *Macrobiotik oder Die Kunst, das menschliche Leben zu verlängern*, Insel Taschenbuch 770, 1984, p. 160

de se développer avant le temps fixé par la nature, et ne pas parler aux jeunes gens du rapprochement des sexes avant l'âge de dix-neuf ans. Que dirait-il de notre époque où l'information est beaucoup plus précoce ?

J'ai raconté ailleurs comment Wagner s'inquiétait encore en 1877 de l'onanisme qu'il supposait chez Nietzsche, alors son grand ami, et qu'il croyait pouvoir faire périr de jeunes gens.[1]

Les plaisirs solitaires apparaissent bien bénins comparativement au volume des actions sexuelles perverses commises de nos jours même si elles existaient auparavant : pédophilie, pratiques sadiques, viols ou violences conjugales, etc. Ils peuvent sans doute témoigner d'une certaine instabilité psychologique, néanmoins ordinaire à la puberté ou à l'adolescence. De plus, il ne fait aucun mal à autrui. On peut simplement se soucier de sa pérennité qui pourrait témoigner d'un mauvais équilibre dans sa sexualité. Quant à provoquer des maladies sérieuses, ce sont surtout des fantasmes dus aux préjugés de l'époque, ou au puritanisme de certains milieux, auxquels Tissot et Hufeland appartenaient. Mais il s'agit d'un autre temps. Charles Daremberg qualifie Hufeland de *Tissot de l'Allemagne, avec plus de science et moins de préjugés.*[2]

3/ *Une jeunesse active et travailleuse. L'évincement de l'apathie*

Hufeland a constaté que les hommes qui atteignaient un âge très avancé étaient des matelots, des soldats, des journaliers qui dès leur jeunesse avaient enduré la fatigue, le travail et les durs efforts, oubliant tous ceux d'entre eux restés sur le carreau. Il se rappelle par exemple un homme de 112 ans, domestique dès 16 ans, soldat à 18, et qui avait participé à toutes les guerres de Prusse depuis la fondation de la monarchie. Celui qui possède tout dans sa jeunesse n'espère rien, affaiblira sa force vitale et raccourcira sa durée de vie. Aussi, condamne-t-il la mollesse morale et psychique.

4/ *Un mariage heureux*

Il assure que tous ceux qui ont atteint un âge extraordinaire furent mariés, et que le lien du mariage permet l'acquisition d'enfants sains et bien élevés qui rajeunit vraiment, donnant en exemple Cornaro. Il termine son propos par une citation de Schiller.

Dans la seconde édition, un autre chapitre précède ce dernier, intitulé « De l'abstinence des plaisirs de l'amour, durant la jeunesse et hors de l'état de mariage » où il affirme que *quiconque veut conserver sa santé et vivre long-temps, doit s'abstenir de tout commerce avec les femmes jusqu'au mariage.*[3] Lui-même a-t-il attendu vingt-quatre ans ? Il en fournit quatre raisons, dont la prévention des

---

1 Pinet P., *Les philosophes, la maladie et la médecine de Hegel à Michel Foucault*, L'Harmattan, Paris, 2021, p. 177-184

2 Daremberg C., *Histoire des sciences médicales,* 2 tomes, Paris, Baillière, 1870, T. 2, p. 1297

3 Hufeland., *L'art de prolonger la vie de l'homme* (1796), tr. de l'allemand sur la 2e éd. (1798) par A.-J.-L. Jourdan, Paris, Baillière, 1824, p. 318 ; *Die Kunst das menschliche Leben zu verlängern*, Iéna, 1798, deuxième partie, p. 122

maladies vénériennes, et sept moyens, efficaces selon lui, d'acquérir la force de caractère nécessaire pour arriver à cette résolution distincte de celle du commun des hommes.

5/ *Le sommeil*

Il est bénéfique car il suspend ou réduit la consommation de la vie. Il approuve une citation de Kant : *Ôtez à l'homme l'espérance et le sommeil, et il est la créature la plus malheureuse de la terre.* Le défaut de sommeil en accélérant la consommation vieillit avant l'heure. Le sommeil opère la restauration et l'élimination des substances inutiles et nuisibles. Il recommande de dormir jamais moins de six heures mais aussi jamais plus de huit heures. Il indique six préceptes pour profiter au mieux du sommeil.

On relèvera le cinquième, qui consiste à quitter tous les soucis et les charges quotidiennes avec les habits, plus facile à dire qu'à réaliser pour beaucoup, et le sixième qui interdit de dormir durant le jour. Il soutient qu'une heure de sommeil la nuit vaut plus que deux heures effectuées de jour. Il en expose les raisons. Il estime que tous ceux qui ont atteint un âge avancé aimaient se lever tôt. Il donne l'exemple de J. Wesley, un homme original et remarquable selon lui, fondateur d'une secte méthodiste personnelle, qui fit de l'habitude de se lever tôt un article de religion grâce auquel il vécut jusqu'à 88 ans. Il assure qu'on parvient à perdre l'habitude de veiller la nuit non en se couchant de bonne heure mais en se levant tôt.

6/ *L'exercice corporel*

Il cite une phrase de Frédéric le Grand qui, en considérant le physique de l'homme, jugeait que la nature nous avait créés plutôt pour l'état de postillon que pour celui d'un savant trop assis. Les forces animales et de l'esprit doivent s'exercer pour Hufeland au même degré. L'expérience lui a appris que les hommes parvenus au plus grand âge avaient eu un exercice intense et continu, à l'air libre.

7/ *L'usage de l'air libre – une chaleur tempérée*

Il préconise de sortir quotidiennement de la ville pour respirer un air pur et pour éviter un des plus grands maux dont les hommes seraient sujets à son époque, à savoir une trop grande sensibilité aux impressions et aux changements de temps, une des sources les plus fécondes des maladies. Il juge beaucoup plus préférable de vivre dans un air trop frais que trop chaud, la chaleur précipitant extraordinairement le cours de la vie. La température des pièces ne doit pas dépasser selon lui quinze degrés.

8/ *La vie à la campagne et dans les jardins*

Il vante la vie champêtre, l'agriculture, plus utile que le travail d'écriture, et conseille aux savants, hommes d'affaires, et intellectuels de mêler à leurs occupations une part de vie rustique et campagnarde, permettant de jouir à la fois de l'exercice du corps, de l'air libre, et de l'épanouissement de l'âme. Il prend comme modèles les philosophes grecs et romains qui vivaient près de la nature.

Dans la seconde édition, il reproduit une longue citation de Herder faisant l'apologie de la vie à la campagne au milieu de la nature et la satire de la vie citadine.

9/ *Les voyages*

Il les juge fort bénéfiques, et énonce neuf règles pour en tirer toute l'utilité et les effets salutaires. Les conditions des voyages ayant énormément changé, ces préceptes sont en grande partie caducs. On retiendra son conseil d'éviter les transitions subites du chaud au froid ou l'inverse. Il a reconnu le refroidissement comme une des principales sources de maladies pouvant se produire lors des voyages.

Dans la seconde édition il ajoute la règle, destinée aux personnes pléthoriques ou sujettes aux crachements de sang ou à d'autres hémorragies, de ne point partir avant d'avoir consulté leur médecin.

10/ *La propreté et les soins de peau*

Il les juge essentiels, leur négligence lui semblant une source méconnue d'innombrables maladies et d'une vie tronquée. Il répète que la peau est le principal moyen de nettoyer notre corps, non pas une simple protection mais un des plus importants organes, susceptible d'affaiblissement ou d'atonie. L'hypersensibilité due à celle-ci fait du vivant un véritable baromètre, ce qu'on appelle la constitution rhumatismale. L'atonie produit aussi une tendance à la transpiration, source de refroidissements et d'états morbides. Plus la peau demeure active et ouverte plus, selon lui, elle protège l'homme des encombrements et des maladies des poumons, du canal intestinal et de tout le bas-ventre, et moins il sera sujet aux fièvres gastriques, bilieuses et muqueuses, à l'hypocondrie, à la goutte, à la phtisie pulmonaire (*Lungensucht*), et aux catarrhes.

Il considère aussi la peau comme un des plus importants moyens de restauration, en ce que l'air transmet par son intermédiaire une foule d'éléments ténus et spirituels (*geistig*), et comme le principal organe des crises, ces secours de la nature dans les maladies. Bien vivante et ouverte elle peut permettre une guérison plus facile et plus complète, souvent même sans médicaments. La propreté est donc nécessaire pour désobstruer et activer la peau. Il établit cinq règles pour l'entretenir.

Il recommande au moins un bain par semaine, et les bains de mer qui, outre qu'ils vivifient la peau, exaltent le système nerveux et les esprits.

L'historien des soins corporels et des mœurs G. Vigarello a raconté l'évolution des figurations de la propreté depuis le moyen-âge jusqu'à notre époque.[1] Si on craint le contact des pesteux au Moyen Âge, on redoute aussi l'eau, qui peut pénétrer la peau et qui, chaude, peut favoriser sa porosité, notamment à l'air pestilent. Cette peur court à travers tout le XVIIe siècle. On se méfie progressivement des bains. On privilégie le lavage des mains et de la bouche, et on essuie

1 Vigarello G., *Le propre et le sale. L'hygiène du corps depuis le Moyen Age*, Seuil, Paris, 1985

simplement le visage. L'hygiène se modifie peu à peu. Elle passe par le renouvellement de linge blanc, la distinction des habits, et les soins du visage et de la coiffure, la propreté de l'apparence et du luxe.

Au XVIIIe siècle la pratique du bain renaît, soit pour le plaisir, soit pour conserver la santé ou même se guérir. La propreté change de sens et s'affiche contre la valeur d'apparence. On commence à attribuer au bain froid des vertus thérapeutiques. Le froid contractant le corps tonifie les vaisseaux et les fibres, et agit sur les humeurs. Rousseau voudra accoutumer son *Émile* aux bains de plus en plus froids et même glacés, coutumes encore vivaces aujourd'hui chez certaines nations (Russie, Japon, pays du Nord). La pratique du bain chaud est rattachée à la décadence, et à la mollesse oisive de la classe riche.

Hufeland prône pour sa part un juste milieu, celui des bains tièdes. Tout en considérant la peau comme un véritable organe vivant qu'on peut activer par le frottement il donne à la propreté le sens plus moderne d'une protection grâce à l'eau contre les multiples maladies d'origine externe ou interne, sans spécifier néanmoins, comme aujourd'hui, qu'elle vise à prévenir la multiplication d'agents microbiens morbides ou à les détruire. Selon Vigarello, le bain tiède sera considéré pendant des décennies comme le bain hygiénique et de propreté par excellence.[1]

Dans la seconde moitié du XVIIIe siècle, la propreté ne figure plus dans l'ajustement vestimentaire, la recherche du luxe, l'artifice apparent, mais intéresse directement le corps. Tissot accuse les parfums de ne procurer qu'une odeur agréable sans dénaturer les miasmes morbides.[2] On donnera bientôt, vers 1780, à la propreté un rôle de salubrité publique. On imagine des effluves putrides et mortels provenant des tombes et des cadavres, des exhalaisons fatales dues au confinement des vivants. On associe la puanteur du corps et des espaces à la malpropreté. On déménagera les cimetières hors des villes. On prend conscience que l'air doit circuler et l'eau courir dans les rues. Certains attribuent même à l'eau de pouvoir absorber les miasmes putrides de l'air. On indexe la longévité sur la qualité de l'air. On installe des bains publics, simples et hydrothérapiques, et des baignoires privées, en vue maintenant de se laver le corps. Les conseils d'Hufeland participent de l'essor contemporain des bains et de la propreté cutanée qu'ils procurent. À cette époque apparaissent, outre les fontaines et les cuvettes d'étain ou de faïence, les canules, les seringues et les bidets pour les ablutions intimes.

Vigarello souligne que le mot « hygiène » n'apparaît quasiment qu'au début du XIXe siècle, et que les « traités d'hygiène » commencent alors à fleurir. Auparavant, on ne parlait que d'entretien ou de conservation de la santé.

---

1 Ib., p. 184
2 Ib., p. 151

11/ *Une bonne diète et de la tempérance dans le manger et le boire – l'entretien des dents – Un livre de table*

Il assure que la longévité ne dépend pas tant de la qualité de la nourriture que de la réduction de sa quantité. Il se réfère à Cornaro comme preuve étonnante qu'un homme faible peut allonger considérablement sa vie. On admet aujourd'hui qu'un moyen connu réellement efficace d'augmenter la longévité consiste en une restriction calorique modérée.[1]

Il nous fait voir que la suralimentation existait bien avant notre époque, même si elle s'y est considérablement accrue, sauf qu'elle dépend aussi beaucoup aujourd'hui de la qualité des aliments, transformés et souvent trop riches en sucres et en graisses : *[On peut affirmer que la plupart des hommes mangent beaucoup plus qu'ils n'en ont besoin, et que dès l'enfance on nous dérobe la sensation naturelle de réplétion pesante et de gavage qui nous apprend quand nous sommes rassasiés.]*[2]

Il énonce encore neuf règles dont manger avec lenteur pour que les aliments subissent un premier degré de digestion et d'assimilation grâce au mâchage et à leur mélange avec la salive. Il a en effet vérifié que tous ceux qui devenaient très âgés avaient l'habitude de manger lentement.

Il estime que de bonnes dents jouent aussi un grand rôle. Il fournit quelques règles en vue de leur conservation. Il préconise de toujours manger des végétaux ou du pain avec de la viande car celle-ci mâchée seule s'accroche entre les dents, pourrit et attaque celles-ci. Aussi, les gens de la campagne qui mangent peu de viande possèdent les meilleures dents. Il préfère comme poudre dentifrice le mâchage d'un morceau de pain noir et sec. Il croit que les changements de température brusques peuvent provoquer une fissure de l'émail insérant des morceaux avariés, et fournissant la première source d'une corruption interne. Il faut ne mastiquer aucun sucre et éviter les pâtisseries qui contiennent des parties dures et collantes. Il recommande de se laver la bouche tous les matins et après chaque repas avec de l'eau pour ôter les résidus des repas entre les dents, et de frotter celles-ci, et surtout les gencives, avec une brosse à dents un peu rugueuse.

Dans la seconde édition, il ajoute le conseil d'arracher d'emblée une dent cariée pour éviter de gâter les autres, et donne une recette de dentifrice pour les personnes sujettes au tartre.

Il refuse toute activité de l'esprit en mangeant, mais trouve bénéfique pour la digestion une société joyeuse autour de la table. On doit éviter tout mouvement vigoureux immédiatement après les repas. Il faut cesser de manger avant d'être rassasié et absorber une quantité de nourriture en proportion du travail corporel. Il juge avec raison que les heures des repas doivent être fixes et que rien n'est plus nuisible que de manger constamment et sans ordre toute la journée.

---

1 Berche, *op. cit.* p. 172

2 Hufeland, *op. cit.* p. 373-374 ; éd. Insel, p. 192

Il privilégie les végétaux qui corrigent la putréfaction alors que les plats de viande la favorisent, surtout l'été ou quand les fièvres putrides règnent. Ceux qui ne mangent que des légumes, des fruits, des céréales ou du lait atteignent les âges les plus élevés. Il cite Bacon qui parle d'un homme de 120 ans qui ne s'était nourri que de lait. Il donne les exemples des brahmanes, végétariens, qui finissent pour la plupart centenaires, et à nouveau de Wesley, qui supprima la viande au milieu de sa vie et qui mourut à 88 ans. Il invoque les habitants robustes et vigoureux des Alpes suisses, qui se nourrissent presque exclusivement de pain, de lait et de fromages, pour réfuter ceux qui imaginent la viande nécessaire à la santé et à la force. Il recommande de ne jamais manger abondamment, et peu ou pas du tout de viande le soir.

Il ne faut pas bien sûr oublier de boire. La meilleure boisson est pour lui l'eau, qui doit être fraîche c'est-à-dire de source et non d'un puits ouvert. Les soupes lui paraissent dénigrées à tort. La consommation de vin ne doit pas être quotidienne et on la réservera surtout aux jours de fête.

Dans la seconde édition, pour vanter l'eau, il prend en exemple un chirurgien-général prussien illustre J.A. Theden (1714-1797), qui guérit son hypocondrie et sa mélancolie grâce, selon lui, à une cure de sept à huit pintes quotidiennes d'eau fraîche. Theden fut maître en chaire de loges franc-maçonnes à Berlin. Il consulta Frédéric II lors de sa dernière maladie.[1] Notons que Bretonneau (1778-1862) fut reçu docteur en 1815 avec une thèse intitulée *De l'utilité de la compression, et en particulier de l'efficacité du bandage de Theden.*

Après l'eau Hufeland ajoute quelques mots sur la bière, qui peut remplacer la mauvaise eau, si elle est claire, limpide, et embouteillée.

La jouissance de fumer lui paraît être l'une des plus inconcevables. Il fait néanmoins état de la joie et du bonheur de certains pour cette pratique. Il veut éviter de parler de ses qualités, incompréhensibles aux non-fumeurs, et informer plutôt ses jeunes lecteurs de ses inconvénients. Il indique parmi ceux-ci les maux de tête et les maladies de poitrine, et les crachements de sang et la phtisie pulmonaire chez ceux ayant une disposition hectique. En outre, ce besoin restreint, selon lui, la liberté et la félicité humaine. Il veut donc en avertir chacun, et serait très heureux s'il pouvait contribuer à freiner cette mauvaise habitude. Il juge celle de priser pas plus favorable et, de plus, moins propre.

Beaucoup de ses conseils sur la façon de manger, de boire, et sur le tabac, sont encore très pertinents aujourd'hui.

Il fait suivre ses préceptes alimentaires d'un petit livre médicinal de table visant à instruire ses lecteurs des propriétés principales des différents mets et de leur influence utile ou préjudiciable sur la santé. Il disparaît dans la seconde édition.

---

1 Selle, *Observations de médecine*, trad. de l'allemand par Coray, Paris, 1796, p. 258 ; repris dans Cabanès, *Une Allemande à la Cour de France*, A. Michel, Paris, 1916, p. 382

12/ La tranquillité de l'âme – Le contentement – Des états d'âme et des occupations qui prolongent la vie – La franchise du caractère

Secondairement, il refusera, contre l'opinion commune, de faire dépendre le bonheur des circonstances de la vie car il trouve plus de gens satisfaits de leur sort parmi les indigents que parmi les gens fortunés.

Dans la première édition, il trouve en effet que le contentement et la félicité siègent en nous-mêmes, qui devons en chercher soigneusement les sources et y puiser. Il veut seulement décrire les règles diététiques qu'une philosophie de vie toute simple lui a recommandées. Il en distingue six.

Il juge que les passions tuent précocement, qu'il ne faut pas considérer cette vie comme le but de notre existence mais comme subordonnée à une puissance plus haute et à des buts plus grands. Il conseille de garder sans se laisser perturber le point de vue que les Anciens nommaient confiance en la Providence dans tous les hasards et toutes les situations labyrinthiques de la vie. On devrait profiter de chaque jour comme le dernier, tâche évidemment impossible et utopique. Il faudrait selon lui se faire une idée juste des choses et des évènements, les analyser non pas comme tels mais selon notre façon de les recevoir.

Il prône d'avoir confiance en l'humanité par laquelle découlent la bienveillance, la philanthropie, l'amitié et l'humanité. Pour lui, si on a la conviction qu'un homme n'est pas bon on doit le considérer comme un égaré, qui mérite plus notre compassion que notre haine.

L'espérance lui semble aussi nécessaire au repos de l'âme. Non pas celle qui se borne à notre vie terrestre mais celle au-delà du tombeau. Il se dit persuadé que la croyance en l'immortalité de l'âme donne seule de la valeur à cette vie et rend faciles et supportables les peines.

La joie lui semble aussi une des plus grandes panacées de la vie, et s'acquérir simplement par la disposition de l'âme décrite ci-dessus. Il vante le rire comme l'expression physique de la joie et comme le mouvement du corps le plus sain, qui ébranle en même temps l'âme et le corps et excite la vie dans tous les organes.

Il mentionne aussi comme bénéfiques les occupations les plus hautes de l'esprit et les conversations, moyennant l'observation des règles de prudence contre les abus citées plus haut. Il place ici les lectures qui remplissent l'esprit, l'étude des sciences intéressantes, la contemplation et l'exploration de la nature et de ses secrets, la découverte de vérités nouvelles par la combinaison des idées, et les discussions spirituelles.

Concernant la vérité du caractère, il prétend que le métier d'acteurs raccourcit la vie parce que l'hétérogénéité des caractères qu'ils jouent les met constamment en tension morale et en contradiction avec leurs propres sentiments moraux. Aussi, veut-il fuir les hommes qui, comme eux, sont constamment dans la dissimulation, la contrainte et le mensonge, et dans l'état le moins naturel, qu'il trouve surtout dans les sphères d'hommes raffinés et cultivés à l'excès.

Dans la seconde édition il cite Weishaupt (1748-1813), le fondateur très controversé des Illuminés de Bavière, qui avait pendant un temps vampirisé la franc-maçonnerie allemande, et qui fut dénoncé par les courants catholiques dont, en France, Barruel avec sa thèse du complot.[1]

La plupart des francs-maçons ont cru à l'existence de Dieu et à l'immortalité de l'âme jusqu'à la fin du XVIIIe siècle. C'est seulement vers le milieu du siècle suivant que ces croyances ne furent plus imposées par certaines obédiences sauf en Angleterre, ce qui entraîna une scission importante au sein du monde franc-maçon. On voit qu'Hufeland, bien qu'ayant adhéré à l'ordre des Illuminés de Bavière, est resté dans les idées de la franc-maçonnerie traditionnelle et chrétienne, du côté protestant. Cet ordre était d'ailleurs davantage anticlérical et contre le monachisme qu'antichrétien. Dans sa seconde édition, Hufeland loue la foi et l'espérance comme vertus divines et admet que la religion est un des moyens de prolonger la vie.

13/ *Des excitations des sens et des émotions agréables et modérées*

Il recommande de cultiver les plaisirs des sens, néanmoins sans excès pour ne pas se transformer en maladie. Il donne la préférence à la musique, parce qu'elle agit directement et le plus rapidement sur nous, par la mélodie, le rythme et l'harmonie.

14/ *Un usage convenable de la médecine et du médecin – La pharmacie domestique et de voyage.*

Un point essentiel pour lui dans la prévention des maladies consiste à chercher à reconnaître la disposition morbide, soit pour l'éteindre soit pour enlever l'occasion par laquelle elle pourrait se transformer en maladie. La diététique individuelle se fonde là-dessus.

Il veut mettre à la portée des personnes non-médecins les moyens de juger de son physique et de ses prédispositions morbides en six points. Le premier est d'examiner la disposition héréditaire. Il croit que certaines maladies peuvent être transmises par la génération, citant à nouveau la goutte, les hémorroïdes, la pierre et la phtisie pulmonaire, mais au moment même de l'engendrement si ses maladies sont enracinées chez les parents, et non durant la grossesse ou au moment de l'accouchement. Il s'agit donc d'une transmission plus héréditaire que congénitale, alors que ses exemples sont des maladies surtout acquises et non génétiques. Ce qui montre leur caractère acquis est qu'il conçoit leur prévention possible par une diète adaptée.

La première éducation peut aussi transmettre des dispositions morbides. Apprendre prématurément sans discontinuer, ou l'onanisme, prédisposent, selon lui, à la faiblesse des nerfs et aux maladies nerveuses.

---

1 Sur Theden et les Illuminés de Bavière, voir notre ouvrage : *La Fondation secrète de l'homéopathie. Réseaux francs-maçons et théories médicales de 1750 à 1810*, Jacques André, Lyon, 2016, p. 99-102, 114-117, 141-144, et l'ouvrage de référence : Le Forestier R., *Les Illuminés de Bavière et la franc-maçonnerie allemande*, Paris (1915), rééd. Archè, Milan, 2001

Certaines dispositions morbides dépendent de la structure et de l'architecture du corps. Il donne les exemples de la phtisie pulmonaire et de l'apoplexie (*Schlahfluß*).

Il faut aussi examiner le tempérament, le climat et l'habitation où l'on vit. On doit surtout considérer la partie faible de chaque individu, par exemple le poumon ou l'estomac, pour la prémunir des maladies, en partie en la protégeant des causes morbides et en partie en lui enlevant sa sensibilité en la fortifiant. Le patient lui-même peut la connaître, en observant où les émotions et les passions violentes l'affectent le plus, et où se répercutent d'autres impressions morbides. On doit aussi remarquer où va la plus forte impulsion du sang et des humeurs, et on peut présumer que la partie employée avec une force excessive ou surmenée sera la plus vulnérable.

Il pose enfin la question de savoir comment traiter une maladie une fois déclarée et comment on doit se servir du médecin et de la médecine. Il veut la résoudre selon quatorze règles. Nous en reproduirons quelques-unes.

- Ne jamais prendre de remèdes sans raison suffisante pour ne pas se rendre malade sans nécessité. Il trouve par exemple extrêmement préjudiciable l'habitude de se purger ou de se faire saigner périodiquement pour prévenir un mal éventuel. Très souvent les maux qu'on cherchait à prévenir surviennent en premier.
- Il vaut beaucoup mieux prévenir les maladies que les guérir, donc observer de préférence tous les moyens qu'il a indiqués dans ce but. Dès qu'on flaire une maladie réelle on doit y prêter attention. Un début insignifiant peut cacher une maladie très grave, notamment dans les maladies fébriles. Il décrit les symptômes qui doivent alerter.
- Dès qu'on remarque ses symptômes il faut suivre l'instinct naturel bienfaisant. On ne mangera pas mais on boira beaucoup et on se tiendra tranquille en s'allongeant. Il cite deux personnes très âgées ayant toujours adopté cette conduite avec grand succès et sans aucun médicament.
- On peut consulter un médecin davantage pour connaître son état que pour obtenir une ordonnance. Des moyens positifs peuvent être pernicieux, surtout les purgatifs et les vomitifs pris mal à propos.
- Il faut faire entièrement confiance au médecin, lui raconter son passé s'il a un rapport avec la maladie et n'oublier aucune circonstance présente, surtout dans les relations écrites. On devra s'abstenir de mêler au récit un quelconque raisonnement, défaut très courant, ou de le donner ou le disposer d'après une opinion préconçue, en racontant seulement ce qui a été perçu par les sens et de façon aussi impartiale que possible.
- On choisit seulement un médecin en lequel on a confiance. Il liste les types des médecins à éviter. Parmi eux on relève ceux qui soignent avec des arcanes, qui dénigrent ses confrères, qui aiment n'agir qu'avec de grands moyens, décisifs selon eux, qui boivent ou qui jouent, qui écrivent une ordonnance après deux instants d'entretien. Un examen long et détaillé du

malade est, pour lui, un des signes les plus sûrs révélant un médecin bon et scrupuleux.

- On évitera surtout le médecin qui exerce principalement par intérêt pour l'argent ou par ambition.
- Il estime que le meilleur médecin pour un patient est aussi un ami, ce qui n'est pas toujours vrai car le médecin peut alors se laisser davantage influencer, se montrer trop prudent ou tergiverser, ou avoir un regard biaisé.
- On évitera soigneusement le médecin qui fait commerce de remèdes secrets. Car il s'agit soit d'un ignorant, d'un imposteur, ou bien d'un homme intéressé.
- Pour lui, on doit avoir égard à la moralité nulle part plus ailleurs que dans le choix d'un médecin qui, sans moralité, est non seulement un non-sens mais un monstre.
- Quand le patient a trouvé un médecin habile et honnête il doit, selon lui, lui faire confiance totalement. Il recommande de ne prendre qu'un seul médecin, car s'imaginer mieux guérir entouré de plusieurs médecins lui semble par expérience une grossière erreur. Ceci va à l'encontre de la conduite habituelle pratiquée dans les cours ou autour de grands personnages. Les cas de maladie trop obscure ou complexe lui semblent rares, ce qui paraît optimiste à une époque où on ne possédait aucun examen biologique ou radiologique.
- On observera les crises, les secours et les voies que notre nature a auparavant préférés, et dont peut-être elle s'est servie dans des occurrences passées. Car on doit chercher de préférence à faire prendre à la maladie actuelle le même chemin. Il juge cette indication très importante pour le médecin. On voit qu'il prône une thérapeutique par imitation de la nature de type hippocratique.
- La propreté est une condition indispensable dans toutes les maladies, qui peuvent devenir putrides et beaucoup plus dangereuses par la malpropreté. De plus celle-ci met aussi en danger les proches du malade et le médecin. Il prescrit en conséquence de changer journellement et avec prudence le linge, de renouveler l'air, de faire évacuer toutes les déjections le plus tôt possible hors de la chambre du malade, et d'écarter le surplus de personnes, animaux, fleurs, restes de repas, vieux vêtements, etc., en somme tout ce qui peut dégager des exhalaisons.

On peut apprécier la pertinence encore aujourd'hui de toutes ces mesures indiquées par Hufeland.

Dans la première édition seule il fournit une liste des ingrédients que doivent comprendre les trousses de pharmacie domestique et de voyage : lait, crème, beurre, huile, eau froide et chaude, bain de pied, graines et gâteaux de lin, moutarde, raifort, poivre, vin, eau de vie, fleurs de camomille, fleurs de sureau, marjolaine, menthe frisée, menthe poivrée, mélisse, mauves.

Cette pharmacopée montre qu'Hufeland n'utilisait alors que des remèdes naturels ou de physiothérapie, la chimie thérapeutique étant encore dans l'enfance.

3. La seconde édition de *L'Art de prolonger la vie humaine* (1798)

Nous avons déjà noté quelques modifications par rapport à la première édition. Dans la seconde il ajouta plusieurs chapitres à la première partie. Il étudie la durée de vie chez les végétaux et les animaux dans de nouveaux chapitres III et IV.

A. De l'action du psychisme sur la longévité

Suite probablement à la réception du texte de Kant à l'envoi de la première édition de son livre Hufeland intégra dans la seconde un nouveau chapitre, le septième de la partie théorique, portant sur la spécificité intellectuelle de l'homme et son influence sur sa longévité. Il y reprend sa grande loi de la vie organique selon laquelle aucun phénomène vital ne peut avoir lieu sans une excitation suivie d'une réaction de la force vitale, mais outre aux actes involontaires il l'étend à ceux de notre volonté et de notre âme. Il estime que l'âme humaine et son organe, bien qu'augmentant la consommation intérieure, constituent un moyen puissant de restauration (*Restauration*) dont sont dépourvus les autres êtres vivants. Il admet aussi que le matériel de notre corps change tous les trois mois, qu'une perte de sang se répare en quinze jours, et que les os se régénèrent.

Dans une note de ce chapitre, il s'écarte du matérialisme en distinguant l'âme du corps, mais en considérant l'acte intellectuel comme le produit de l'union de l'âme avec le cerveau et le système nerveux.[1] Ceci ne variera pas jusqu'à la dernière édition. Il voit dans le cerveau, particulièrement développé en l'homme, une source de longévité, de même dans sa raison et ses facultés morales, dont cependant il juge l'homme libre de faire ou non usage, ce qui peut influencer sa longévité. Il semble donc croire au libre-arbitre.

1 *Je ne prétends pas que l'âme* (Seele) *elle-même soit une partie, un produit, une qualité, ou, si l'on veut, la fleur du corps. Non, sans doute ; l'âme est, à mes yeux, bien différente du corps. C'est un être qui appartient à un tout autre monde, à un monde supérieur, au monde intellectuel* (intellectuellen Welt). *Mais dans l'association où elle se trouve ici-bas, pour former l'âme de l'homme, il faut qu'elle ait des organes, non-seulement pour agir, mais encore pour sentir, et même pour accomplir les hautes fonctions de la pensée* (Denken) *et du raisonnement* (Ideenverbindens). *Ainsi la source première de la pensée est [aussi spirituelle]* (geistig), *mais l'acte lui-même, tel qu'il s'opère dans la machine humaine, est organique. C'est là la seule manière d'expliquer, et ce qu'il y a de réellement mécanique dans beaucoup de lois de la pensée, et l'influence des causes physiques sur le perfectionnement ou la destruction de la faculté de penser. C'est ainsi qu'on peut considérer et traiter matériellement* (materiell) *l'opération elle-même, comme il arrive souvent aux médecins d'être obligés de le faire, sans être matérialiste* (ohne ein materialist zu sein), *c'est-à-dire sans croire que la première cause de la pensée ou l'âme soit matérielle* (die Seele, für Materie zu sein), *opinion qui me paraît au moins absurde.* (Hufeland, *L'art de prolonger la vie de l'homme* (1798), tr. de l'allemand sur la 2e éd. par A.-J.-L. Jourdan, Paris, Baillière, 1824, p. 148-149)

B. *Compléments sur la distinction entre les poisons chimiques et les poisons contagieux*

Le plus intéressant réside sans doute dans les ajouts qu'il fait au chapitre IX de la première section de la seconde partie, qui traite des poisons physiques et contagieux, et qui forme maintenant le chapitre XI de cette section.

a/ la capacité des poisons contagieux à se multiplier indéfiniment

Sur la distinction entre les poisons physiques et les poisons contagieux il ajoute des précisions importantes. Il caractérise maintenant leur différence ainsi : *Enfin, les poisons physiques ne sont nuisibles qu'à l'individu sur lequel ils agissent, tandis que les contagieux ont la propriété de se reproduire dans tous les êtres vivans et de se régénérer à l'infini.* (sich in jedem lebenden Wesen von neuem zu erzeugen, und so ins Unendliche fort) *Non-seulement ils nuisent à celui qui est empoisonné, mais encore ils le rendent par cela même une nouvelle source [de poison] pour tout un canton, pour tout un pays.*[1]

Il appelle ces poisons « poisons infectieux » (*Ansteckungsgifte*), « miasmes » (*Miasmen*) ou « contagions » (*Contagien*). Il admet maintenant qu'au moins un d'entre eux, le virus de la rage, est commun aux animaux et à l'homme. Il précise leur distinction d'avec les poisons physiques : *Ils présentent entre eux cette différence remarquable, que les uns ne peuvent se reproduire sans infection extérieure* (äußere Ansteckung)*, comme les virus syphilitique* (das venerische Gift)*, variolique* (das Blatterngift)*, rubéolique* (das Maserngift)*, loïmique* (das Pestgift) [pesteux] *et lépreux* (das Aussatzgift)*, tandis que d'autres sont susceptibles de reparaître sans infection, par le seul fait des changemens et des altérations qui ont lieu dans le corps animal, comme le virus de la gale* (Kräzgift)*, le principe de la gangrène* (Fäulnißgift)*, de la phtisie pulmonaire* (Schwindsuchtsgift)*, etc.*[2]

Notons qu'il n'emploie pas le terme « virus » dont usent Jourdan et Pellagot pour traduire « *Gift* ». Il distingue donc parmi les poisons contagieux ou infectieux, des poisons nécessitant une infection externe, c'est-à-dire de l'environnement extérieur, et des poisons n'en provenant pas nécessairement, qui peuvent reparaître sans contamination (extérieure) et qui sont produits par des changements ou des altérations internes d'un corps vivant. Nous dirions aujourd'hui de ceux-ci qu'ils peuvent naître par génération « spontanée ». Cependant, il lui semble nécessaire de concevoir que les contagions externes proviennent initialement d'un organisme vivant, les poisons contagieux y prenant naissance du fait de circonstances exceptionnelles et rares, car il poursuit : *Aussi a-t-on souvent demandé d'où venaient les poisons de la première classe* [les poisons contagieux externes]. *Cette question n'est pas facile à résoudre. Cependant l'analogie des poisons de la première classe avec ceux de la seconde permet de supposer qu'ils*

1 Ib., p. 259 ; pour le texte allemand : *Die Kunst das menschliche Leben zu verlängern*, Iéna, 1798, p. 61-62

2 Ib., p. 260 ; Ib., p. 62-63

ont également pris naissance dans le corps de l'homme, mais par un concours si extraordinaire de circonstances intérieures et extérieures, qu'il faut des milliers d'années pour reproduire un pareil état de choses. Il suit aussi de là que ces poisons, qui ne peuvent se reproduire que dans un corps vivant, sont susceptibles de s'éteindre lorsque le hasard ou des mesures bien combinées leur ôtent la possibilité de se régénérer (sich wieder zu erzeugen). *Idée consolante, qui nous fait espérer qu'on les verra disparaître enfin de quelque pays, et d'autant mieux fondée que nous voyons plusieurs d'entre eux, autrefois très-répandus parmi les hommes, ne plus exister aujourd'hui chez les peuples civilisés. Tels sont ceux de la peste et de la lèpre. Mais, en revanche, on n'est pas moins autorisé à croire qu'un nouveau concours de circonstances et d'altérations extraordinaires dans le corps animal pourra produire de nouveaux poisons contagieux, dont le monde n'a pas encore eu d'idée.*[1] Hufeland voit juste car on observe toujours aujourd'hui ces apparitions et disparitions de maladies épidémiques. Pasteur a exprimé la même idée sauf que pour lui les microbes ne provenaient pas d'une formation spontanée, endogène au vivant, mais d'une transformation de vivants en d'autres vivants.

b/ Les conditions de la contagion. Rôles conjoints du miasme et de l'individu.

Hufeland établit ensuite pertinemment les conditions qui permettent la contagion de ces poisons.

D'abord *il ne suffit pas qu'ils soient communiqués à un corps vivant, il faut encore que ce corps soit disposé à les recevoir. Voilà pourquoi quelques individus sont [empoisonnés]* (vergiftet) *très-aisément, tandis que d'autres le sont fort difficilement, et que certains ne peuvent même pas l'être du tout.*[2] Il reconnaît l'immunité contre ces poisons, mais la croit, parfois à tort, définitive : *plusieurs d'entre eux n'agissent qu'une seule fois sur nous, un seul empoisonnement détruisant pour toujours la susceptibilité d'être empoisonné, comme cela arrive dans la petite-vérole et la rougeole.*[3]

Il établit fort bien la manière dont se produit la contagion, par le seul contact : *Quant au mode de communication, les apparences tendraient à faire croire qu'elle peut s'opérer de plusieurs manières différentes. Mais, sous ce rapport, tout se réduit à un principe fort simple, c'est qu'un poison ne saurait se communiquer sans toucher immédiatement au corps. Il importe cependant de bien s'entendre sur le sens de cet axiome. Le contact immédiat peut avoir lieu, soit avec le malade lui-même, soit avec d'autres corps auxquels le poison se trouve combiné, ou à la surface desquels il adhère, comme sont les exhalaisons du malade, ses déjections, ses habits, ses meubles et autres objets semblables. Il y a très-peu de poisons de cette espèce qui soient susceptibles de se dissoudre*

1 Ib., p. 260-261 ; Ib., p. 63
2 Ib., p. 261
3 Id.

dans l'air ; tels sont cependant ceux de la petite-vérole, de la rougeole et de la fièvre putride. Mais, en pareil cas, l'air n'est empoisonné qu'à une petite distance autour du malade ; ou, ce qui revient au même, il n'y a que l'atmosphère de ce dernier qui soit [infectieuse] (ansteckend), *et si l'on y fait arriver de nouvel air qui l'étende, en se mariant avec elle, alors il arrive ce qui se passe dans toute dissolution d'un poison quelconque [(comme la dissolution du sublimé dans l'eau)], c'est que cette atmosphère cesse d'être empoisonnée* (giftig), *et que l'air ne peut plus transmettre au loin [le poison]* (Gift).[1]

c/ Des règles permettant d'éviter la contagion

Il se propose ensuite d'informer le public profane comment éviter ces poisons ou au moins de ne pas les transmettre aux autres. Il édicte cinq règles, les meilleures selon lui :

1. La plus grande propreté parce que la plupart de ces poisons se communiquent par la surface extérieure.
2. Veiller à l'air pur des pièces en les aérant fréquemment et en s'appliquant à faire des mouvements corporels.
3. Garder du courage et la sérénité de l'âme, ce qui conserve au mieux la force réactive du corps, la libre transpiration et la pulsion des humeurs vers l'extérieur, ce qui empêche beaucoup la réception des contagions (*contagien*). Autrement dit, toutes les méthodes psychosomatiques ou placebo peuvent avoir une certaine efficacité ou au moins favoriser la guérison : méthode Coué, remèdes placebo, exercices mentaux et psychothérapies, etc. Hufeland recommande particulièrement ce moyen contre les poisons des fièvres putrides régnantes, pour lequel un bon verre de vin peut aussi être utile.
4. Éviter tout contact rapproché avec des personnes dont on ne connaît pas très exactement tous les aspects de leur physique, principalement tout contact avec les parties dépourvues d'épiderme ou qui en ont un extrêmement fin, telles que les endroits blessés, les lèvres, les mamelons, les parties sexuelles, par lesquels l'absorption la plus rapide peut se produire. Mais aussi avec les matières qui ont pu être en contact avec les parties ou les déjections des hommes, par exemple les verres même utilisés par d'autres, les chemises, les sous-vêtements, les gants, les pipes, les sécrétions, etc.
5. Ne jamais sortir à jeun quand règne une maladie infectieuse parce que l'absorption du dehors se fait alors le plus facilement. Il conseille même, quand on en a l'habitude, de fumer préalablement une pipe de tabac.

On voit que la plupart de ces règles étaient judicieuses et très utiles aux populations. Certes, il ne dit pas explicitement que les poisons contagieux sont des êtres vivants. Néanmoins il les croit capables de se multiplier. On sait d'autre part que les virus isolés ne se multiplient pas d'eux-mêmes, le font à l'intérieur des cellules qu'ils parasitent.

---

1 Ib., p. 261-262

Il examine ensuite les poisons infectieux humains, en citant successivement le poison (*gift*) vénérien, ceux de la petite vérole et de la rougeole, celui de la gale et celui de la fièvre nerveuse et putride.

d/ Le poison vénérien.

Il le reconnaît comme un poison lent, qui agit aussi sur les générations futures, et qui ne se trahit pas toujours tout de suite par des accidents retenant l'attention. Il voit bien qu'on peut en être déjà pleinement empoisonné sans le savoir parce qu'on le laisse très souvent s'enraciner profondément avant d'utiliser les remèdes nécessaires et, ainsi, en empoisonner autrui sans le vouloir ou le savoir. Le rétablissement n'est donc jamais totalement sûr. Il décrit le mal affreux causé par ce poison et déplore qu'on le considère simplement comme une maladie galante, au même titre qu'une toux ou un coryza, en négligeant d'utiliser à temps les secours convenables contre cette peste lente. Il perçoit aussi que les bonnes d'enfants et les nourrices peuvent le transmettre. Il raconte aussi en note le cas d'un homme infecté par une fille publique qui communiqua dramatiquement le mal à toute sa famille. Il préconise contre le fléau une bonne et sage police sanitaire par les pouvoirs publics, et une information plus générale du peuple. Il veut agir par ce second biais en indiquant les moyens de reconnaître l'empoisonnement vénérien.

Il décrit pour cela les premiers symptômes locaux, nécessitant de se confier immédiatement à un médecin habile, et non à un charlatan ou à un barbier, pour éviter que le poison passe dans toute la masse du sang et que l'empoisonnement soit général. Il rapporte ensuite quelques signes témoignant de cette infection générale.

Il fournit ensuite dix règles pour prévenir le mal vénérien. Elles dérivent de sa conception de la contagion. Il proscrit, par exemple, les relations intimes illégitimes, le baiser sur la bouche de quelqu'un dont on ignore l'état physique, de coucher à côté d'une personne qu'on connaît mal, le contact des parties sexuelles sur le siège des toilettes où peut-être quelqu'un infecté s'est assis récemment. De même, il recommande beaucoup de prudence dans l'usage de clystères publics et d'autres instruments. Il faut porter une grande attention aux nourrices atteintes par le mal vénérien car elles peuvent empoisonner l'enfant par leur poitrine de la même façon qu'un enfant vénérien peut empoisonner une nourrice. Il cite à ce propos Stoll qui, un jour, trouva qu'une seule sur quarante postulantes à devenir nourrice se révéla sûre et non suspecte. On se méfiera aussi des femmes qui, dans beaucoup d'endroits, vident le lait des nouvelles accouchées, d'après les exemples avérés de cette sorte de personne ayant successivement infecté (*infizirt*) un grand nombre de mères honnêtes.

Une grande prudence est aussi nécessaire lors des accouchements, non seulement pour l'accoucheur qui, s'il a une petite blessure aux mains, peut facilement être infecté (*angesteckt*) par une parturiente atteinte du mal vénérien, mais aussi pour celle-ci, car elle peut aussi être infectée (*infizirt*) lors de son travail quand la sage-femme a un ulcère vénérien aux mains. On pourrait en déduire des mesures similaires à celles de lavage des mains que préconisera Semmelweis (1818-1865) en 1847 contre la fièvre puerpérale.

e/ Les poisons de la petite vérole et de la rougeole

Ils ont pour caractère de causer toujours de la fièvre et une éruption cutanée particulière à chacun. Il les croit alors faussement ne pouvoir agir qu'une seule fois sur le même sujet. À propos de la variole, il ne se réfère dans les éditions de 1798 et de 1802 qu'à l'inoculation, citant surtout le Pr J.C.W. Junker (1761-1800) de Halle. Dans celle de 1802, il ne parle pas encore de Jenner et s'en tient au même texte qu'en 1798. Sa préface reprend celle de juillet 1796.

f/ Le poison de la gale

Il désigne par là le principe qui se propageant d'un galeux à une personne bien portante communique à cette dernière la gale. Il ne veut pas examiner s'il est ou non animé. Il assure que la gale se communique uniquement par contact et jamais par le véhicule de l'air, et est donc fort rare chez les personnes propres et les hautes classes sociales.

g/ Le poison de la fièvre putride

Il croit qu'il peut naître dans toutes les fièvres putrides d'un certain degré d'intensité et se communique par le contact immédiat mais aussi par l'air. Pour la protection du médecin il énonce quelques recommandations à prendre en consultant un malade atteint d'une telle fièvre, dont tenir un mouchoir imbibé de vinaigre devant le nez et la bouche tant qu'on reste près de lui, et se rincer la bouche et se laver les mains dès la sortie de sa chambre. Il juge que toute fièvre simple peut se changer en une telle fièvre, et que cette conversion se produit facilement par l'entassement des malades, donc dans les hôpitaux, les prisons et les navires, si on ne prend pas certaines précautions qu'il énumère. Dans ces cas les miasmes contagieux s'engendrent dans la chambre du malade d'où ils sortent et infectent souvent toute une ville.

h/ Le poison de la rage

Il le dit provenir des hommes ou des animaux hydrophobes. Il reconnaît bien qu'il existe principalement dans la salive, ne se communique jamais ni par l'air ni par le simple contact, et ne peut pénétrer dans le corps qu'appliqué sur la surface d'une plaie, telle qu'une morsure, ou d'une partie couverte seulement d'un épiderme très mince telle que les lèvres ou les parties sexuelles. Il reconnaît aussi la durée variable de l'incubation de la maladie, et l'horreur des convulsions finales.

Il croit de façon trop optimiste qu'il peut séjourner longtemps dans les parties blessées avant d'être absorbé et de passer dans le reste du corps, ce qui permet de s'en débarrasser et de se garantir de son action. Il propose pour cela de bassiner immédiatement la plaie avec de l'eau et du sel, d'y appliquer des ventouses jusqu'à ce qu'il n'en sorte plus de sang, de la cautériser au fer rouge ou, mieux, avec un caustique liquide tel que le beurre d'antimoine, qui s'introduit jusque dans ses moindres sinuosités, et d'entretenir la suppuration pendant sept ou huit semaines.

i/ Autres poisons, qui deviennent accidentellement contagieux

Sa classification des poisons contagieux manque de précision car il inclut, parmi eux, des poisons très accidentellement (*mehr zufällige*) contagieux, ne le devenant que dans certaines circonstances, tels que ceux de la scarlatine, de la teigne, de la dysenterie, de la phtisie pulmonaire, du pourpre (fièvre miliaire), mais aussi de maladies reconnues aujourd'hui non contagieuses telles que le scorbut, la goutte ou le cancer, même si quelques virus ou bactéries transmis par contagion peuvent provoquer des cancers.

Au total, s'il conçoit les poisons contagieux comme ayant la capacité de se reproduire indéfiniment il ne les identifie pas explicitement ici à des êtres vivants. On notera cependant à nouveau que les virus, à la différence des bactéries, ne se multiplient pas d'eux-mêmes, mais uniquement à l'intérieur des cellules qu'ils parasitent, ce qui leur confère un statut particulier dans la chaîne des êtres.

Dans la troisième édition de 1802 Hufeland n'a fait aucun changement à sa conception générale des poisons contagieux et à sa description des six d'entre eux.

C. De l'art de prévenir et de traiter les maladies

Le chapitre XVI de la deuxième section de la partie pratique de la seconde édition correspond au chapitre XIV de la première édition. Il a adjoint aux deux intitulés du titre de 1796 « De l'usage convenable de la médecine et du médecin – Pharmacie domestique et de voyage » deux autres intitulés : « Prévention et traitement rationnel des maladies – Connaissance de la partie la plus faible et des différentes conditions morbides et de leur traitement. »

Il entame donc ce chapitre par quelques pages nouvelles. Il ne confine plus dans cette édition l'art de prolonger la vie à la macrobiotique, mais l'étend à la médecine parce qu'il reconnaît que presque toutes les maladies appartiennent aux causes qui abrègent la vie, quelquefois même, brutalement. Il juge cependant que l'on commet beaucoup d'erreurs à propos de cet art bienfaisant. Il en détecte trois : son abus, son rejet total parce que la médecine serait contraire à l'ordre naturel, et la réclamation à tort et à travers de l'assistance du médecin. Pour lui, la médecine, du fait de sa grande complexité et de son étendue, exige des études approfondies et assidues inaccessibles à la multitude, pour laquelle la connaissance utile se borne à celle de la structure du corps, et à celle de la conservation de la santé et de la prévention des maladies. L'usage des médicaments lui paraît dangereux car il conçoit leur effet comme un état contre-nature : *Qu'est-ce qu'employer un remède et guérir une maladie ? C'est produire dans le corps, en y excitant une impression dont il n'a pas l'habitude, un changement extraordinaire, qui détruise un autre état contre nature auquel nous donnons le nom de maladie. Ainsi, la maladie et l'effet des remèdes sont deux états contre nature, et l'application d'un médicament n'est autre chose que l'art de provoquer une maladie artificielle pour en guérir une naturelle. Ce qui le prouve, c'est que quand un homme en bonne santé prend des médicamens, il s'en trouve toujours plus ou moins incommodé. L'application d'une substance médicamenteuse est donc constamment nuisible en elle-même.*[1] Il exprime là une vision pessimiste de la thérapeutique au moyen de médicaments.[2] Seul le médecin, qui connaît le rapport entre la maladie et le remède, a le droit d'en user.

Il veut donc exposer les règles pour bien employer la médecine, en partant du principe que rétablir la santé et prolonger la vie ne s'identifient pas, et que la manière de guérir est plus importante que la guérison elle-même.

La première règle consiste à ne pas utiliser des remèdes violents et héroïques à la moindre incommodité parce que le remède peut alors porter une atteinte plus profonde que la maladie.

La seconde proscrit de choisir une méthode curative qui prolonge la durée de la maladie, ce qui risque d'épuiser les forces, d'affaiblir les organes et de ralentir la restauration. Ceci arrive par exemple quand la méthode *transporte le siège du mal dans le système digestif, ou qu'elle dérange la vitalité de cet appareil par des remèdes violens ; enfin, plus elle dissipe la force vitale en pure perte, comme font les saignées trop multipliées et une diète trop rigoureuse, et plus elle diminue les chances de longévité, tout en guérissant la maladie actuelle.*[3]

Le troisième point décrète qu'*il ne faut jamais perdre de vue que la maladie elle-même peut être utile et nécessaire à la prolongation des jours de l'individu. Il y a beaucoup d'affections qui ne sont autre chose que des efforts de la nature pour rétablir l'équilibre, pour expulser des matières qui ne lui conviennent pas, ou pour dissiper des congestions.*[4] Il ne faut donc pas gêner la nature (nous dirions aujourd'hui les cellules de l'organisme) dans ses tentatives curatrices, comme le

---

1 Ib., p. 397-398

2 Il suffit de lire la revue indépendante des laboratoires pharmaceutiques *Prescrire* pour s'informer des effets secondaires des médicaments et des conditions d'autorisation de mise sur le marché par la HAS malgré, parfois, une évaluation insuffisante. Bien sûr, depuis le temps d'Hufeland, la thérapeutique par les médicaments a subi plusieurs révolutions. Il n'empêche qu'on assiste régulièrement à des scandales. Personnellement je ne respecte pas toutes les mises à l'écart de remèdes que recommande *Prescrire*. Par exemple, j'ai utilisé des milliers de fois, et utilise encore, le *piroxicam* injectable en mésothérapie sans accidents hormis quelques malaises vagaux initiaux par manque de connaissance et de préparation du malade. Le médecin est souvent confronté au problème des réactions individuelles aux substances ou aux méthodes. Pourquoi priver des milliers de patients des bénéfices d'un remède ou d'une méthode si l'on peut prévenir, par l'interrogatoire ou par une technique prudente, les accidents qu'ils sont susceptibles de provoquer ? On pourrait certainement par là empêcher beaucoup d'actions iatrogènes et d'aléas thérapeutiques, tout en sachant lutter contre la surmédicalisation et les remèdes faussement efficaces et inutiles.

3 Ib., p. 400

4 Id.

fait la méthode de Brown.[1] On voit encore qu'Hufeland défend la méthode hippocratique. La difficulté, qui persiste d'ailleurs parfois aujourd'hui, reste d'évaluer quels sont les symptômes qui relèvent de l'action des causes morbides et ceux qui se rapportent aux réactions de défense de l'organisme. L'erreur fréquente des naturopathes consiste à considérer les symptômes morbides comme uniquement des manifestations bénéfiques de l'action de l'organisme pour se guérir, qu'il faut donc préserver, négligeant par là l'action directe de causes pathogènes externes ou internes. D'un autre côté on traite encore aujourd'hui des symptômes souvent de manière simplement palliative. Par exemple, nous combattons très souvent la fièvre par du paracétamol, alors qu'elle constitue une réaction de défense favorable à la destruction des virus. Cette habitude largement ancrée résulte de notre peur de la fièvre, qui représente un danger présageant parfois la mort, de notre désir d'un confort corporel immédiat pourtant sans effet sur les causes morbides, et des enjeux économiques dont nous sommes prisonniers.

Hufeland évite ces excès d'interprétation. Il déclare en effet que *les maladies proviennent de deux sources, de la cause qui les fait naître, et de la disposition qu'a le corps à être affecté par cette cause.*[2] Pour les prévenir il faut donc éloigner les causes ou ôter au corps la faculté d'en être affecté. Il juge incertain le premier moyen, parce qu'on ne peut dans la vie sociale se soustraire à toutes les causes, et que toujours les éviter serait même risqué à cause du manque d'accoutumance. Il privilégie donc le second moyen.[3] Il énumère à nouveau les causes à éviter, et indique les moyens permettant à un individu de s'endurcir, dont celui de ne pas se rendre esclave de ses habitudes car, alors, *dès qu'il s'écarte une seule fois de ce qui est devenu pour lui une seconde nature, aussitôt il perd la santé.*[4] Il reconnaît même que des choses pernicieuses perdent beaucoup de leurs qualités nuisibles quand on s'y accoutume.

Il ajoute aussi quelques caractères qui permettent de reconnaître les dispositions à certaines maladies telles la phtisie pulmonaire, les hémorroïdes, l'hypocondrie, l'hystérie ou une autre maladie nerveuse, et l'apoplexie. Quelques-uns représentent en fait des symptômes évolutifs de ces maladies. Il indique, par

1 *Si alors le médecin, imitant la conduite de Brown, se borne à faire disparaître les phénomènes actuels de la maladie, sans avoir égard ni aux causes ni aux résultats qui peuvent découler de sa conduite, il ne fait qu'arrêter la réaction par laquelle la nature cherchait à guérir la véritable maladie ; il éteint le feu à l'extérieur, tandis qu'il le fait brûler en dedans avec un redoublement d'ardeur ;* […] *Personne ne disconviendra qu'une pareille méthode n'abrège la durée de la vie, quoiqu'elle guérisse le malade pour l'instant.* (Ib., p. 400-401)

2 Ib., p. 401

3 *Plus même nous fuyons ces causes, et plus elles agissent avec violence sur nous lorsqu'elles viennent à nous atteindre. C'est ainsi qu'il n'y a personne à qui le refroidissement fasse plus de mal qu'à celui qui a l'habitude de se tenir bien chaudement. Le second moyen vaut donc beaucoup mieux que le premier : il faut éviter les causes de maladies auxquelles on peut se dérober, mais en même temps s'accoutumer aux autres, et se rendre insensible à leur action.* (Ib., p. 402)

4 Ib., p. 403

exemple, les marques certaines de la disposition à la phtisie pulmonaire, qui se déclarera sans tarder si, en outre, il existe des crachements de sang. Il remarque le penchant des hypocondriaques à se droguer.

D. Les urgences médicales

Hufeland a ajouté un dix-septième chapitre sur les secours à donner en cas de danger de mort brutale.

Il prône la gymnastique pour se garantir d'une foule d'accidents, notamment des chutes. Il conseille d'acquérir des notions générales de physique et d'histoire naturelle, telle la connaissance des poisons, de la foudre, des gaz délétères, du froid, etc. Il faut s'habituer à apprécier les moyens de salut face à un danger pressant, s'endurcir contre les intempéries.

Il cite les procédés à pratiquer dans les cas d'extrême urgence comme les pendaisons, les noyades, les asphyxies, les personnes foudroyées. Il recommande à ce propos de perfectionner les établissements de secours. Il indique ensuite la conduite à tenir dans les cas de personnes gelées, puis d'empoisonnements.

E. La gériatrie

Il consacre un nouveau dix-huitième chapitre aux soins à procurer à la vieillesse. Il estime celle-ci bénéfique pour prolonger la vie car elle diminue la consommation et la dissipation des forces. Aujourd'hui on voit souvent en effet des personnes très âgées évoluer très lentement, leur ralentissement général contribuant à les maintenir dans un état stagnant.

Il juge cependant à tort les personnes âgées moins sujettes aux maladies contagieuses, même si elles bénéficient par ailleurs d'une longue habitude de vivre et de leur accoutumance à beaucoup de choses. On peut douter aussi de sa croyance que plus l'homme vieillit plus il tient à la vie, du moins aujourd'hui où le suicide des personnes âgées est fréquent.

Il conseille à la vieillesse des vêtements chauds, une nourriture échauffante, et la chaleur céleste, des aliments plutôt liquides, nourrissants et faciles à digérer, et plus stimulants. Il voit dans le bon vin le lait des vieillards, car il les nourrit et les fortifie. Il recommande les bains tièdes, la régularité dans les actions, un exercice modéré.

Il termine son livre par un dernier chapitre sur l'effet de la culture qui, selon lui, influence positivement le physique et la prolongation de la vie, si elle n'est pas excessive. On remarque qu'il valorise ici, comme contribuant à accroître notre espérance de vie, l'art du cuisinier, et la vie en société contre l'état de pure nature, s'éloignant ainsi du rousseauisme.

Au total, il semble qu'Hufeland ait assoupli ses positions dans cette seconde édition. Il paraît moins critique envers la médecine, la thérapeutique et l'art culinaire, qu'il inclut maintenant dans l'art de prolonger la vie. Il a certainement tenu compte de certaines critiques. Il n'a jamais été un extrémiste et défendra la médecine, comme Sprengel nous en fait part dans son historique de l'année 1796.

Celui-ci rapporte que dans un mémoire sur l'incertitude de la médecine, paru dans le *Mercure allemand* sous le pseudonyme d'Arcésilas, et qui fit une sensation extraordinaire, l'auteur faisait *voir avec beaucoup de finesse et de pénétration que les médecins ne connaissent jamais les changements eux-mêmes que produisent les maladies, et que la guérison de ces dernières ne s'opère dans aucun cas d'après des règles scientifiques. Mais en même temps il se rendit coupable de beaucoup d'inconséquences et de plusieurs assertions dépourvues de vérité, en soutenant que l'anatomie est inutile, et la recherche des circonstances commémoratives superflue. C.G. Hufeland crut devoir prendre le parti de la médecine, à laquelle on venait d'enlever le voile magique qui en couvrait la nudité. Il le fit avec animosité, d'une manière superficielle, et sans égaler à beaucoup près Arcésilas dans le talent de la dialectique. Un autre anonyme ne sut pas plus modérer son zèle aveugle pour l'honneur de l'art. Arcésilas répondit à Hufeland, et parut dédaigner son second adversaire.*[1]

Le plan de la troisième édition de l'ouvrage d'Hufeland, datée de 1802 et présentée comme la seconde édition augmentée, est strictement identique à celui de 1798. Les changements du texte y apparaissent mineurs.

4. La réception de l'ouvrage d'Hufeland

A. la réception par les médecins, les savants et les philosophes

Kant, à la sollicitation d'Hufeland qui lui adressa son ouvrage en décembre 1796, lui envoya un texte le commentant qui rapporte aussi son expérience propre sur l'influence du mental sur quelques-unes des sensations physiques maladives qu'il ressentait. Hufeland le publia dès avril 1798 dans sa revue. Nous le résumerons et le commenterons dans notre première annexe.

Je n'ai trouvé que très peu de traces de l'impact de l'ouvrage d'Hufeland en France. Broussais en fit un commentaire dans le tome V de ses *Annales de la médecine physiologique* qui date de 1824, certainement à l'occasion de la parution de la traduction de Jourdan.

A. Comte (1798-1857), souvent adepte de Broussais en médecine, évoque Hufeland et la longévité dans son *Discours sur l'ensemble du positivisme* (1848) repris comme discours préliminaire de son *Système de politique positive* (1851). Il croit à des utopies « scientifiques » ou « positives », fondées sur la science. Parmi celles-ci figure l'utopie de la longévité. Il cite d'abord Bacon et Descartes, puis Hufeland pour avoir conçu une longévité humaine de deux siècles. Il estime ici que la vie humaine pourrait durer trois périodes septennales, soit quatre-vingt-onze ans, ce qui n'a rien d'extraordinaire.[2] Cependant, dans la première des deux

---

1 Sprengel, *op. cit.* T. VI, p. 387-388

2 Braunstein J.-F., *La Philosophie de la médecine d'Auguste Comte*, puf, Paris, 2009, p. 173

lettres de décembre 1854 et de juin 1855 adressées à son disciple médecin G. Audiffrent (1823-1909), qui portent sur la longévité, il se réfère à *la belle remarque de Hufeland sur la faible longévité des comédiens, et généralement de quiconque est souvent forcé de dissimuler*. Il croit en effet que *le meilleur moyen de se bien porter consiste à développer la bienveillance. La gaieté, la sécurité que procure l'habitude de vivre au grand jour, chez ceux qui vivent pour autrui, garantit autant leur santé que leur bonheur.*[1] Dans sa seconde lettre, il prétend que nos moyens d'augmenter la longévité auront une efficacité quand ils seront systématiquement dirigés vers l'amélioration de l'harmonie entre le corps et le cerveau, et vers la stimulation des réactions du moral sur le physique. En appliquant sa théorie, il serait possible selon lui d'atteindre la longévité de deux cents ans qu'admettait Hufeland.[2]

Comte avait en fait des conceptions pathologiques très hasardeuses. Malgré ses théories sur la longévité, et une hygiène de vie drastique mais probablement inadaptée, il ne dépassa pas l'âge de 59 ans, se fourvoyant complètement sur la nature de sa maladie. Bien qu'il eût de nombreux disciples parmi les médecins il tenait très peu compte de leurs avis, voulant superviser lui-même son traitement, sans avoir pratiqué la médecine, avec pour seul bagage une philosophie et une science médicales incongrues. Nous avons raconté en détail les avatars qu'il subit dans les derniers mois de sa vie et rapporté les hypothèses sur la cause de sa mort.[3]

Au début du XXe siècle Metchnikoff, dans ses *Études sur la nature humaine*, cite Hufeland à l'occasion de ses propres recherches et réflexions sur la vieillesse et la longévité : *À la fin du XVIIIe siècle, parut « La Macrobiotique, ou l'art de prolonger la vie humaine » du professeur allemand bien connu, Hufeland ; cet ouvrage, à son époque, a eu un grand retentissement et renferme quelques observations intéressantes et justes.*[4] Il retient surtout un conseil alimentaire : *Au milieu de préceptes de propreté et de modération, Hufeland conseille « de manger plus de végétaux que d'autres aliments ; la viande a toujours plus de tendance à la putridité que les végétaux qui ont un germe d'acide, et détruisent la putréfaction, notre ennemi mortel » (p. 296). Comme on voit, ce médecin d'époque déjà éloignée a bien prévu un des progrès importants de la science moderne.*[5]

---

1 Ib., p. 214

2 *En fixant à près de deux siècles le maximum de durée compatible avec la constitution humaine, Hufeland n'était inspiré que d'après des observations purement empiriques sur les meilleurs cas de longévité constatée. Mais, s'il avait été guidé par la conception précédente, il aurait pu faire mieux accueillir son appréciation, en posant la question de longévité systématisée, comme consistant à faire durer le corps autant que le cerveau pourrait naturellement vivre. Ainsi conçue, l'utopie semble finalement réalisable, et même on doit raisonnablement espérer d'augmenter aussi l'intrinsèque longévité du cerveau.* (Ib., p. 222)

3 Pinet P., *Les philosophes, la maladie et la médecine de Hegel à Michel Foucault*, L'Harmattan, Paris, 2021, p. 104-124

4 Metchnikoff Élie, *Études sur la nature humaine. Essai de philosophie optimiste*, 3e éd., Paris, Masson, 1905, p. 337

5 Ib., p. 338

B. Les commentaires des historiens de la médecine

Malgré son succès mondial et la renommée qu'il apporta à son auteur l'ouvrage n'a pas fait date auprès des historiens de la médecine. Très peu le citent hormis les dictionnaires médicaux. On remarque que Dechambre ne cite même pas Hufeland dans son article très succinct « longévité » (1876) de son dictionnaire, où il se réfère surtout à Buffon, à Flourens et aux statistiques de Lejoncourt. Ceci tient probablement à la nature de l'ouvrage d'Hufeland qui s'adressait surtout au grand public, dans un esprit philanthropique.

De plus, Hufeland critiquait la médecine, qu'il sépare de sa macrobiotique, tout en la défendant. Ses critiques visaient surtout la thérapeutique, en insistant sur la prévention par l'hygiène et ses procédés naturels, ce qui de tout temps nuit aux vendeurs de remèdes en tout genre, qu'ils soient aujourd'hui issus de l'art pharmaceutique ou dits naturels. Il est remarquable d'ailleurs que l'homéopathie, née la même année que l'ouvrage d'Hufeland, acquît beaucoup plus de célébrité, qui tint plus à sa pharmacopée spéciale qu'à l'hygiène préconisée aussi par Hahnemann. Roger Dachez, médecin, pourtant franc-maçon et historien de la franc-maçonnerie, ne cite pas du tout Hufeland dans son *Histoire de la médecine* (2004).

L'hygiène demeure aujourd'hui une préoccupation secondaire. On le mesure bien dans la considération médiocre d'une grande partie de la population et de la masse des gouvernants pour l'écologie, au second plan par rapport à l'économie et aux bienfaits qu'apportent, en dépit de leurs nombreux méfaits, les industries et les technologies.

Recensons néanmoins quelques commentaires d'historiens ou de philosophes de la médecine sur l'ouvrage d'Hufeland.

Celui à chaud de Sprengel en 1797 nous paraît bien sévère : *Peu d'ouvrages modernes ont plus attiré l'attention du public que la diététique populaire publiée par C.G. Hufeland, sous le titre attrayant de* Macrobiotique. *Ce qui fait le principal mérite de ce livre si estimé, c'est qu'il est complet et d'une composition agréable ; car non seulement il ne renferme pas une seule vérité nouvelle, mais encore celles qui sont connues ne s'y trouvent point exposées avec la précision nécessaire, et l'auteur n'a pas su éviter les exagérations. Le style aurait pu aussi être plus pur et moins mêlé d'expressions techniques empruntées du latin.*[1]

Rullière, dans son *Abrégé d'Histoire de la médecine* (1981), enregistre simplement l'ouvrage comme *livre de vulgarisation concernant la médecine et l'hygiène.*

L'*Histoire de la pensée médicale en Occident* dirigée par Grmek (1924-2000) lui accorde une place plus large. Nous avons vu que Roseline Rey y a retenu les conceptions d'Hufeland sur la vie, en lesquelles elle voit un vitalisme matérialiste exprimant l'inconnu de la spécificité des phénomènes vitaux. Le sociologue de la

---

1 Sprengel, *op. cit.* T. VI, p. 433

médecine Olivier Faure y a perçu pour sa part un changement de conception de la santé dans l'espace public.[1]

Pour notre part, nous estimons que si l'ouvrage d'Hufeland contient quelques faiblesses à propos de son jugement sur l'onanisme, sur des conceptions physiologiques lacunaires, sur son vitalisme et sa philosophie, on pourrait encore s'en inspirer par l'hygiène personnelle et domestique souvent pertinente et bénéfique qu'il propose, fondée en outre sur une vision des poisons contagieux et épidémiques judicieuse et prémonitoire, mais un peu enfouie dans l'ensemble.

C. L'art de raccourcir la vie aujourd'hui

L'impact des activités humaines sur la nature apparaît à notre époque beaucoup plus fort qu'auparavant. Aujourd'hui que l'espérance de vie a beaucoup augmenté, et même doublé depuis le XIXe siècle, l'actualité réside plutôt dans l'art de raccourcir la vie et deux sujets défraient régulièrement la chronique : l'acharnement thérapeutique ou le maintien en vie des personnes en état végétatif ; et l'euthanasie sous ses différentes formes : euthanasie active, suicide assisté, sédation continue et fatale. Beaucoup de personnes souhaitent ou souhaiteraient mourir en bonne santé apparente, dans la dignité, sans douleurs, et se sentent prêtes à écourter leur vie pour cela.

La problématique a donc évolué et, aujourd'hui, on peut choisir en partie les conditions de sa fin de vie en rédigeant des directives anticipées à l'adresse de parents ou de personnes de confiance. Plus que la longueur de la vie sa qualité devient primordiale. Cette qualité est plus ou moins subjective et tend à ne pas exclure des plaisirs qui peuvent raccourcir la vie, comme celui de fumer, de boire, de jouer, de s'adonner à des pratiques amoureuses risquées, ou à des activités physiques ou sportives dangereuses, etc.

La médecine et la chirurgie d'aujourd'hui pallient tellement les effets délétères de la vie moderne, savent vaincre tant de maladies, réparer des accidents corporels ou extraire des parties organiques pathologiques, que l'on peut beaucoup moins se soucier de son corps pour pérenniser sa vie. Cent soixante-dix ans auparavant, il n'en était évidemment pas de même, et chercher les conditions pour vivre plus longtemps représentait un thème couramment abordé par les médecins.

Les progrès de la gynécologie et de l'obstétrique permettent aujourd'hui les interruptions volontaires de grossesse autorisées légalement dans de nombreux pays. Elles enlèvent la vie à des êtres de quelques semaines, ce qui n'est presque rien en comparaison des pertes de vie par les guerres ou des drames provoqués par les divers homicides, mais qui, pour les non-matérialistes, ne sont pas des actes

---

1 *Pourtant, même si elle* [l'éducation populaire] *fait appel au clergé et utilise ses techniques, la politique de santé se sécularise et une conception morale de la santé se substitue à la conception religieuse. On observe en particulier ce glissement chez Christoph Wilhelm Hufeland qui établit un parallèle entre santé publique et santé morale et non plus entre bien-être du corps et bien-être de l'âme.* (*Histoire de la pensée médicale en Occident*, sous la direction de M.D. Grmek, 4 vol. Paris, Seuil, 1997, T. 2, p. 285)

insignifiants. Même si l'intervention est bénigne il s'agit d'un traumatisme corporel, outre le traumatisme psychologique pour certains. Il vaut mieux les prévenir, notamment par des méthodes contraceptives adaptées, que les médecins doivent et sont censés bien expliquer.

On doit aussi tenter de réduire les interventions chirurgicales inutiles ou que l'on peut suppléer par des mesures médicales, étant donné les risques de complications ou de décès liés à l'anesthésie ou aux gestes chirurgicaux eux-mêmes. On ne compte pas les décès prématurés dus aux opérations, qui se chiffraient à près de la moitié des patients jusqu'à l'ère pasteurienne. Hufeland lui-même décéda en 1836 à 74 ans après une intervention sur la prostate. Lors de mes études médicales j'ai vu un décès d'un sujet jeune survenir lors d'une banale intervention pour hémorroïdes.

Je comprends difficilement ces patients obèses qui préfèrent se faire charcuter le système digestif pour perdre du poids alors qu'une simple lecture de Cornaro ou d'ouvrages diététiques plus modernes pourrait certainement empêcher ces interventions. Bien sûr derrière tout cela existe toute l'industrie imbécile de la malbouffe, les lobbies alimentaires qui droguent criminellement avec leurs produits sucrés ou gras les personnes naïves ou fragiles. N'y a-t-il pas aujourd'hui aussi un lobby de la chirurgie bariatrique ? Pour nous tout ceci manifeste une faillite de la raison et de l'esprit critique, même s'il faut prendre en compte les actions ou les comportements émotionnels et psychologiques. Les moins intelligents sont des victimes malheureuses de ces pratiques très peu éthiques qu'impose le marketing d'industries lucratives irresponsables, cautionnées fréquemment par des personnes ou des groupes complices.

Notre rôle de médecins est de tenter de prolonger la vie. Cependant, libre aux individus de mener une vie risquée, de vivre vite ou dangereusement, à partir du moment où ils ne nuisent pas aux autres. On peut toutefois beaucoup nuire à autrui par méconnaissance ou inconscience des dégâts que l'on risque de causer.

Les individus se devraient d'éviter et d'anticiper les situations où ils peuvent regretter leurs comportements passés risqués, soit par carence d'informations du fait de circonstances sociales précaires soit, souvent aussi, par manque de volonté personnelle. Encore faut-il avoir des informations fiables parmi la masse de celles qu'on nous inflige souvent. Le médecin doit composer avec tous les types de patients et la variété de leurs comportements, en cherchant à prolonger leur vie, préoccupation non toujours prioritaire pour eux, ou, au moins, à l'améliorer qualitativement.

5. Une santé amputée (novembre 1798)

Durant les années 1797-1798, Hufeland devenu célèbre fut très sollicité. Il raconte qu'on lui proposa un poste de professeur à Kiel, puis à Leipzig, ensuite celui de médecin personnel de l'empereur de Russie Paul 1er (1754-1801), et enfin comme professeur à Pavie pour succéder à J.P. Frank sur sa recommandation. Il refusa toutes ces offres, notamment celle de Russie parce que, dit-il, en étant lié à un monarque capricieux il aurait perdu tout lien avec la science. La plus attirante était celle de Pavie, mais il la déclina parce qu'il se sentait encore trop allemand pour sacrifier sa patrie, qu'il craignait le catholicisme, ainsi qu'une invasion de Napoléon et une guerre longue, ce qui se vérifia.

En restant il imposa ses conditions à l'université d'Iéna : le doublement de son salaire, et le bénéfice d'un petit hôpital pour organiser la clinique, érigé seulement plus tard grâce à l'influence de Stark. Ce temps le plus brillant de sa vie fut bientôt contrarié par deux évènements.

Le premier fut l'apparition du système de Brown, prêché par son traducteur Weikard (1742-1803), qui démasqua Girtanner comme plagiaire de Brown, et par Röschlaub (1768-1835), dont la théorie de l'excitation reposait sur celle de Brown et qui adhéra à la philosophie de la Nature. Ces disciples interdisaient toute dissidence envers le système qui séduisait les jeunes gens par sa simplicité, sa facilité et son apparence de vérité. Cela blessa Hufeland profondément, car il vit les étudiants, pour la plupart formés par lui dans un auditorium plein de cinq cents auditeurs, fuir vers Vienne et Bamberg où l'on prodiguait ce pernicieux brownisme sous la direction de Joseph Frank (1771-1841), fils de J.P. Frank, et d'A.F. Marcus (1753-1816). Pour finir, il subit l'humiliation d'être avili publiquement et traité vulgairement par Röschlaub pour tout ce qu'il écrivait et avait écrit. Il en résulta en 1799 ses *Remarques sur le système pratique de Brown* qui, selon Sprengel, fit évènement mais montra son côté faible.[1]

Le second évènement fut la survenue soudaine, le 21 novembre 1798, d'un grave problème de santé. Il relate dans son autobiographie qu'après une visite lointaine d'un malade il revint le soir frigorifié et trempé. En arrivant il trouva l'ouvrage de Goethe *Hermann und Dorothea*, tout juste publié, qu'il dévora jusqu'à minuit, ce qui lui demanda un grand effort oculaire. Il se réveilla le lendemain complètement aveugle de l'œil droit, ne discernant plus qu'un nuage gris. Ses amis professeurs, Loder, Stark, et J.C. Bernstein (1747-1835), un chirurgien-barbier devenu médecin, firent tout pour lever le mal, en vain. Avant ce récit il rapporte son habitude de se lever chaque jour à cinq heures du matin et lire quatre heures pour préparer ses cours, et que ce travail matinal à la chandelle lui avait beaucoup affaibli les yeux.

---

1 *Le jugement que C.G. Hufeland porta sur la doctrine pratique de Brown dans son journal favori, fit presque autant de sensation. L'insuffisance de la dichotomie, l'inexactitude du diagnostic de ces deux formes de maladie, la fausseté de la répartition uniforme de l'irritabilité, le défaut de fondement de la théorie du froid et de la chaleur, tels sont les défauts qu'Hufeland reproche au brownisme. Mais ce qui prouve combien peu il est compétent dans cette matière, c'est que dans un passage remarquable, où il veut prouver que la chaleur débilite et que le froid fortifie souvent, ce que Brown n'avait pas non plus révoqué en doute, il dit que sous la ligne les hommes sont petits, insensibles et sans esprit, les plantes sèches, maigres et peu agréables, tandis qu'au nord on trouve les plus grandes masses d'organisation, les plus hauts sapins et les chênes les plus élevés. Il est désagréable de voir un homme qui jouit d'une grande réputation, montrer des côtés aussi faibles.* (Sprengel, *op. cit.* T. VI, p. 410)

Craignant un accident similaire à l'autre œil il décida de ne faire aucun effort visuel pendant six mois. Il partit aux eaux à Doberan et à Pyrmont, puis se reposa longuement dans son pays. Si l'état de son œil droit ne s'améliora pas, sa crainte de perdre l'œil gauche disparut. Et celui-ci fonctionnait très bien depuis trente ans, jusqu'à cette date de rédaction de son autobiographie du 4 juin 1831. Cependant, cet accident interrompit totalement ses travaux littéraires et sa pratique. Il dut restreindre son activité de professeur et d'écrivain, et se faire assister par de jeunes étudiants dans ses lectures et ses écrits. Deux de ses élèves, Harbauer et Bischoff, devinrent ainsi des amis intimes dans sa maison.

Lors de sa cécité droite, Hufeland avait seulement trente-deux ans. Compte tenu des circonstances on peut conjecturer deux diagnostics à cette cécité visuelle brutale sans prodromes : une thrombose de l'artère centrale de la rétine, mais elle concerne les personnes plutôt âgées avec des problèmes artériels ou d'hypertension ; un décollement de rétine, qui paraît plus probable, car il peut se manifester par un voile nuageux, ce qu'a perçu Hufeland.

Sa santé personnelle et l'aggravation des conditions de travail à l'université d'Iéna le mirent au bord de la mélancolie dans l'année 1800. Une crise frappait en effet l'université, les monarchistes voyant d'un mauvais œil les professeurs et les académies, dont certains défendaient la Révolution française. Fichte, accusé d'athéisme, l'avait déjà quittée pour Berlin.

Hufeland reçut de manière soudaine, à la fin du mois de mars 1800, l'offre provenant de Berlin de succéder à C.G. Selle (1748-1800) (un des médecins qui soignèrent Frédéric le Grand avant sa mort), en tant que médecin à la cour, directeur du *Collegium medicum* et premier médecin à l'hôpital de la Charité, avec un salaire de 1600 thalers. Il la devait, outre à sa renommée littéraire, à la recommandation du juriste K.F. Beyme (1765-1838), un des deux secrétaires du roi de Prusse, qui avait appris à le connaître personnellement lors d'une visite du roi à Weimar dans les années précédentes. Les perspectives d'avenir se gâtant à Iéna il ne résista pas à cette offre prometteuse qui lui permettait d'enseigner la clinique dans un grand hôpital, d'élargir sa vie et d'exercer sous un état libéral jeune et un nouveau gouvernement. Après lui, raconte-t-il, les professeurs les plus remarquables, Loder, Paulus, Schelling, son homonyme juriste G.H. Hufeland, quittèrent Iéna qui vécut une véritable émigration. Hegel, à contrario, intégra l'université en octobre 1801, rejoignant ainsi pour un temps son ami Schelling dans l'enseignement de philosophie.

Le travail littéraire d'Hufeland, surtout sa *Macrobiotique* et sa première revue, lui avait rapporté 30 000 thalers avec lesquels il avait acheté une propriété à Hänlein, au bord du Rhin, en vue de ses vieux jours. Cet achat s'avéra un mauvais calcul, car il trouva finalement asile à Berlin, à quatre-vingts lieues de Hänlein, dans *Tiergarten*, le parc le plus ancien de la capitale.

6. Quelques ouvrages d'Hufeland publiés lors de son professorat à Iéna

*A. L'*Avis aux mères sur les points importans de l'éducation physique des enfants dans les premières années *(1799)*

Cet ouvrage parut à Berlin en 1799 où il fut réédité en 1803.[1] Des cinquième et neuvième éditions furent publiées à Leipzig en 1844 et 1861. Une traduction française parut en 1800 à Francfort. Une nouvelle traduction par Jourdan, sur une édition allemande plus tardive et complétée, fut éditée à la suite de l'édition française de 1838 de *l'Art de prolonger la vie*. Nous examinerons ici la première traduction de 1800.

Dans son introduction Hufeland constate que depuis une vingtaine d'années l'éducation des enfants a subi une révolution. Il se réjouit que par l'action d'hommes immortels on ait abandonné l'ancien système et se soit rapproché de la nature dont on s'était horriblement éloigné. Il vise personnellement à restaurer physiquement la nature humaine en une génération, ce qui devrait selon lui rendre beaucoup moins fréquents la goutte, l'hypocondrie, la faiblesse des nerfs et les spasmes, fruits d'une éducation délicate et énervante. Il estime ces progrès encore imparfaits du fait de préjugés, d'erreurs et de lacunes dans le traitement. Il déplore qu'on fasse toujours subir à l'enfant des impressions contradictoires de délicatesse et d'endurcissement, en le passant par exemple de la forte chaleur au froid vif sans habitude du corps. Il perçoit ces défauts surtout dans les toutes premières années de l'enfance, non atteintes par la réforme. Par l'éducation physique, il vise à former non seulement le corps mais l'âme, en donnant dès la première année une direction heureuse aux organes de l'âme, contribuant ainsi à la formation morale et au bon sens de l'enfant.

Pour cela il reprend les principaux moyens recommandés dans son *Art de prolonger la vie humaine*, art évidemment beaucoup plus important pour les enfants que pour les personnes âgées, car susceptible de limiter la mortalité infantile encore considérable à son époque. Voici les différents points qu'il examine successivement :

a/ De l'usage de laver avec de l'eau froide

Il ordonne de le faire tous les matins de la tête aux pieds, à partir de la troisième ou quatrième semaine. Avant cet âge on lave les enfants à l'eau chaude qu'on refroidit de jour en jour par degrés. On doit procéder rapidement, en frictionnant la peau ce qui suscite sa réaction et empêche la répercussion des humeurs. On ne sait ici de quelles humeurs il parle. Il considère en tout cas ce lavage quotidien

---

1 Hufeland avait déjà abordé le sujet en 1794 dans ses *Erinnerungen an alle Muetter, denen die Gesundheit ihrer Kinder am Herzen liegt*. Von Brunn date la première édition de *Guter Rat an Mütter* de 1795.

comme un des plus puissants facteurs de la santé et un des plus grands préservatifs de la goutte, des rhumatismes, des faiblesses des nerfs et des catarrhes.

On doit aussi baigner l'enfant une ou deux fois par semaine pour le tenir propre, la malpropreté étant la source de nombreux maux. De plus, le bain anime l'activité de la peau ce qui contribue, selon lui, à endurer les maladies inévitables, telles que la petite vérole et la rougeole, du fait de la sympathie entre la peau et les systèmes internes. Il croit pouvoir assurer que trois quarts des maladies se communiquent par la peau. Il prétend qu'en fortifiant de bonne heure cet organe on répand de la vie et de l'activité dans toutes les fonctions et tous les organes internes. On répartit ainsi harmonieusement les forces car, selon lui, les dérèglements et les inégalités de croissance sont responsables aujourd'hui fréquemment de déplacements et de difformités des membres, de tumeurs, de scrofules, de consomption, de rachitisme, d'une dentition à contretemps, d'une débilité des jambes, des troubles des facultés de l'âme ou de la parole, et de l'hydropisie céphalique. On mesure la trop grande portée qu'il confère à cette simple règle hygiénique.

Une autre vertu qu'il reconnaît aux bains froids semble plus pertinente. Elle consiste à donner à la nature, qu'il conçoit comme l'activité animée des forces et des organes (autrement dit l'ensemble des cellules), plus de direction et d'impulsion vers la surface et les parties extérieures, et ainsi faciliter ses mouvements critiques vers la peau favorables à la guérison.[1] Il s'oppose à la méthode inverse généralement pratiquée de répercussion vers l'intérieur, vers les organes de la digestion, qui provoque, selon lui, des métastases. Il condamne de ce fait les aliments et les remèdes qui irritent et affaiblissent le canal intestinal : boissons chaudes tel le café, purgatifs et vomitifs trop fréquents. Il est convaincu par l'expérience de cette vérité, et donne l'exemple de ses propres enfants qui, par sa méthode, demeurent parfaitement sains. Il valorise beaucoup plus les éliminations simples par la transpiration insensible et la sécrétion rénale. Il croit qu'une infinité de cas de maladies infantiles résulte d'une fine irritation des nerfs qu'une réaction extérieure et l'excrétion peuvent annihiler.

b/ Des bains tièdes

D'après Hufeland les bains entre 24 et 28 degrés conviennent le mieux. Il fait valoir la vertu vivifiante de l'eau en elle-même, la chimie moderne commençant à montrer que l'air vital en fait partie, et sa vertu fortifiante, par le nettoiement et l'ouverture qu'elle procure. La température peut varier en plus ou en moins en fonction de la faiblesse ou de la force de l'enfant, mais il condamne les bains froids. Il recommande de pratiquer, de préférence le soir avant le coucher, un bain d'un demi-quart d'heure les premiers mois en augmentant progressivement jusqu'à l'âge d'un an. La sortie doit être prompte, suivie d'un enveloppement

1 Vigarello cite Hufeland à propos de la vertu stimulante du bain froid, qui réveille plutôt qu'il assiste la force interne invisible et latente, à l'inverse du bain chaud qui, en relâchant, ôte à la peau sa force et agit uniquement par inertie de l'extérieur sur l'intérieur. (Vigarello, *op. cit.* p. 142)

chaud de linges avec lesquels on frotte l'enfant. Il prône l'eau de pluie ou de rivière, ou sinon l'eau de fontaine mêlée avec du savon bouilli.

c/ Des bains d'air

Chaque enfant en bas âge doit profiter et jouir du grand air quotidiennement, car Hufeland considère l'air extérieur comme un aliment auquel l'enfant doit s'habituer, même s'il est rude et désagréable. B. Franklin (1706-1790), à partir de 1760, s'adonna avec passion aux bains de rivière et aux bains toniques, auxquels il substituait, en cas de choc trop violent sur une constitution faible, les bains d'air qu'il pratiquait lui-même le corps nu.[1]

Pour Hufeland il faut simplement éviter l'air venteux et humide les deux premiers mois. Les sorties extérieures permettent d'éviter la myopie, qu'il juge courante dans les villes où les enfants vivent très souvent enfermés. Ceci ne doit pas empêcher d'aérer leur chambre tous les jours avant que l'air ne devienne un poison mortel pour eux, une des principales causes de leur mort par convulsions dans les premiers mois. Il recommande de choisir la meilleure chambre, si possible ensoleillée.

Il énumère ensuite les qualités des enfants soumis à un régime comprenant les trois moyens simples précédemment décrits. On remarque l'importance du bain chez les enfants sujets à un abdomen dur et à la constipation. Sa méthode préserve, selon lui, de la disposition à la phtisie et au rachitisme, et des convulsions liées à l'extrême irritabilité. Elle raccourcirait les maladies. Par ses effets sur la peau elle adoucit extrêmement les maladies soi-disant dangereuses, dit-il, telles que la petite vérole, la rougeole, la fièvre écarlate, qu'il croit n'être dans le fond que des maladies cutanées, rendues souvent mortelles seulement par le traitement ordinaire qui ignore le bain et la propreté.

Il stigmatise en outre les lits de plumes, les chambres et les vêtements trop chauds.

d/ De la propreté

Il la juge le point le plus important de l'éducation physique. Il vante d'abord le changement de linge. Il invoque ici un ouvrage de 1791 de Faust qui s'accorde avec ses idées.

B.C. Faust (1755-1842) n'est pas le personnage imaginaire de Goethe, mais un vrai médecin. Né à Rotenburg il fit ses études à Göttingen et fut reçu docteur en 1777 à Rinteln. Il se fit surtout connaître par l'ouvrage cité par Hufeland sur les inconvénients du port par les enfants de culottes qu'il accusait d'empêcher le développement des organes de la reproduction, de provoquer une irritation continuelle, et des hernies par la compression de l'abdomen. On se moqua de l'auteur en lui imputant de vouloir faire un peuple « sans culottes », mais il porta l'affaire devant l'Assemblée nationale de France en lui communiquant en 1792

---

1 Ib., p. 137

son programme hygiénique dans une brochure en français sur ce vêtement, où il réclamait solennellement des droits pour les enfants.

Hufeland souscrit entièrement aux idées de Faust, et à l'abolition des culottes pour les enfants jusqu'à six ou sept ans qui, ensuite, ne devraient en porter, par bienséance, que des minces et larges.

e/ Des maillots et du premier habillement des enfants

Il se montre, de la même façon, ennemi de la méthode tyrannique ordinaire d'emmaillotage, une vraie torture qui gêne énormément la circulation du sang, la digestion et l'usage des membres. Il recommande néanmoins lors des deux premiers mois de l'enfant une méthode d'habillement conforme selon lui à un juste milieu, se composant d'une toile fine recouverte de flanelle, et d'un matelas de coton qui enveloppe tout le corps en soutenant la tête.

f/ De l'usage de bercer ; des cris de l'enfant

Il fait état des avis contradictoires sur cet usage. Il prône à nouveau une solution moyenne, un bercement modéré et non régulier pour éviter de devenir un besoin nuisible pour l'enfant par sa continuité et son abus.

Il ne voit dans les cris d'un enfant, sauf exception, qu'un signe de vitalité, et non un appel au secours. L'en empêcher rendra sa poitrine moins forte et facilitera les stagnations et les germes des maladies. Les cris permettraient de dissoudre les gaz du bas-ventre, de traiter les amas de glaires et les stagnations de sang dans les poumons. Il s'insurge contre certaines mères qui pratiquent tout de suite un lavement jusqu'à faire deux cents lavements la première année, ce qui relâche à vie selon lui le canal intestinal. Répondre à chaque cri induit des caprices. Une attention inquiète et trop personnelle provoquerait même une difformité physique et morale. Seuls certains cris méritent de l'attention.

g/ Du boire et du manger ; du sommeil

Il décrit précisément le régime naturel que les enfants doivent suivre, et renvoie à son livre sur l'art de prolonger la vie en ce qui concerne le régime artificiel. Il recommande seulement trois à quatre repas par jour à heure fixe.

Il vante la racine de salep comme un remède alimentaire capable de donner rapidement de la vigueur et un rétablissement à des enfants valétudinaires et étiques.

Il recommande le seul allaitement pour les six premiers mois de l'enfant, et l'eau pure à partir du second semestre. Si l'eau n'est pas bonne il ne craint pas de faire boire aux enfants une bière légère. Il conseille de boire une fois le repas fini, car le froid pourrait fêler des dents échauffées. Il interdit l'usage d'une éponge en forme de téton attachée sur le verre et que l'enfant aspire pour boire, imposant de ne faire boire qu'à la cuillère ou avec une tasse adaptée.

Il juge très important le sommeil pour les nourrissons, au calme et sans interruption artificielle, comme facteur principal de restauration et de purification du sang. Il conseille de ne pas céder d'emblée à leurs sollicitations de les sortir du lit et de leur donner à boire. Il prohibe les réveils brusques ou violents, qu'il croit même pouvoir susciter le somnambulisme. Lors du réveil il ne faut pas les laisser s'attarder dans le lit, pour prévenir l'onanisme.

Il répète ses conseils d'emplacement des lits, pour éviter notamment que les enfants se remplissent pendant leur sommeil de *matières tout à fait malsaines et infectées.*[1] Il recommande de placer la couche des enfants à mi-hauteur des appartements pour éviter à la fois l'air fixe malsain que produisent les hommes qui y habitent, et la couche d'air corrompu connu sous le nom d'air phlogistique qui s'amasse en hauteur. On voit qu'il n'utilise pas encore la nouvelle nomenclature chimique rédigée par Lavoisier en collaboration avec les autres chimistes modernes.

h/ De la tête découverte

Il se réjouit des bénéfices apportés rapidement depuis quinze années par la suppression des coiffures chaudes et des bonnets fourrés. Il estime que ces mesures ont permis d'éviter la teigne, habituelle chez les enfants, de diminuer la fréquence des rhumes, des toux et des fluxions, et même de fortifier le centre du système nerveux et d'endurcir les os du crâne. Il faut suivre la nature et ne couvrir que les têtes dénuées de cheveux, ceux-ci servant de protège-têtes naturels. Il croit aussi que des coupes trop courtes peuvent provoquer des refroidissements très nuisibles, et des maladies dangereuses, par exemple en faisant rentrer subitement la teigne. Il recommande aussi, sagement, de couvrir le crâne des enfants d'un chapeau léger de feutre en hiver, lors des froids rigoureux, et de paille en été, lors de fortes chaleurs ou aux rayons du soleil en plein midi, pour prévenir apoplexies, spasmes, convulsions et inflammation du cerveau, quelquefois mortels.

Au total, les recommandations d'Hufeland, destinées au grand public, paraissent le plus souvent des mesures de bon sens, mais qui ne sont pas toujours respectées par le commun des mortels et qu'il est bon de rappeler. Quelquefois, elles paraissent exagérées ou arbitraires, et interprétées selon une physiologie du corps humain et une pathogenèse fragile et vague, mais grossièrement valable.

B. Hufeland et l'inoculation de la vaccine (1801)

a/ L'histoire des inoculations de la variole et de la vaccine avant Hufeland

Il était connu depuis longtemps en Asie qu'on pouvait prévenir la variole en introduisant dans le corps de sujets vierges de cette maladie le pus formé par les malades atteints de cette maladie. La Société Royale de Londres fut informée de cette pratique de l'inoculation en 1700 par Martin Lister (1638-1712), qui tenait lui-même l'information d'un correspondant anglais vivant en Chine, et par un

1 Hufeland, *Avis aux mères sur les points les plus importans de l'éducation physique des enfants dans les premières années*, trad. de l'allemand, Francfort, Varrentrap et Wenner, 1800, p. 72

autre médecin. En 1706, un troisième médecin fit état d'une pratique empirique de l'inoculation à Constantinople au cours d'une épidémie de variole. Ce sont surtout deux médecins grecs qui la firent connaître, d'abord Timonis de Chios par des communications adressées à la Société Royale de Londres en 1713 et en Suède, puis Pylarinos dans un ouvrage publié à Venise en 1715.

La pratique se développa considérablement par la propagande de Lady Montagu (1689-1762), qui la découvrit en Turquie en 1717, et l'introduisit en Angleterre à son retour en 1721.[1] L'inoculation eut des partisans nombreux, tel Bordeu (1722-1776), et des détracteurs virulents, à cause de quelques accidents, qui ne purent remettre en cause ses bénéfices évidents. Les prémices et l'essor de l'inoculation de la petite vérole ont été détaillés par Darmon.[2]

L'inoculation de la vaccine fut étudiée et développée par Edward Jenner (1749-1823). On ne l'a pas appelée tout de suite « vaccination », terme employé surtout par Pasteur pour désigner la méthode prophylactique générale des maladies infectieuses au moyen d'inoculations de leurs microbes spécifiques.

Jenner fut un élève de John Hunter qui le prit comme pensionnaire chez lui pendant deux ans. Il y étudia l'anatomie et la chirurgie. Il devint son ami et échangea avec lui une correspondance fidèle jusqu'à la mort de Hunter en 1793. Installé comme chirurgien de campagne, il réalisait régulièrement des expériences à la demande de son maître. Le 14 mai 1796, il effectua sa première inoculation de vaccine, qui montrait qu'un pus d'une maladie proche de la variole, la vaccine qui atteint la vache, protégeait de la variole un sujet inoculé avec ce pus. En juin 1798, il publia en ouvrage les résultats de ses expériences sous le titre *An inquiry into the causes and effects on the variolae vaccinae* (Enquête sur les causes et les effets de la variole-vaccine).

Les expériences de Jenner se diffusèrent dans les pays européens et F.-C. Stöller (1733-1807), médecin pensionné de la ville de Langensalza, cité natale d'Hufeland, proposa dans le journal fondé par celui-ci, des questions relatives à l'inoculation de la vaccine auxquelles répondirent les médecins anglais T. Keate et Brande. Une traduction française de leurs questions et réponses parut sans date, avec des remarques d'Hufeland, intitulée *Apperçu* [sic] *des expériences sur l'inoculation de la vaccine faites à Hanovre, à Vienne et à Berlin*. Le texte est une traduction d'extraits des seconde et troisième parties du volume III (1800) du *Neues Journal der practischen Arzneykunde und Wundarzneykunst* d'Hufeland.[3] On y précise que l'éditeur ne donne ici que la traduction de ce qui est relatif aux expériences faites en Allemagne, les expériences réalisées en Angleterre étant

---

1 Raymond J.-F. de, *Querelle de l'inoculation ou préhistoire de la vaccination*, Paris, Vrin, 1982

2 Darmon Pierre, *La longue traque de la variole. - Les pionniers de la médecine préventive,* Coll. Pour l'histoire, Perrin, Paris, 1986, p. 75-142

3 *Kurze Uebersicht der bisher in England gemachten Erfarungen über die Kuhpocken – Impfinstitut dafür zu London – Erfarungen zu Hannover, Wien und Berlin – Nachschrift des Herausgebers* (*Neues Journal der practischen Arzneykunde und Wundarzneykunst*, III Band, 2e Stück, Iena, 1800, p. 163-198) ; *Kuhpockenimpfung. Fortgesezte Nachrichten über die in Hannover angestellten Versuche mit der Kuhpockenimpfung,* Ib., III Band, 3e Stück, Iena, 1800, p. 106-156)

connues par les journaux et spécialement par le *Recueil de mémoires, d'observations et d'expériences sur l'inoculation de la vaccine*, publié en l'an IX (1800). On signale que les médecins de Genève et de Rheims [sic] verront avec plaisir que ces expériences s'accordent avec les leurs faites presque en même temps, leur résultat ne présentant pas de différence sensible. Cet ouvrage n'est pas référencé par Darmon.

À la question si la vaccine est contagieuse ou épidémique parmi les vaches les médecins anglais répondirent qu'elle paraît simplement contagieuse par le transport du virus d'une vache à une autre par le vacher occupé à les traire. Ils trouvent que la vaccine et la variole ont peu de ressemblance.

b/ Les premières expériences d'inoculation de la vaccine dans les États allemands

Sont décrites ensuite les expériences tentées à Vienne, à Hanovre et à Berlin, les seules déjà faites en Allemagne selon Hufeland. Darmon pense que les premières inoculations de la vaccine sur le continent furent faites à Vienne après que Peschier reçut de Londres une lettre du 20 mars 1799 contenant de la lymphe vaccinale.[1]

Sur les expériences réalisées à Vienne le traducteur relève les notes du médecin genevois installé à Vienne Jean de Carro (1770-1857) dans sa traduction en latin des observations de Jenner. De Carro est connu pour son zèle dans la diffusion de l'inoculation vaccinale jusqu'en Turquie, Inde et Ceylan, vaccination dont il a relaté l'histoire en 1804. Un enfant de trois ans qu'il inocula à Vienne avec du pus provenant d'un autre enfant ayant manifesté après inoculation une vaccine forte développa une maladie pendant deux à trois semaines. Un second enfant de dix-huit mois, inoculé avec la sécrétion déliée et limpide des boutons du précédent, manifesta une vaccine pendant dix jours. Ces deux enfants inoculés ensuite de la petite vérole ne la prirent pas.

G.F. Ballhorn rapporta dès 1799, dans sa traduction en allemand du traité de Jenner, les expériences qu'il fit à Hanovre avec F. Stromeyer (1761- ?), chirurgien de la cour qui avait ramené d'Angleterre la pratique de l'inoculation de la vaccine. Sur douze enfants inoculés sept prirent la vaccine, dont les symptômes furent plus légers que ceux ordinaires d'une inoculation de petite vérole. Le médecin et le chirurgien décrivent leurs expériences dans le second article du journal d'Hufeland, qu'ils datent du 20 juillet 1800. Ils y adjoignent un supplément.

L.-F.-B. Lentin (1736-1804), médecin de la cour de Hanovre, manda à Hufeland le 27 juillet 1800 qu'Hanovre était la première ville d'Allemagne à avoir expérimenté l'inoculation de la vaccine comme elle l'avait été pour celle de la petite vérole. Selon lui, les tentatives d'inoculation de la vaccine à Hanovre auraient commencé plus d'un an auparavant, soit au plus tard en juillet 1799. Darmon les situe au contraire à la fin de l'année 1800, donc trop tardivement.[2]

---

1 Darmon, *op. cit.* p. 182
2 Ib., p. 183

Lentin indique que depuis ces premières tentatives les médecins et chirurgiens hanovriens avaient fait de nombreux essais ayant tous confirmé la préservation de la petite vérole, alors fréquente, par l'inoculation de la vaccine, et le faible danger de celle-ci.

Il poursuit par une observation intéressante d'un enfant inoculé de la vaccine après que son frère ait contracté la petite vérole, et qui développa celle-ci quinze jours après cette inoculation et une vaccine ordinaire, quoique de façon bénigne. Il juge donc vraisemblable que l'inoculation de la vaccine ne préserve pas de l'infection variolique un sujet touché peu avant par celle-ci. Il évoque aussi les cas particuliers racontés par le chirurgien anglais T. Beddoes (1704-1808) et par d'autres pouvant faire douter de l'invention, pour inciter ceux qui l'adoptent à une attention vigilante et à une précaution stricte.

En 1801, Ballhorn publia avec Stromeyer les résultats de leurs expériences dans un ouvrage dont une traduction française parut à Strasbourg la même année.[1] Son titre semble adjuger la primauté de l'inoculation de la vaccine à l'Allemagne. Darmon admet que la vaccine se répandit dans toute l'Allemagne à partir d'Hanovre. Il signale que deux mille personnes furent vaccinées dans cette ville dès le début de l'année 1801 sans qu'aucune soit ensuite touchée par l'épidémie de petite vérole qui sévissait alors.

À Berlin, on tenta aussi des essais d'inoculation de la vaccine, et même dès 1798 selon Hahn.[2] Une lettre d'E.L. Heim (1747-1834) à son confrère Fischer raconte qu'il reçut d'Angleterre de la part d'un prince les écrits de Jenner en même temps que du virus vaccinal avec lequel, bien que d'abord prévenu contre la méthode, il inocula quelques enfants. Un mois plus tard, il inocula de la petite vérole ordinaire l'un d'entre eux, une fille de huit ans, qui n'attrapa pas la petite vérole alors que son frère, non inoculé de la vaccine, en fut atteint. Il l'inocula à nouveau avec la matière d'un bouton suppurant de la petite vérole de son frère et la fit coucher dans le même lit durant toute la petite vérole de celui-ci. Elle ne développa aucune éruption alors qu'un autre enfant, auquel il fit la même inoculation de matière issue du même bouton, développa une éruption considérable de pustules. Ceci convainquit parfaitement Heim que l'inoculation de la vaccine garantit de la petite vérole et le persuada, en même temps, de la moindre malignité de la vaccine.

L'éditeur complète le bref récit de ces expériences par les remarques d'Hufeland. Fidèle à sa clarté d'exposition celui-ci recense à partir des expériences connues ce qu'il considère comme des axiomes prouvés :

- la vaccine inoculée est plus bénigne que la petite vérole inoculée.
- sa mortalité est bien moindre car un seul inoculé de la vaccine en est mort sur six mille sujets.

---

1 *Deutschland's erste Versuch mit der Inoculation der Kuhpocken zu Hannover*, Leipzig, 1801

2 *Dictionnaire encyclopédique des sciences médicales*, dirigé par A. Dechambre et L. Lereboullet, article « E.L. Heim », quatrième série, Tome 12e, Masson et Asselin, Paris, 1886, p. 575

- elle enlève la disposition pour la petite vérole, sans qu'on sache pour combien de temps. Hufeland fait en effet état d'exemples où la vaccination n'a pu préserver de la contagion variolique, citant deux cas relevés par Duncan (1744-1828) dans le Vol. III des *Annals of Medecine*. Pasteur sera confronté à ce problème de la durée de l'immunité pour toutes les vaccinations. Hufeland pense aussi que la vaccine a pu, dans ces cas, être fausse ou son pus déjà corrompu, ce qu'on peut détecter, selon lui, si le sujet inoculé n'a présenté aucune fièvre.
- Il juge non prouvé, ni même vraisemblable, que la vaccine soit une modification de la petite vérole.
- La vaccine peut se reproduire plusieurs fois dans le même corps.
- Le virus vaccinal conserve ses qualités spécifiques après plusieurs transmissions successives.

Les avantages de l'inoculation de la vaccine par rapport à celle de la petite vérole sont donc pour lui prouvés, mais il ne veut pas en écarter les désavantages possibles et les doutes qui subsistent envers elle. Il en inventorie le pour et le contre.

Avantages : la *vaccination* est un moyen moins violent et moins dangereux de se garantir contre la contagion variolique ; on évite la communication contagieuse qui dans l'inoculation de la petite vérole n'est pas toujours évitable (Il croit que le virus vaccinal n'est pas transmissible par l'atmosphère contrairement à celui de la variole) ; on peut la pratiquer à toute époque sans risquer une épidémie ; on pourrait extirper entièrement la petite vérole si on généralisait l'inoculation de la vaccine à tous les nouveau-nés, empêchant ainsi le virus variolique de se reproduire, à l'inverse de ce que réalise l'inoculation de la petite vérole.

Ce dernier avantage excite, dit-il, un vif intérêt et ferait de cette méthode la découverte la plus importante du XVIIIe siècle. Contrairement à la pratique très difficilement applicable de l'isolement des personnes nouvellement infectées par la petite vérole, la destruction de la disposition à l'infection par cette matière morbifique (en inoculant la vaccine) permet aux inoculés de circuler même dans un milieu contagieux. En généralisant la vaccination et en l'appliquant un certain temps, sachant que le virus de la petite vérole ne se produit que par contagion, il ne pourrait plus se reproduire, tandis qu'avec la précédente méthode de l'inoculation de la petite vérole, outre son danger possible, on ne peut en détruire le virus causal (puisqu'on le transmet de bras à bras), susceptible en outre de provoquer une nouvelle épidémie. Il présage parfaitement qu'en l'appliquant à toute la terre, par exemple pendant une année, on pourrait éteindre entièrement la petite vérole. Sa disparition serait mathématiquement prouvée. Cette prophétie s'est réalisée puisque l'OMS a pu annoncer au monde en 1980 son éradication complète.

Le premier désavantage qu'il voit dans la nouvelle méthode réside dans la possibilité d'une complication du fait de l'irritation du système nerveux et des mouvements fébriles qu'elle induit, variable selon son degré et la disposition des sujets à de telles maladies. Il juge cette irritation, bien que moins forte que celle produite par l'inoculation de la petite vérole, non entièrement nulle.

Le second désavantage résulte de ce qu'un sujet peut perdre temporairement sa disposition à prendre un virus contagieux, en l'occurrence le virus vaccinal. Il avance comme hypothèses une surirritation annihilant l'irritabilité spécifique ou bien une transmutation spécifique de l'organisation. On doit donc les corriger, soit en établissant un certain degré d'irritation, soit en admettant un certain point de transmutation chimique suffisant pour produire cet effet. Selon que cette opération est parfaite ou non, on détruit définitivement ou seulement temporairement la susceptibilité au virus contagieux. Il cite l'exemple de la peste. Un sujet ayant eu la peste complète lors d'une épidémie n'en sera pas à nouveau affecté durant son cours, mais pourra l'être lors d'une nouvelle survenue de cette peste. Il croit que dans toute épidémie contagieuse l'infection d'un sujet ne peut avoir lieu qu'une seule fois. C'est le cas de la petite vérole naturelle qui attaque rarement un homme deux fois dans sa vie, tandis que cela arrive incontestablement dans la petite vérole inoculée. Pour s'en préserver définitivement il faut un certain degré d'irritation, qui ne peut être déterminé précisément car variable selon l'individu. Il suppose ainsi que dans le cas de la vaccine où l'irritation est insignifiante son inoculation ne pourrait garantir de la contagion variolique que pour une ou plusieurs années. Il propose donc par précaution, dans les épidémies de variole, d'inoculer par du virus de petite vérole tous ceux qui ont été inoculés auparavant de la vaccine.

En ajout aux inconvénients de cette méthode nouvelle, il veut hasarder une pensée sur l'éventualité d'une destruction de la ligne de démarcation instaurée si sagement par la nature entre les miasmes spécifiquement humains (vérole, variole) et ceux des épizooties résultant de la différence de leur organisation spécifique. Il craint qu'une transmission forcée et répétée de matière contagieuse des bêtes aux hommes modifie la susceptibilité de ceux-ci aux miasmes animaux et, inversement, celle des animaux aux miasmes humains. On sait aujourd'hui que cette frontière entre les maladies microbiennes animales et humaines est dans la nature beaucoup moins stricte qu'il ne le pense alors. On a appris par exemple que la morve, la rage, la syphilis ou le sida peuvent toucher tant les humains que les animaux.

c/ Les nouvelles expériences de Ballhorn et Stromeyer (1800)

L'éditeur fournit ensuite un mémoire communiqué à Hufeland par Ballhorn et Stromeyer d'Hanovre le 20 juillet 1800 et inséré peu après dans le troisième numéro du Vol. X du journal d'Hufeland sous le titre *Essais postérieurs faits à Hanovre relativement à l'inoculation de la vaccine*.

Les auteurs reconnaissent que les premières expériences qu'ils avaient tentées en 1799 étaient trop bornées pour donner des résultats importants. La matière desséchée de la vaccine envoyée d'Angleterre ne faisait parfois nul effet. Pour pallier ceci, ils cherchèrent à se procurer de la matière vaccinale fraîche dans les métairies d'Allemagne, ce qui fut longtemps infructueux. La fondation d'un hospice d'inoculation de la vaccine à Londres par des hommes marquants, la faveur croissante des médecins, et l'épidémie de variole en Allemagne rendirent le public plus disposé à cette pratique. Aussi purent-ils procéder à davantage d'inoculations dès le commencement de l'année 1800.

Depuis cette année courante ils pratiquèrent 240 inoculations avec une matière d'Allemagne qui s'imprégna parfaitement et la fournirent à d'autres. Évaluant à 500 les essais faits par eux et par ceux-ci ils les estiment les plus nombreux réalisés en Allemagne et même sur le continent. Au tout début ils se servirent d'une matière desséchée envoyée par Jenner de la campagne et d'une autre par Pearson[1] de Londres, très efficaces. Ils prirent ensuite celle de leurs premiers inoculés. Les effets des matières de Jenner et de Pearson étant un peu différents ils jugèrent leur essence et leur nature distinctes, contrairement aux deux Anglais qui considéraient ces différences comme des variations d'une même matière. Quoi qu'il en soit, les trois matières qu'ils utilisèrent préservèrent de la petite vérole tous les sujets inoculés ayant pris la vaccine, quels que soient leur état de santé, leur régime, le temps, et d'autres circonstances.

Sur un enfant l'inoculation ne prit pas à deux reprises. Les parents décidèrent de l'inoculer de la petite vérole à cause de l'épidémie régnante, et celle-ci fut plus bénigne que celle attendue. Les auteurs en déduisent que l'inoculation de la vaccine l'a quand même protégé contrairement à une fausse rumeur qui se répandit. Ils notent la différence de susceptibilité des individus, inoculés en même temps, au virus vaccinal, comme cela arrivait avec celui de la petite vérole. Quelquefois l'inoculation ne réussissait qu'après plusieurs tentatives réitérées. D'autre fois la vaccine humaine était écourtée. Ils signalent aussi que des exanthèmes, et souvent la gale, détérioraient ou anéantissaient l'influence de la vaccine. Ils disent avoir tenté d'inoculer à nouveau de la petite vérole deux enfants inoculés de la vaccine l'année d'avant, sans effet.

Ils citent une vingtaine de médecins auxquels ils ont fourni de la matière vaccinale, parmi lesquels le Pr J.C. Reil (1759-1813) de Halle, Lentin et de Carro. Ils citent aussi les noms de plusieurs enfants qu'ils ont inoculés. Ils confirment que la vaccine ne saurait empêcher le développement du virus variolique lorsque celui-ci a déjà infecté le corps.

Ils relatent que la méthode fait de plus en plus de partisans, que les médecins inoculent de la vaccine leurs propres enfants, mais disputent la durée de la protection selon une fourchette de deux à dix ans. Ils signalent que Jenner a vu des cas de protection de trente à quarante ans. Ils réfutent les faux bruits qui courent sur leurs inoculations et se proposent de fournir les preuves les plus convaincantes de leur bienfait.

---

1 G. Pearson (1751-1828) fut un des grands propagateurs de la vaccine. Il prétendit avoir plus de droits que Jenner à la récompense accordée par le parlement anglais à celui-ci.

Ils détaillent ensuite leur méthode la plus courante d'incision à la lancette et les symptômes quotidiens de la vaccine jusqu'au seizième jour sans avoir constaté quelque accident fâcheux. La vaccine leur apparaît toujours bénigne. Ils font allusion à l'opinion de quelques médecins anglais, assez vraisemblable selon eux, que la petite vérole n'a été à son origine que la vaccine même, ce que des recherches historiques de médecins savants, comme C.G. Gruner (1744-1815) et K. Sprengel pourraient avérer.

On sait que Pasteur, aussi tard que 1880, interrogeait les membres de l'Académie de médecine de Paris sur les rapports de la vaccine et de la variole et sur l'identité de leurs virus. Des querelles mémorables s'ensuivirent qui allèrent jusqu'à la provocation en duel de Jules Guérin contre Pasteur.

Les auteurs estiment prouvé que la vaccine n'infecte point par exhalaison mais seulement par contact des parties lésées.

Pour eux la matière vaccinale la plus convenable est celle non encore purulente mais limpide et déliée, prise sur les malades entre les septième et neuvième jours de l'inoculation. L'incision d'une matière fraîche doit être faite à la lancette sous l'épiderme de sorte que du sang en provienne à peine. Ils choisissent une incision dans le deltoïde du bras. Ils poursuivent en exposant les manières de conserver la matière vaccinale.

Ils font aussi état des gens déraisonnables qui se privent de la méthode sur de fausses inductions attribuant à la vaccine les maladies survenant plusieurs mois après l'inoculation. Il n'est pas rare encore aujourd'hui de trouver des patients qui attribuent l'apparition de symptômes nouveaux à leurs vaccinations récentes, ce qui est loin d'être toujours vrai. Ceci manifeste le problème fréquent des fausses déductions tirées de la coïncidence ou de la concomitance de deux phénomènes en réalité indépendants. Pour les auteurs la vertu prophylactique de l'inoculation de la vaccine contre la variole est indubitable, et les quelques inoculations infructueuses ne doivent pas rebuter et décourager les médecins.

C. Le système de thérapeutique pratique **(System der practischen Heilkunde)** *(1800-1805)*

Il fut publié à Iéna et à Leipzig chez Frommann, le premier volume en 1800 et le second en 1802. L'ouvrage est dédié à P.G. Hensler (1733-1805), professeur de médecine à Kiel et archiatre du roi du Danemark, et à L.F.B. Lentin, médecin (*Leibmedicus*) du roi de Grande-Bretagne à Hanovre. La préface du premier volume date de juillet 1800 et celle du second de mars 1802. Il n'a pas été traduit en français. Une bibliographie suit la première préface. En 1805, l'éditeur sortit une nouvelle édition dans les mêmes villes, avec un second volume complété de deux nouvelles parties. Donnons les têtes de chapitre des deux volumes.

Le premier volume est consacré, après une introduction, à la thérapeutique générale. Le chapitre initial traite de la thérapeutique par la nature, le second de la théorie générale de la guérison. Le troisième porte sur l'action et l'usage des remèdes, le quatrième sur les manières de guérir, le cinquième sur la pathogénie et la représentation des maladies fondamentales eu égard à la thérapeutique. Il y conteste la doctrine de Brown.

Les chapitres VI à XV sont consacrés aux différentes méthodes thérapeutiques, successivement, les méthodes générales de l'art de guérir, la méthode excitante, la méthode fortifiante, la méthode calmante, la méthode affaiblissante, la méthode spécifique, la méthode antagoniste, la méthode restaurante, la méthode évacuante, et enfin les méthodes transformant les propriétés et les rapports matériels du corps organique.

Le second volume traite de la thérapeutique spéciale. La première partie concerne les fièvres qui, après leur conception générale, sont divisées en fièvre simple, fièvre sthénique (synoche), fièvre asthénique (typhus), et fièvre intermittente.

La seconde partie concerne les inflammations qui, après les généralités, sont divisées en encéphalite, ophtalmie, otite, pneumonie, cardite, angine, diaphragmite, gastrite, entérite, hépatite. Il traite ensuite succinctement d'autres inflammations : splénite, néphrite, cystite, métrite, péritonite, épiploïte, mésentérite, psoïte, et enfin assez longuement de l'érysipèle, soit dix-neuf espèces d'inflammations en tout.

La troisième partie traite des maladies cutanées. Il décrit leur pronostic et leur étiologie communs, les classe ensuite d'après leurs symptômes, leurs causes ou leur caractère dynamique, et analyse leur thérapeutique générale. Il traite ensuite les maladies individuellement : variole, varicelle, rougeole, scarlatine, rubéole, miliaire, pétéchies, pemphigus, aphtes, *essera*, urticaire, gale, herpès, teigne, croûtes de lait, lèpre, pian, roséole, furoncles, intertrigo, lentigo, comédons, nævus, callosités, plique, et alopécies.

Pour chaque dermatose il place en tête des références bibliographiques. Par exemple, pour les exanthèmes, il cite le traité de 1777 du médecin français A.-C. Lorry (1726-1783) *Tractatus de morbis cutaneis*, premier traité moderne de dermatologie selon Rullière, celui de 1776 de l'Autrichien J.J. Plenck (1733-1776), et celui de l'anglais R. Willan (1757-1811) publié à partir de 1798 mais inachevé. Pour la gale (*Scabies*) il cite l'ouvrage *Ätiologie der Krätze* (Étiologie de la gale) (1786) de J.E. Wichmann (1740-1802) où celui-ci établit l'origine parasitaire de la gale.

La quatrième partie est consacrée aux empoisonnements, classés à nouveau en deux catégories, ceux déterminant un contage, une infection (*infectiones*), et les autres. Il étudie successivement leurs diagnostic, pronostic, étiologie et thérapeutique communs. Concernant l'étiologie générale des contages, il examine la nature du *contagium*, sa transmission et ses effets sur l'organisme. Il traite ensuite de trois maladies contagieuses : la peste en quelques pages ; la syphilis en une centaine de pages comprenant les thérapeutiques mercurielle et non mercurielle, et les accidents locaux ; et la rage en moins de vingt pages. Il divise les poisons non contagieux en poisons végétaux, minéraux, animaux, et gazeux.

Pour la classe des *contagia* ou *infectiones* source des maladies infectieuses (*Ansteckungskrankheiten*) il fournit comme références sa propre pathologie des maladies infectantes (*Ansteckenden Krankheiten*) et deux ouvrages allemands, celui de F.A.P. Gutfeld (1777-1808) intitulé *Einleitung in die Lehre von den ansteckenden Krankheiten und Seuchen* (1804) et un autre d'Alderson.

Pour chacune des trois maladies contagieuses qu'il étudie, il place aussi en tête une bibliographie. Sur la peste il distingue les ouvrages de Samoilowiz, médecin russe né vers 1700 qui recommandait l'inoculation lors d'une épidémie de peste, de G. Chenat, de Chicoyneau (1672-1652), qui ne croyait pas à sa contagion, de Mertens (1737-1788) et de Russol.

Pour la syphilis il cite les ouvrages de Jean Astruc (1684-1766), de Girtanner, de F.X. Schwediaur (1748-1824) et d'A.F. Hecker (1763-1821).

Concernant la rage il retient les *Observations sur la rage* (1779) de Portal, la traduction allemande des *Recherches sur la rage* (1779) de C.L.F. Andry (1741-1829), un essai sur une nouvelle théorie de l'hydrophobie de Baader, ainsi qu'un article du volume XI (1800) de son journal.

Rapportons le commentaire de Sprengel sur cet ouvrage : *L'ouvrage le plus célèbre de tous ceux que les temps modernes virent éclore sur la thérapeutique générale a pour auteur C.G. Hufeland, homme qui exerce une puissante influence littéraire, mais qui n'a pas assez de courage pour l'employer à diriger l'esprit de ses contemporains. On trouve dans ce livre, d'ailleurs fort utile, des traces évidentes de la trop grande facilité avec laquelle Hufeland cède aux opinions et aux hypothèses éphémères du temps. Partout il cherche à concilier la théorie de l'excitement, à laquelle il fait cependant de fortes objections, avec les idées des matérialistes chimistes : il décide que chaque maladie et chaque méthode curative ont à la fois un caractère dynamique et un caractère matériel, et que chaque remède agit aussi à la fois sur l'irritabilité et sur la matière. Au reste il trace parfaitement bien les principes de la guérison naturelle, discute d'une manière claire et persuasive l'état sthénique et asthénique, et dit de très bonnes choses sur la méthode fortifiante par nutrition, quoiqu'il eût pu se dispenser d'introduire le nouveau terme de* méthode restaurante. *En général, cet ouvrage conservera toujours un certain degré d'importance à cause de la manière excellente dont les différens sujets y sont traités, quoiqu'on ait lieu de ne point être satisfait de l'ordre qui y règne, et que, par condescendance pour la mode, l'auteur substitue quelquefois des expressions nouvelles à celles qui étaient usitées jusqu'alors.*[1]

1 Sprengel, *op. cit.* p. 545-546

CHAPITRE IV :
Hufeland à Berlin, de son installation à la guerre contre Napoléon (avril 1801 - octobre 1806)

1. De la Prusse de 1801 à la fuite du couple royal en octobre 1806

Après le long règne de Frédéric le Grand (1712-1786), très francophile, ami de Voltaire et de d'Alembert, qui gouverna la Prusse pendant quarante-six ans, son neveu lui succéda sous le nom de Friedrich-Wilhelm II (Frédéric-Guillaume II). Celui-ci régna de 1786 à 1797. Instigateur de la première coalition contre la Révolution française il subit une cuisante défaite à Valmy contre l'armée républicaine.

Son fils aîné prit les destinées du royaume à sa mort en 1797 sous le nom de Friedrich-Wilhelm III (Frédéric-Guillaume III). Il régna pendant quarante-trois ans, jusqu'en 1840, et Hufeland fit donc toute sa carrière sous son règne comme son premier médecin, professeur de médecine à l'Université, médecin-chef à la Charité, et directeur du Collège médico-chirurgical.

Né le 3 août 1770 à Postdam Frédéric-Guillaume III se maria en juillet 1793 avec Louise de Mecklembourg-Strelitz (1776-1810), future reine Louise (Luise). Il hérita du pouvoir en novembre 1797, donc trois ans environ avant de faire venir Hufeland à Berlin.

Ce roi, contrairement à son père, se souciait peu de sa renommée. Bien qu'officier militaire et aimant les parades d'uniformes il détestait la guerre, qu'il jugeait contraire au bonheur des hommes.[1] Aussi, maintint-il, au début de son règne la politique de neutralité envers la France de son père, qui avait rompu avec la coalition antifrançaise à l'ouest et signé à Bâle le 5 avril 1795 un traité de paix séparé avec la France. La Prusse ne se préoccupait aucunement du sort du Saint-Empire romain germanique, et le traité de Bâle divisait l'Allemagne en établissant une ligne de démarcation entre les États du Nord que la Prusse voulait neutres et ceux du Sud. Cependant, elle se retrouvait maintenant isolée sur le plan diplomatique, hormis avec la France.

Le 23 mai 1802, elle signa avec la France un accord secret qui prévoyait qu'en échange de sa neutralité elle recevrait plusieurs anciennes villes d'Empire et des principautés ecclésiastiques sécularisées. En avril 1803, la diète d'Empire, avec son système des neuf Électeurs des principaux États germaniques, fut dissoute. Le Saint-Empire romain germanique s'était progressivement disloqué.

---

1 En octobre 1798 il confiait à son oncle : *Chacun sait* [...] *que j'abhorre la guerre et que rien ne m'importe plus que le maintien de la paix et de la tranquillité, le seul système qui me semble permettre le bonheur des hommes.* (Clark C., *Histoire de la Prusse 1600-1947* (2006), trad. de l'anglais par E. Chédaille, P. Hersant et S. Kleiman-Lafon, Perrin, 2009, p. 299)

Après la défaite des forces austro-russes à Austerlitz le 2 décembre 1805 la Prusse s'allia avec la France pour assurer sa sécurité, tout en poursuivant en secret un rapprochement avec la Russie. De plus, l'Angleterre, du fait de cette alliance avec la France, lui déclara la guerre le 11 juin 1806. Suite à un nouveau viol du pacte de neutralité par Napoléon la Prusse se prépara à entrer en guerre contre la France, le roi étant finalement influencé par certains ministres et conseillers qui prônaient la guerre, et par sa femme. Un « parti de la guerre » s'était créé au sein de la bureaucratie gouvernementale divisée, emmené par les ministres K.A. von Hardenberg et K.F. von Stein qui y avaient rallié plusieurs membres de la famille royale dont la reine Louise.

Frédéric-Guillaume III adressa à Napoléon le 26 septembre 1806 une lettre condamnant sa rupture du pacte de neutralité à laquelle l'empereur des Français répondit de façon assez méprisante en se disant sûr de sa prochaine victoire, comme à Austerlitz contre les Russes d'Alexandre 1er, s'il lui faisait front. Le roi se décida enfin, malgré ces menaces, à entrer en guerre, mais avec une armée mal préparée et la Saxe comme seul alliée la défaite était inévitable contre l'armée très rapide de Napoléon. L'avant-garde prussienne fut défaite à Saalfeld le 10 octobre 1806. Puis les Français infligèrent une sévère déroute aux Prussiens à Iéna et à Auerstaedt le 14 octobre, et atteignirent Berlin le 24 octobre, Napoléon y entrant le 27. La cour avait déjà fui vers l'Est.

2. Premières fonctions médicales d'Hufeland à Berlin (1801-1806)

A. L'état de la médecine en Prusse à la fin du XVIIIe siècle

Dans son étude historique et sociologique de la Prusse au XVIIIe siècle H. Brunschwig, après avoir décrit la période de l'*Aufklärung* (philosophie des Lumières) qui recouvrit presque tout ce siècle, puis la crise sociale et politique en Prusse, relate la transition du pays vers sa crise morale et une mentalité nouvelle opposée à l'*Aufklärung*. Ainsi naquit le romantisme à la fin du siècle qui se définit, selon lui, par la foi au miracle, et la primauté du sentiment sur l'intelligence et le rationalisme.

Il commente les aléas de la médecine dans un sous-chapitre intitulé « le miracle dans la santé : médecine romantique et maladies à la mode ».

Selon lui, les progrès médicaux et scientifiques, initiés durant l'*Aufklärung* par F. Hoffmann à Halle, Boerhaave à Leyde, puis par van Swieten et de Haen à Vienne, furent longs à se mettre en place. À Berlin, le *Theatrum anatomicum* construit en 1713 fut célèbre et la clinique auprès des malades se développa. Mais les règles d'hygiène établies par les médecins d'État ne progressèrent pas, notamment à l'hôpital de la Charité de Berlin.[1] Il souligne le rôle crucial

1 *Les médecins d'État, pensionnés par les princes ou ceux des villes, éprouvent de grandes difficultés à faire triompher les règles de l'hygiène. Dans bien des hôpitaux, on n'hésite pas, quand la place fait défaut, en période d'épidémie, à loger plusieurs malades dans le même lit. À Berlin, même, la*

d'Hufeland et fait l'éloge de son traité sur la macrobiotique : *En médecine, comme en toute chose, il faut lutter contre les préjugés traditionnels et « éclairer » l'opinion publique. Un homme s'y emploie dont on ne saurait exagérer le rôle : Christian Guillaume Hufeland, professeur à l'Université de Iéna, puis de Berlin, médecin ordinaire du roi de Prusse. Il passe la plus grande partie de son existence à démontrer que les médecins ne sauraient ratifier des pratiques réprouvées par le bon sens. En 1795, il fonde le* Journal de médecine pratique *qui recueille ses observations et celles de ses confrères, pour le plus grand bien de tous. Il veut « accroître la masse des expériences (qui forme la seule vraie source de la médecine) et faire de l'expérience de chacun, la propriété de tous ». Au nom de la raison universelle, il déclare la guerre aux charlatans, de plus en plus nombreux, qui abusent de la crédulité publique. Servi par un merveilleux talent de vulgarisateur, il collabore à la plupart des grands journaux. Ses articles sont d'un style si alerte, d'une composition si claire, d'une si parfaite rigueur dans l'enchaînement des idées que l'évidence de leurs conclusions s'impose à tous les lecteurs.* [...] *La plupart de ces études ont été réunies dans une œuvre magistrale, dont les rééditions successives ont prolongé l'existence jusqu'à nos jours.* La Macrobiotique ou l'art de prolonger la vie *est vraiment le chef-d'œuvre de la médecine populaire.*[1] Brunschwig résume toutes les prescriptions hygiéniques d'Hufeland, que des confrères imitent, comme Marcus Herz (1747-1803), ou que des professeurs ou des jeunes gens mettent en pratique.

Il fait aussi état des différentes doctrines médicales, telle celle de Brown, et des faiseurs de miracles médicaux, tels Mesmer ou Cagliostro, qui fleurirent dans le dernier quart du siècle en Allemagne. La philosophie ou le mysticisme religieux remplacèrent la médecine pratique. Les philosophes de la nature voulurent fonder une médecine nouvelle. Les charlatans se multiplient, dont Brunschwig raconte l'histoire.[2]

Parallèlement, la nouvelle génération des romantiques se levait. Brunschwig note leur mauvaise santé. Ils sont anémiés, tuberculeux comme Novalis (1772-1801) et ses frères, ou malades des nerfs, une maladie à la mode. Ils souffrent d'hypocondrie, recherche la solitude qu'il croit nécessaire au génie, ou l'amitié amoureuse masculine. Ils parlent banalement de leurs crachements de sang.

En effet, la phtisie ou consomption, dont la tuberculose, faisait des ravages. En 1796, à Berlin dotée de 140 000 habitants, sur 5396 décès le premier rang revient

---

presse révèle en 1796 la façon scandaleuse dont est administrée la « Charité ». Ce vieil hôpital, ancien asile de pestiférés, est isolé dans le Nord de la ville, aux rues boueuses et sombres. Le rez-de-chaussée sert d'hospice. Les deux étages peuvent normalement abriter 250 malades. Il s'en trouve 3325 quand Schleiermacher y devient aumônier. Les médecins, nommés par la direction des pauvres (Armendirektion) *et surveillés par un inspecteur, n'y sont pas écoutés.* (Brunschwig H., *op. cit.* p. 292-293)

1 Ib., p. 292-293

2 Ib., p. 295-299

à la consomption avec 1114 cas ; 707 cas à la misère, et 288 à la vieillesse, qui figure au septième rang.[1]

Les médecins devenant de plus en plus nombreux vers la fin du siècle en Prusse le gouvernement, malgré les besoins, appliqua des mesures destinées à éviter la pléthore, dont un examen et un stage pratique plus exigeants pour les étudiants. En 1802, il fixa les honoraires des médecins, selon qu'il s'agit d'une première consultation ou des subséquentes, ou selon la pathologie, et ceux des chirurgiens d'après leurs actes tels que clystère, ponction de la vessie, opération de la pierre, ou amputation. Mais, selon l'historien, la clientèle tendit vers la même époque à se détourner des médecins et la vogue alla aux cures miraculeuses des charlatans.[2] Les jeunes bourgeois formés à l'*Aufklärung*, s'ils ne croient pas aux revenants ou à l'élixir de longue vie, ne luttent pas contre ces excès et cherchent une solution individuelle miraculeuse. Ils se délectent de rêverie, d'imagination et de mysticisme. Brunschwig voit dans ce renoncement et cette psychologie propre la naissance du romantisme et le fait des jeunes nés entre 1760 et 1770. Les médecins eux-mêmes sont touchés. Ils se détournent des observations pour étudier la philosophie de la nature.

La fièvre de génie des romantiques devient une épidémie, une mode. Ils voient la mort non comme un anéantissement mais comme une libération. Ils songent au suicide, tels Novalis, Friedrich Schlegel, ou Heinrich von Kleist (1777-1811) qui, lui, passe à l'acte en se tirant une balle dans la bouche. Les suicides croissent. Une statistique notifie que, de 1781 à 1786, 239 Berlinois se sont suicidés, ce qui représente 8 % des décès. Plus de la moitié sont des soldats.[3]

En 1804, la Prusse ne comprend que peu de professeurs de médecine et seulement 164 étudiants dans cette discipline. Ceux-ci doivent déposer douze exemplaires de leur thèse et passer un examen devant le Collège médico-chirurgical qui les habilitera à exercer en Prusse.

Ce collège créé en 1685 était composé de sept professeurs, dont deux anatomistes, un botaniste, un chimiste, un chirurgien, et deux physiologistes thérapeutistes et pathologistes, rétribués par le roi depuis 1724. Brunschwig remarque que les étudiants berlinois disséquaient en moyenne deux cents cadavres par an, quantité alors rare. Un collège supérieur de santé, créé en 1719 et constitué de trois membres, veillait à l'hygiène publique.[4]

L'historien de la Prusse Eugène Véron raconte, pour sa part, que Frédéric-Guillaume III, au début de son règne en 1797, abolit le monopole des tabacs et supprima le comité supérieur d'inquisition instauré par son père sous la houlette de Wöllner et des illuministes.[5] Il supprima ou restreignit beaucoup les sociétés

---

1 Ib., p. 197
2 Ib., p. 226-228
3 Ib., p. 329
4 Ib., p. 225-226
5 J'appelle « illuministes » la branche de la franc-maçonnerie adeptes des sciences occultes, pour ne pas les confondre avec les Illuminés de Bavière qui défendaient la philosophie des Lumières.

secrètes. Le gouvernement, commente Véron, renonça ainsi à la prétention de surveiller la santé morale et spirituelle du public, et la remplaça par le soin de donner aux médecins du corps toutes les facultés pour s'instruire. On avait réformé le mode d'examen et on avait nommé un comité de cinq membres, choisis parmi les médecins les plus instruits, pour veiller à l'exécution du nouveau programme. Selle en avait été nommé président.[1] Celui-ci étant décédé en 1800 Hufeland, devenu célèbre, fut destiné à le remplacer dans ses principales fonctions.

B. Discorde d'Hufeland avec ses confrères de Berlin et les adeptes du système de Brown (1801-1806)

Hufeland partit pour Berlin en avril 1801. La capitale possédait 140 000 civils en 1799. Il avait en charge de multiples tâches : médecin de la famille royale, directeur de la faculté médicale, premier médecin d'un grand hôpital, et membre de l'académie des sciences. Cela exigeait une grande énergie, trop grande même. Il raconte que l'accueil de toute la famille royale fut extrêmement bienveillant et excitant, de même celui du public qui lui accorda rapidement une confiance générale. Plus difficile fut le rapport avec ses collègues du *Collegium medicum* (Collège médico-chirurgical), parmi lesquels J.G. Walter (1734-1818)[2], J.C.A. Mayer (1747-1801), professeur d'anatomie du Collège et médecin ordinaire du roi de Prusse, et N.T. Gönner (1764-1827), parce que la plupart étaient beaucoup plus vieux que lui et devaient admettre d'être dirigé par un jeune médecin à une place qu'ils convoitaient.

Le plus pénible fut sa relation à l'hôpital de la Charité avec J.F. Fritze (1735-1807), professeur de thérapeutique au Collège, et un des browniens les plus fanatiques selon lui. Beaucoup de choses n'allaient pas à l'hôpital qu'il tenta de réformer sans succès à cause de l'autorité administrative, ayant simplement un rôle de coordination. Il fit tout son possible, mais survint ensuite son rapport déplaisant avec Fritze, qui traitait tous les malades selon les principes browniens, en se vantant, par exemple, de n'avoir pas laissé faire une seule saignée durant toute une année, tandis que lui-même, dans la salle de cours du même hôpital, traitait de l'inanité et de la nocivité du système.

Le pire pour lui fut de devoir bientôt passer tout son temps sur les chemins, n'ayant que 1600 thalers de salaire et une famille qui grandissait, à faire trente à quarante visites de malades par jour de 9 à 16 heures et de 17 à 20 heures. Il disait pourtant qu'un des meilleurs signes de reconnaissance d'un bon médecin figurait dans la longueur de sa consultation. En fait, ce gage paraît contestable car la

---

1 Véron Eugène, *Histoire de la Prusse depuis la mort de Frédéric II jusqu'à la bataille de Sadowa*, Paris, F. Alcan, 5e éd., 1886, p. 73

2 Barbeguière indique que Walter était, comme Hufeland, conseiller privé du roi de Prusse, et professeur d'anatomie. Il s'occupait du Museum anatomique appartenant au roi, riche de trois mille pièces de préparations anatomiques, la plus belle collection d'Europe selon un propos de Gall que Barbeguière rapporte.

qualité d'une consultation dépend aussi des connaissances du médecin, de sa rapidité et de son don d'observation. Le surmenage d'Hufeland comme praticien engloutit ses autres activités et commença à altérer sa santé.

En 1803, Brandis (1762- ?), venu d'Hanovre à Berlin, lui proposa d'assurer le professorat de thérapeutique et de clinique à Göttingen. Il accepta, mais le roi voulut le garder et lui donna 15 000 thalers pour acheter une nouvelle maison. Ceci le décida à rester.

Cependant, il se dit victime alors d'une cabale montée contre lui par Fritze qui, avec la complicité d'académiciens, engagea en secret à la Charité comme aide et disciple un jeune brownien des plus ardents, ce qu'il apprit trop tard et ne put empêcher.

3. La maladie et la mort de Schiller (9 mai 1805)

Pendant les trois semaines d'avril à mai 1804 que Schiller passa à Berlin, à l'occasion de la présentation de ses drames, il rendit visite à Hufeland. Celui-ci l'accueillit amicalement chez lui et ils s'entretinrent longuement de l'époque où ils vécurent en même temps à Iéna, donc entre 1790 et 1799. À partir de 1789 Schiller, nommé professeur extraordinaire d'histoire à l'université d'Iéna, avait enseigné plusieurs années l'histoire et donc côtoyé Hufeland au moins dans ce cadre, qui l'a probablement aussi consulté pour sa santé. Il ne s'était installé à Weimar qu'en 1799.

Il avait fait des études médicales à Stuttgart à partir de 1776, l'Académie militaire ducale de Ludwigsburg s'y étant transférée et une section médicale s'étant ouverte. Sans grande vocation il rédigea avant de quitter l'école en 1780 une dissertation intitulée *Essai sur la connexion de la nature animale de l'homme avec sa nature spirituelle*[1]. Les questions philosophiques que posait la médecine surtout l'intéressaient, et il avait écrit un an auparavant un essai évocateur *Philosophie de la physiologie*. Il s'était passionné pour une cure qu'on lui avait demandé d'entreprendre sur un camarade neurasthénique qui voulait se suicider. Il exerça ensuite comme médecin militaire au service du duc Ludwig Eugen de Wurtemberg (?-1795), partisan de l'absolutisme, mais s'occupa davantage de ses drames et de ses poésies.

Schiller fut probablement atteint jeune de la phtisie pulmonaire. Dès septembre 1782, lors de sa fuite, avec un ami musicien, de Stuttgart et du duché de Wurtemberg que le duc lui interdisait de quitter, une fatigue intense et une pâleur se manifestèrent lors de leur longue marche de Mannheim à Francfort.[2] En 1791 il tomba gravement malade de la poitrine et on crut qu'il mourrait. Il se rétablit, mais sa santé fut définitivement altérée. On l'attribua à son excès de travail.[3]

1 *Ueber den Zusammenhang der thierischen Natur des Menschen mit seiner geistigen*
2 Bossert A., *Goethe et Schiller*, Hachette, Paris, 1882, p. 135-137
3 *Œuvres dramatiques de Schiller*, trad. en français par M. de Barante, Paris, 1842, p. XIX

Lors de son séjour à Berlin au printemps 1804 Frédéric-Guillaume III le sollicita vivement de s'y installer. Schiller se contenta, après son retour à Weimar le 21 mai 1804, de faire une requête auprès du duc de Saxe-Weimar pour une subvention de mille écus, plus modeste que les propositions financières triples du roi de Prusse, en espérant en quelques années bénéficier du complément de revenu qu'il jugeait nécessaire pour vivre décemment. Il ne se voyait donc pas mourir bientôt. Le duc accorda sans difficultés un doublement de son salaire, soit huit cents écus.

Le voyage à Berlin l'aurait beaucoup fatigué et il serait revenu malade. En juillet 1804 il prit froid lors d'une promenade en voiture. Il en résulta une crise grave de trois à quatre jours, et son état se montra inquiétant le 24. Il fut long à se remettre, comme il l'indique à Goethe le 3 août.[1] Durant le froid glacial de l'hiver suivant, très rude, il attrapa une maladie aiguë, qu'il qualifie de rhume le 15 janvier 1805, mais dont il informe Goethe de la gravité le 22 février, la dernière lettre de leur correspondance où il évoque ses maladies.[2] Son caractère épidémique et la fièvre intense qu'elle lui causa font suspecter une grippe. À la fin de mars il annonça à Goethe s'en être relativement mieux sorti que d'ordinaire lors d'un niveau de baromètre aussi élevé. Goethe le revit un court instant le 1er mai. Schiller allait au spectacle ce jour-là et il rechuta le soir même d'une maladie dont il mourut le 9 mai à 45 ans.

Il est probable qu'il mourut d'une pneumonie aiguë sur un terrain fragilisé. On admet qu'il souffrait d'une phtisie pulmonaire chronique. Bossert le croit atteint d'une affection pulmonaire aggravée par ses excès de travail et qui le consumait lentement. Charles Coury le classe dans les littérateurs atteints de tuberculose.[3] Il nous paraît probable qu'Hufeland connut sa maladie, sans qu'il puisse empêcher son évolution.

---

1 *La crise que j'ai subie a été vraiment dure, et les choses auraient fort bien pu mal tourner, mais le péril a pu heureusement être conjuré, et tout commence à aller mieux, sauf que je voudrais bien que l'intolérable chaleur ne m'empêchât pas de reprendre des forces. Une grande dépression nerveuse survenant soudain à cette époque de l'année, c'est véritablement, ou peu s'en faut, une condamnation à mort, et, depuis huit jours que le mal s'est apaisé, c'est à peine si je sens renaître mes forces, bien que j'ai la tête passablement lucide, et que l'appétit me soit revenu tout entier.* (*Goethe Schiller – Correspondance 1794-1805*, nrf, Gallimard, Paris, 1994, Tome II, p. 539) ; Bossert cite aussi cette lettre, dans une autre traduction. (Bossert op. cit. p. 375)

2 *Les deux coups si rudes que j'ai eu à soutenir dans l'espace de sept mois m'ont ébranlé jusque dans mes racines, et j'aurai peine à m'en remettre. Je sais bien que ma crise présente a tout l'air de s'expliquer uniquement par l'épidémie qui n'épargne personne, mais la fièvre a été si violente, et est venue me surprendre à un moment où j'étais déjà dans un tel état de faiblesse, que j'en suis exactement au point où je serais si je relevais de la plus grave des maladies, et il me faut surtout un très grand effort pour lutter contre une sorte de découragement qui est bien ce qu'il y a de plus pénible dans mon affaire.* (Ib., T. II, p. 554)

3 Coury Charles, *Grandeur et déclin d'une maladie ; la tuberculose au cours des âges*, Lepetit, Suresnes, 1972, p. 217

4. Une cure avec la reine Louise à Bad Pyrmont (juin – juillet 1806)

Hufeland bénéficia toujours plus de la bienveillance et de la générosité de la reine. Celle-ci fut la marraine de sa dernière fille, Luise, née en 1804. Il se rappelle particulièrement d'un séjour fait avec elle en 1806 aux eaux de Pyrmont. La reine devait fortifier sa santé. Ce fut, dit-il, le dernier coucher de soleil d'un temps heureux qui s'achevait car, à leur retour à la fin de juillet, la déclaration de guerre contre Napoléon était imminente.

J.-P. Bled a raconté ce voyage de la reine Louise à Bad Pyrmont, accompagnée par Hufeland.[1] La Prusse vivait alors mal son alliance avec la France, prête à se rompre sous la pression du « parti de la guerre » contre Napoléon. Il en résulta des tensions chez la reine Louise aggravées par les indécisions répétées de son mari sur le parti à prendre. Elle souffrait de maux de dents chroniques et de migraines de plus en plus fréquentes. Elle percevait que ses tourments se répercutaient sur son organisme et lui devenaient familiers. Dans une lettre du 23 mai 1806, elle questionna même son ami, le tsar Alexandre, sur l'existence d'un remède contre les maux de l'âme.

Nous dirions aujourd'hui qu'elle somatisait, mais ses médecins, dont Hufeland, s'interrogèrent sur l'éventualité d'un mal profond. Ils lui recommandèrent une cure de plusieurs semaines dans la station thermale courue de Bad Pyrmont. Le roi y était opposé car sa présence lui semblait nécessaire en ces temps tumultueux. Elle lui fit valoir, dans une lettre du 12 avril 1806, que sans cette cure son état de faiblesse s'aggraverait, se montrant même inquiète pour sa vie.

Accompagnée par Hufeland elle partit à la mi-juin sous une chaleur éprouvante, respira les nuages de sable que souleva la voiture pendant quatre jours, au point de s'en croire par trois fois asphyxiée, et arriva le 19 juin dans la fraîcheur de Bad Pyrmont. Elle y discuta avec le duc de Brunswick (1735-1806), grand militaire du temps de Frédéric II mais humilié à Valmy[2], qui lui donna des conseils politiques et stratégiques pour décider le roi à choisir un camp. Il sera tué d'une balle entre les deux yeux à Auerstaedt. Selon l'historien de la médecine Cabanès, qui éprouve surtout du mépris envers Louise, celle-ci forma à Pyrmont une sorte de congrès de dames aristocrates conspirant ensemble contre Napoléon.[3] Dans cet ouvrage plutôt partial, il consacre un chapitre au *roi aboulique* Frédéric-Guillaume III.

Hufeland dirigea la cure de Louise qui imposait des soins uniquement en matinée, l'après-midi étant réservé au repos et aux mondanités. Quand il l'autorisait, elle faisait des promenades à cheval avec ses amis aristocrates venus nombreux. Au fur et à mesure de la cure, elle se sentit de mieux en mieux et fut

---

1 Bled Jean-Paul, *La reine Louise de Prusse, une femme contre Napoléon*, Fayard, 2008, p. 130-134

2 Selon Gérard Lambert, un des facteurs de cette défaite sans vrai combat serait l'épidémie de dysenterie qui toucha les troupes austro-prussiennes et dont 17 000 hommes seulement sur 43 000 survécurent. (Lambert G., *Vérole, cancer & cie. La société des maladies,* Seuil, Paris, 2009, p. 114-115)

3 Cabanès, *Folie d'Empereur,* Paris, Albin Michel, 1915, p. 331

de retour à Berlin le 29 juillet. Dix jours plus tard, Frédéric-Guillaume III mobilisait ses troupes.

5. La phrénologie jugée par Bischoff et Hufeland (1805-1806)

A. Histoire de la phrénologie avant l'appréciation d'Hufeland (1798-1805)

Le terme « phrénologie » a été inventé seulement en 1815 et Franz Josef Gall, son fondateur, n'a jamais accepté ce néologisme. Gall naquit le 9 mars 1758 dans le duché de Bade, près de Pforzheim. En 1777, il entama des études de médecine à Strasbourg, puis les continua à Vienne en 1781 où il fut reçu docteur en 1785 et où il se mit à exercer comme médecin-chef dans l'hôpital des sourds-muets. Tout en pratiquant la médecine, il s'intéressa à la philosophie, et publia en 1791 à Vienne une première étude qui n'annonçait pas encore son système.[1] En 1796, il débuta un cours particulier sur la physiologie du cerveau.

Sa première intuition naquit lors de sa scolarité. Il avait remarqué plusieurs fois que les élèves qui apprenaient aisément par cœur, donc doués d'une très bonne mémoire, se caractérisaient par des yeux saillants. Il vérifia cette observation princeps sur d'autres individus, et se mit à rechercher des signes céphaliques chez ceux dotés d'une faculté particulièrement développée, d'abord chez des hommes célèbres, puis parmi des groupes sociaux variés.

L'étude sur des personnes vivantes s'avérant difficile il créa une collection de plusieurs centaines de moulages fabriqués à partir de crânes de personnes fraîchement décédées, et de crânes originaux prélevés dans les chambres mortuaires des hôpitaux et de la tour des fous de Vienne. On a vu que ces morgues tendaient à se multiplier en Allemagne pour prévenir les enterrements précipités, et que la première fut construite à Weimar en 1791 sous l'impulsion d'Hufeland. Gall investiguera aussi les prisons pour déceler la particularité anatomique crânienne correspondant à la pulsion criminelle. Ses recherches ne passionnèrent pas davantage sa femme, dont il divorça en 1797, que celles de Mesmer n'avaient intéressé la sienne, qu'il avait quittée à son départ pour Paris en 1777.

En 1798, Gall annonça dans le numéro 12 du *Neue teutsche Merkur* de Wieland un ouvrage exposant sa théorie dont il donnait une idée concise. Perçu comme un libre penseur matérialiste un édit de 1801 de l'empereur François II (1768-1835) lui interdit de donner des cours privés chez lui. Cependant, d'autres États plus libéraux le réclamèrent et il y fit une tournée, avec le projet de visiter toutes les grandes villes européennes.

Précédé de sa célébrité il commença par Berlin où il séjourna un mois, de mars à avril 1805. Il y entreprit de donner un cours. Cinq cents auditeurs y assistèrent.

1 Gall F.J., *Philosophisch-medicinische Untersuchungen ueber Natur und Kunst im kranken und gesunden Zustand des Menschen* (Recherches philosophico-médicales sur la nature et l'art chez les hommes sains et malades)

Kotzebue en fit une satire intitulée *Craniomanie*. Le 17 avril, Gall se rendit avec son élève Spurzheim (1776-1832), qui avait découvert sa théorie en 1800 lors d'une de ses leçons, à la prison de Berlin où ils palpèrent les crânes de deux cents prisonniers devant un parterre d'invités, dont le médecin J.C. Flemming (1750- ?)[1] et le médecin botaniste Wildenow (1765-1812). Gall reconnut sur la plupart des détenus la partie crânienne correspondant à la propension au vol. La visite fut un succès. Le 20 avril, ils se rendirent à Spandau, près de Berlin, où ils visitèrent la forteresse carcérale et la maison de correction.[2] Ils renouvelèrent leur exploit, dit Renneville, en présence d'Hufeland, du Pr Reich et du Dr Meyer.[3]

À Halle il gagna à sa doctrine anatomique et physiologique Reil et Loder, l'ami d'Hufeland. Goethe se montra également très intéressé, ce qui n'a rien d'étonnant, lui qui avait fait de nombreuses recherches et participé à la création de la physiognomonie de son ancien ami Lavater (1741-1801). Il était alors malade et alité, et reçut Gall chez lui pour des leçons particulières. Enthousiasmé il le suivra à Iéna, à Weimar et à Göttingen. Après Halle Gall se rendit à Iéna où la duchesse Anne-Amélie de Saxe-Weimar et Wieland furent ses auditeurs.

Il arrivera à Paris, avec Spurzheim, en octobre 1807, et y approfondira ses recherches craniologiques sur une multitude d'individus. Il y publiera dès lors ses ouvrages fondamentaux en français et y restera jusqu'à sa mort en 1828.

En 1805, Bischoff, un élève devenu un ami d'Hufeland, publia un exposé de la doctrine de Gall, qui fut complété par des remarques d'Hufeland. Comme ce système intéresse davantage l'anatomie du cerveau et du crâne que la médecine et la thérapeutique nous placerons leurs études, très pertinentes, en annexe.

B. L'avenir de la phrénologie en France (1802 - 1848)

Un mois après son arrivée à Paris, en novembre 1807, Gall, avec Spurzheim, réalisa des dissections publiques devant deux cents médecins des plus distingués, des professeurs de médecine, et quelques membres de l'Institut. Corvisart devint un fervent défenseur de la doctrine, à la différence de Napoléon, qui en aura une profonde aversion et contribuera à la perdre. L'empereur assimile Gall à un charlatan du même rang que Cagliostro, Mesmer ou Lavater.

Le 8 janvier 1808, Gall commença son cours public. Il ne fut pas inquiété par les autorités. Aussi, décida-t-il de s'installer en France. Un mémoire rédigé avec Spurzheim sur l'anatomie et la physiologie du cerveau, déposé à l'Académie des sciences le 14 mars 1808, fut évalué par une commission comprenant Pinel, Tenon, Portal, Sabatier, et Cuvier comme rapporteur. Le rapport est mitigé et n'apprécie que l'aspect anatomique sans se référer à la théorie cranioscopique et

---

1 Flemming publia en 1805 à Berlin un ouvrage sur la théorie de Gall : *Ideen zu einer künftigen Beurtheilung der Gall'schen Beobachtungen über die Verrichtungen des Gehirns.*

2 C'est dans cette forteresse que les nazis non exécutés et condamnés à la prison comme Spiehr et Rudolph Hess ont purgé leur peine.

3 Renneville Marc, *Le langage des crânes. Histoire de la phrénologie.* Préface de G. Lantéri-Laura, Institut d'édition Sanofi-Synthélabo, Paris, 2000, p. 36

psychologique de Gall. Dès 1809 Pinel rejeta le système. Cependant, la doctrine enflamma le public, les salons et les débats, comme Mesmer en 1778.

Gall, installé à Paris, y publia en 1810, avec Spurzheim (1776-1832), le premier volume de leur traité de phrénologie. Le quatrième et dernier volume paraîtra en 1819. Le titre indique en quoi consistait cette nouvelle « science » qui tentait de relier le psychisme au corps à partir de données morphologiques du crâne : *Anatomie et physiologie du système nerveux en général et du cerveau en particulier, avec des observations sur la possibilité de reconnaître plusieurs dispositions intellectuelles et morales de l'homme et des animaux par la configuration de leur tête*. Spurzheim, après s'être brouillé avec Gall, soutiendra sa thèse à Vienne en 1813, multipliera les conférences phrénologiques surtout au Royaume-Uni où il s'installera en 1825. Broussais, Bouillaud et Comte défendront le système. Littré, par contre, bien que disciple de ce dernier, contestera sa pertinence.

Outre ses recherches Gall pratiqua la médecine et servit une clientèle des plus huppées. Cependant, Pinel et Hallé refusèrent de consulter des patients avec lui à la différence d'Esquirol, de Larrey ou de Broussais.[1] En 1821, Gall se présenta à l'Académie des sciences sur les conseils d'Étienne Geoffroy Saint-Hilaire qui, seul, lui donna sa voix.

En 1826, sa santé se dégrada, et il se traita au moyen de saignées. Il ne put assumer ses cours l'année suivante, et les confia à son disciple et ami milanais Fossati (1786-1874). Le 3 avril 1828, il présenta une paralysie de la langue puis une hémiplégie. Plusieurs médecins le consultèrent successivement dont Broussais et Koreff (1783-1851), un médecin prussien installé définitivement à Paris en 1822 et adepte du magnétisme, sans provoquer d'amélioration. Sabatier lui appliqua finalement vésicatoires, sangsues et chocs électriques qui ne firent, selon Renneville, qu'accélérer la mort.[2] Il mourut le 22 août 1828 à l'âge de 70 ans.

La doctrine trouva des partisans jusqu'en 1848, mais divisa profondément savants, médecins et philosophes. Broussais, d'abord critique, y adhéra à partir de 1828 dans son ouvrage *De l'irritation et de la folie*. Il lui semble, par exemple, que le système de Gall peut le mieux expliquer les monomanies ou les manies partielles. Il suffit de diviser le cerveau en différents organes et de concevoir une irritation isolée de chacun d'entre eux correspondante à chaque monomanie. Il adhéra aux fondements de sa doctrine, mais lui trouva six défauts. Il s'écarte de Gall, qui n'a pas assez mûri, selon lui, l'idée d'irritation, et attribua faussement la sévérité d'une manie à la masse de l'organe cérébral correspondant.[3] Il la loue surtout sur le plan philosophique car elle lui sert d'abord dans son combat contre la philosophie éclectique, et la psychologie, spiritualiste et non physiologique, de

---

1 Ib., p. 90

2 Ib., p. 94

3 *Telles sont les raisons qui nous obligent à ne pas classer les monomanies, avec le docteur Gall, d'après les éminences du crâne ; mais cela ne nous empêche pas d'attacher le plus grand prix aux travaux de cet excellent et infatigable observateur.* (Broussais F.-J.-V., *De l'irritation et de la folie*, 1828, rééd. L'Harmattan avec introduction de S. Nicolas, Paris, 2006, p. 478)

V. Cousin, puis contre le sensualisme et les Idéologues.[1] Aussi, donnera-t-il, à partir de 1828, des cours particuliers de phrénologie à son domicile, au Val-de-Grâce, et enfin à la faculté de médecine en 1836.

La Société phrénologique de Paris, créée en 1831 sera active jusqu'en 1848 et comprendra deux cents membres dont 60 % de médecins. On y trouve Bouillaud, Broussais et son fils Casimir, Fossati, G. Andral, Desgenettes, Koreff, des aliénistes comme Foville, Pinel-Grandchamp et Falret. En province aussi, plusieurs sociétés se formèrent. Par exemple, H. Scoutetten, qui avait affirmé non contagieux le choléra en l'observant pourtant en Prusse même, ouvrit un cours de phrénologie à Metz en 1834.

Renneville raconte le déclin progressif de la phrénologie, qui n'avait jamais fait consensus, à partir de 1842, sous la poussée d'arguments philosophiques et de la philosophie régnante de Cousin, de considérations théologiques issues notamment des Jésuites redevenus influents, d'arguments moraux et politiques. Les données scientifiques passèrent au second plan.

Lélut (1804-1877), Dubois d'Amiens, et Flourens devinrent les principaux adversaires de la phrénologie. Ils s'efforcèrent de réfuter la phrénologie de Gall et publièrent, chacun, un ouvrage la désavouant en 1842. La décennie 1850 la disqualifia entièrement. Les exposés de Bischoff et d'Hufeland de 1805 suffisaient en fait pour réduire beaucoup sa valeur scientifique.

1 Pour les rapports de Broussais avec la phrénologie voir Braunstein J.-F., *Broussais et le matérialisme*, Klincksieck, Paris, 1986, p. 153-179

CHAPITRE V :
Hufeland à Königsberg et à Memel avec la cour (décembre 1806 – décembre 1809)

1. La fuite et l'installation forcées du couple royal à Königsberg et à Memel (octobre 1806 – décembre 1809)

Le 20 septembre 1806, la reine Louise avait quitté Berlin avec le roi pour rejoindre l'armée à Iéna mais, pour sa sécurité, était repartie la veille des défaites cinglantes d'Auerstaedt et d'Iéna du 14 octobre. Hufeland raconte dans son autobiographie que le 16 lui et les autres n'avaient aucune nouvelle de la guerre à Berlin, et festoyaient joyeusement le soir avec Fichte dans un banquet fêtant la victoire imprudemment anticipée. La reine arriva à Berlin dans la nuit du 17 au 18 octobre. Elle fit venir Hufeland à six heures du matin au palais royal, et il la trouva les yeux gonflés, les cheveux dispersés et complètement désespérée. Elle lui dit : *Tout est perdu. Je dois fuir avec mes enfants et vous devez nous accompagner.*[1] À 10 heures, il s'asseyait dans la voiture, après avoir hâtivement rangé ce qu'il y avait de plus nécessaire, confié ses malades et fermé son cabinet.

A. La famille royale touchée par le typhus (novembre – décembre 1806)

Ce fut un moment très difficile et un dur combat, mais un devoir sacré lui dictait ne pas pouvoir abandonner la reine. De plus, une princesse, belle-sœur du roi par son mariage avec le prince William (Guillaume), frère cadet du roi, et dont il était le médecin, devait aussi fuir et s'attendait à accoucher à tout instant. Il avait prévu de laisser sa femme et ses enfants près de Berlin où elle retournerait après le départ des Français. Mais, plus tard, elle le rejoignit à Königsberg, avec leurs enfants sauf leur fils Eduard, ce qui fut malheureux et source de misère, avoue-t-il. Il avait alors six filles, et Eduard, qui resta dans leur maison de *Tiergarten* bientôt occupée par les Français.

Suivant fidèlement son devoir il accompagna la princesse qui attendait dans une anxiété permanente son accouchement, qui eut lieu après Dantzig (aujourd'hui Gdańsk en Pologne). L'enfant vint au monde avec des convulsions et mourut au neuvième jour en convulsant, décès qu'Hufeland considère comme la suite naturelle de l'anxiété et de la détresse endurées en dernier lieu. En outre, une violente fièvre nerveuse s'abattit sur sa seule fille encore vivante, Amalia, âgée d'un an et demi. Quand le danger commença à diminuer au huitième jour de la maladie, il reçut, alors assis près d'elle, un courrier de Königsberg l'enjoignant de s'y rendre d'urgence pour secourir le prince Karl affecté aussi de la fièvre

1 *Selbstbiographie von Christoph Wilhelm Hufeland*, publiée et introduite par W. von Brunn, Verlag Verlag Robert Lutz, Stuttgart, 1937, p. 94 (trad. de l'auteur)

nerveuse. Les enfants du couple royal, dont le cinquième Karl (Charles) (1802-1892) âgé de cinq ans, avaient en effet devancé leurs parents à Königsberg.

Hufeland partit immédiatement, passa à Pillau par la mer, endurant le temps tumultueux de novembre, et forçant les matelots qui craignaient le danger de la tempête à traverser, et arriva de nuit à deux heures à Königsberg. Il trouva le prince mourant, sans connaissance, avec un pouls à 120, des crampes, de la diarrhée, et au septième jour de la fièvre. Il estima qu'un bain chaud aux herbes pouvait seul le sauver, tout en représentant un danger pour la vie lors d'un état de faiblesse maximal. Seulement par devoir, et sans égard à la réussite et à sa réputation, il s'y décida car il devait faire tout son possible pour le sauver. Le bain fut pris et Dieu le bénit, dit-il. Dès ce moment, la fièvre diminua, la tête devint plus libre et les crampes se calmèrent. Le rétablissement commençait.

Presque tous les exilés furent saisis de la même fièvre et Hufeland fut tout le jour, et aussi la nuit, aux lits des malades très atteints. Il trouve miraculeux d'en avoir été préservé.

Quand, le 27 octobre, Napoléon pénétra dans Berlin en triomphateur, la cour, le gouvernement et la majorité des notables prussiens avaient déserté la capitale. Les hussards français conquirent ensuite toutes les places fortes prussiennes jusqu'à Stettin.

Accompagnée d'Hufeland Louise avait rejoint le roi en fuite à Küstrin, d'où ils continuèrent leur exode toujours plus à l'est devant l'avancée des Français qui atteignirent bientôt Varsovie. Ils arrivèrent finalement le 9 décembre à Königsberg, cité où le premier roi de Prusse avait été couronné en 1701, et où Kant avait enseigné toute sa vie la philosophie. Ils y retrouvèrent leurs enfants, dont le prince Karl qu'Hufeland avait pu guérir du typhus.

La reine l'attrapa également. Elle souffrit d'une forme grave de la maladie, et ses proches crurent la perdre, dont Hufeland, qui raconta : *Jamais je n'oublierai la nuit du 22 décembre où elle fut en danger de perdre la vie. Je la passai à son chevet, pendant que dehors se déchaînait un ouragan si formidable qu'une partie du pignon du vieux château où elle se trouvait fut emportée par le vent.*[1] Au même moment le bateau qui contenait tout le trésor royal et d'autres choses de grande valeur, sauvé de justesse lors de la fuite, se trouvait en mer. Grâce à Dieu la cure réussit à nouveau et l'état de la reine commença à s'améliorer.

La famille royale, devant la percée des Français, dut quitter Königsberg le 8 janvier 1807 pour la destination de Memel, toute proche de la frontière russe. Louise, non encore complètement guérie et très fatiguée, ne pouvait marcher et on la transporta dans une voiture aménagée. Le voyage périlleux dura trois jours. Ils durent longer des dunes du bord de la Baltique sur des dizaines de kilomètres, au froid et au vent sur une étroite langue de terre, pour parvenir à Memel. La première nuit la reine coucha dans une chambre aux fenêtres brisées, où la neige volait sur son lit, et sans avoir pu se restaurer. Hufeland craignit que son

1 Bled J.-P., *op. cit.* p. 156 ; Hufeland, *Selbstbiographie*, p. 97

inquiétude permanente lui provoque une apoplexie, malgré le courage qu'elle montrait. En dépit de ce voyage cruel, la plénitude de l'air fut bienfaisante et son état s'améliora au lieu de s'aggraver. La cour et les militaires s'installèrent à Memel et Louise y retrouva ses forces.

B. L'installation à Memel (11 janvier 1807 – 15 janvier 1808)

Frédéric-Guillaume III, pour sauver la face, voulut continuer la guerre, mais son sort ne dépendait plus que de l'aide des Russes et de l'issue du conflit. Antérieurement, Napoléon avait exigé pour signer l'armistice avec la Prusse qu'elle renonce à tous les territoires situés à l'ouest de l'Elbe et, ensuite, qu'elle devienne une base pour attaquer la Russie. Contre la plupart de ses ministres Frédéric-Guillaume III refusa cette seconde exigence, puis la première après la bataille d'Eylau des 7 et 8 février 1807 livrée surtout contre les Russes, très meurtrière et plutôt favorable à ceux-ci.

Napoléon tenta de scinder la coalition entre la Prusse et la Russie en déléguant à Memel, le 16 février, le général Bertrand (1773-1844), un de ses aides de camp, comme émissaire auprès de Frédéric-Guillaume III, qui hésita une nouvelle fois. Bertrand demanda une entrevue avec Louise, qui le reçut, le trouva aussi laid et monstrueux que l'Empereur, et refusa toute entremise personnelle destinée à influencer les Russes.

Le roi signa alors un traité d'alliance avec la Russie le 26 avril 1807. Bien mal lui en prit car l'armée du tsar Alexandre fut défaite à Friedland le 14 juin, et le tsar réclama un armistice à Napoléon. Ceci amena, le 25 juin, le début des négociations entre lui et Napoléon sur un radeau construit par le général Bertrand au milieu du Niémen, entre les campements des deux armées sur les deux rives, Frédéric-Guillaume III étant tenu à l'écart sur un bord, humilié par Napoléon. Celui-ci lui accorda cependant une entrevue le lendemain, mais en raillant ses nombreuses erreurs militaires et administratives.[1] Le traité de Tilsit, qui découla des négociations, signé le 7 juillet 1807, morcela une grande partie de la Prusse, lui faisant perdre beaucoup de son territoire, dont celui acquis par Frédéric-Guillaume II lors du troisième partage de la Pologne. Napoléon voulait en faire un État satellite franco-polonais.

Frédéric-Guillaume III dépêcha auprès de Napoléon, pour l'inciter à plus de clémence, la reine Louise qui, malgré son charme et sa détermination qui firent impression sur l'Empereur, n'obtint rien. La Saxe, par contre, bénéficia de sa faveur. Malgré son alliance initiale avec la Prusse en 1806 elle avait adhéré à la Confédération du Rhin qui réunissait seize États allemands satellites de la France. Napoléon fit roi l'Électeur de Saxe sous le nom de Frédéric-Auguste 1er, et agrandit son territoire.

Après l'échec de Tilsit, le couple royal prussien retourna à Memel. L'année 1807 fut pour Hufeland l'année la plus malheureuse de sa vie. Sa femme le quitta

---

1 Clark C., *op. cit.* p. 308-309

après dix-huit ans de mariage et malgré leurs sept enfants. Sa seule consolation et sa planche de salut furent d'exprimer ses sentiments et ses prières en vers, et la lecture intégrale des deux Testaments bibliques et des poèmes de Schiller, seuls livres qu'il avait emportés. De là naquit sa profession de foi qu'il mit par écrit pour l'instruction religieuse de ses enfants.

Il raconte qu'il n'oubliera jamais le moment où la noble reine reçut l'ordre du roi d'obtenir de Napoléon, avant et après Tilsit, des conditions de guerre plus avantageuses, sur lesquelles elle ne comptait pas. Elle déclara, hors d'elle et au milieu de mille larmes, que ce fut le sacrifice le plus douloureux fait pour son peuple, dans l'espoir de lui être utile.

À Memel la vie d'Hufeland fut très simple, calme et réglée. Il travaillait tôt durant la matinée, et faisait quelques visites. Il déjeunait à la table du roi. Vers le soir il passait une heure près de la reine pour le thé, et restait le soir dans sa cellule au calme.

Le couple royal revint à Königsberg en janvier 1808 sur autorisation de Napoléon, car Louise allait accoucher de son neuvième enfant. Hufeland l'y suivit.

Une soixantaine d'années plus tard la Prusse aura sa revanche avec la victoire de Bismarck (1815-1898) en 1871 et l'unification de l'Allemagne sous son égide. Le fils aîné de Frédéric-Guillaume III et de Louise était devenu roi en 1840 sous le nom de Friedrich William IV (Frédéric-Guillaume IV). Il régna jusqu'en 1858 quand, atteint d'aliénation mentale, on confia la régence à son frère cadet William (1797-1888). Celui-ci devint roi de Prusse de 1861 à 1888, et fut le premier empereur d'Allemagne sous le nom de William 1er (Guillaume 1er), Bismarck le faisant proclamer empereur dans la galerie des Glaces à Versailles le 18 janvier 1871, après la défaite de la France.

Ce même jour, Pasteur, outré du bombardement par l'armée prussienne, dans la nuit du 8 au 9 janvier 1871, du Jardin des Plantes, devenu Muséum d'histoire naturelle, renvoya au doyen de la faculté de médecine de Bonn, M. Neumann, son diplôme de docteur en médecine accompagné d'une lettre rédigée à Arbois justifiant son geste. Neumann la lui retourna le 1er mars en exprimant tout son mépris et en notifiant la volonté de la faculté de garantir ses actes contre la souillure. Cette correspondance fut éditée en une brochure de vingt pages au profit de la Ligue d'Alsace-Lorraine.

2. Les *Observations sur les fièvres nerveuses qui ont régné en Prusse pendant l'hiver de 1806-1807* (1807)

Entretemps Hufeland avait publié à Berlin durant l'année 1807 ses *Observations sur les fièvres nerveuses qui ont régné en Prusse pendant l'hiver de 1806-1807*. Une traduction en français par Viady parut la même année, aussi à Berlin. Elle a été à nouveau publiée en complément de la seconde édition française du *Manuel de médecine pratique* d'Hufeland de 1848.

Dans cet ouvrage Hufeland est peu prolixe sur la guerre contre Napoléon en Prusse orientale, et sur ses rapports avec le couple royal lors de leur fuite et de leur séjour forcé. Il raconte simplement qu'à l'automne 1806 le nord de l'Allemagne se trouva en guerre, fléau qu'une maladie maligne et contagieuse devait inévitablement selon lui accompagner. Il s'en tient à la description de cette maladie, un typhus, sans parler des cas de la reine et de son fils Karl qui l'avaient contractée à Königsberg, et qu'il avait guéris.

Il indique qu'on avait nommé autrefois cette maladie « peste », puis « fièvre putride », et qu'on la désignait maintenant sous le nom de « typhus ». Il la juge être une conséquence inévitable de la mauvaise qualité des aliments, de la crainte et des affections tristes de l'âme, de l'entassement des hommes, et du refroidissement surtout hivernal.

Pendant six mois il parcourut toutes les provinces touchées par le mal pour le combattre, sans préciser les lieux où il se rendit. Il n'épargna pas les rangs les plus élevés de la société, comme nous l'avons vu dans son récit autobiographique. Il rapporte s'en être occupé presque exclusivement, avec l'attention la plus scrupuleuse du fait du nombre de malades et de son isolement. Il indique avoir déjà publié, neuf ans auparavant, un mémoire sur la fièvre nerveuse, dans le septième volume de son *Journal de médecine pratique*, tiré en outre à part.[1] Sprengel l'avait jugé très médiocre.[2]

Il constata que les militaires, déracinés et fatigués par les incommodités du voyage, furent davantage touchés que les habitants, ce qui confirmait, selon lui, le fait que dans toutes les épidémies la maladie s'exprime plus sévèrement chez les étrangers que chez les autochtones.

A. La symptomatologie

Au début, la maladie était précédée d'une diarrhée, très commune dans les troupes, qu'on pouvait d'abord attribuer au refroidissement et au changement de boissons et d'aliments, surtout de l'eau, dans certains lieux. Elle précédait de huit à quinze jours, ou davantage, la survenue de la fièvre, qu'il conçoit comme la cause ou comme le commencement local de la maladie. La perte des humeurs entraînait une augmentation extraordinaire de la faiblesse générale, et aussi une faiblesse locale de l'intestin qui prolongeait la diarrhée. L'intestin devenait la principale partie souffrante, le siège des symptômes les plus graves, auquel on devait donc s'attacher pour guérir. Si on arrivait à arrêter cette diarrhée dès son apparition, et grâce aux moyens fortifiants, la fièvre nerveuse ne survenait pas.

Il constata que les enfants et les jeunes gens contractaient plus facilement la maladie que les hommes de plus de quarante ans, ce qu'il attribue à une plus

1 *Bemerkungen ueber das Nervenfieber und seine Complicationen in Jahren 1796, 1797 und 1798*, Iéna, 1799

2 Sprengel, *op. cit.* T. VI, p. 499

grande incitabilité (concept de Brown) dans la jeunesse, d'un plus grand degré de chaleur et d'un épuisement plus rapide de la force vitale.

Certains avaient des signes précurseurs avant l'invasion de la maladie, mais chez d'autres jouissant de la meilleure santé, elle survenait soudainement, par contagion immédiate, citant le cas d'un chirurgien contaminé en visitant un malade dans une chambre fermée et puante.

Dans les premiers jours, la maladie se présentait sous la forme d'une fièvre rhumatismale ou catarrhale, où alternaient frissons et chaleur. Le trouble des facultés intellectuelles et le mal de tête compressif suffisaient à Hufeland pour faire le diagnostic. Le sentiment d'étourdissement représentait pour lui le symptôme principal et caractéristique de la maladie déjà formée.

Il décrit les symptômes du premier degré, parmi lesquels le délire, et la diarrhée persistante. Au second degré tous les symptômes s'accentuaient, dont une prostration extraordinaire, un pouls petit et très rapide pouvant atteindre 140 battements par minute, et une altération des traits du visage telle qu'il n'en avait jamais observé et signe d'un grand danger. Sa disparition annonçait le rétablissement.

Il distingue donc trois degrés de la maladie : léger, sans délire ; violent, avec délire ; et de haut degré, avec signes de putrescence. La maladie confirmée durait toujours vingt et un jours. Il n'a vu personne mourir au-delà. Les symptômes pouvaient cependant perdurer, la convalescence être très lente ou la maladie récidiver. Il fallait trois mois pour une guérison complète. La mort arrivait dans un malade en état stuporeux et d'apoplexie nerveuse. Il en observa trois cas, aux onzième, quatorzième et dix-huitième jours.

Il évaluait le danger de la maladie à la rapidité du pouls, le meilleur signe selon lui car déterminant l'énergie de la vie en général. Cependant, il était très inégal et il fallait le mesurer à plusieurs reprises pour se prononcer sur l'état du malade. Il se basait aussi sur l'urine pour évaluer la gravité, confirmant le caractère funeste d'un signe urinaire décrit par Hippocrate. La carphologie du patient, et la paralysie partielle de sa langue, annonçaient également la mort. Le vomissement incontrôlable représentait un danger. Il énumère aussi les signes favorables annonçant la guérison, qui se manifestaient souvent sous forme d'une crise.

B. Le traitement

Concernant le traitement Hufeland prenait constamment égard aux intestins du fait de leur faiblesse et de leur disposition à la diarrhée. De manière remarquable, et ce qu'il n'avait jamais vu auparavant dans les autres fièvres nerveuses épidémiques, le quinquina était constamment défavorable. Il en rend responsable un état de faiblesse spécial *produit de l'action positive d'une substance nuisible, volatile, en partie atmosphérique, en partie contagieuse, sur l'organisme, et dont l'élaboration et l'expulsion étaient le but principal du mouvement fébrile, et une condition essentielle du rétablissement des forces.*[1] Les seuls moyens de guérir radicalement résidaient, selon lui, dans le relèvement des forces et dans l'éloignement de ce principe paralysant par des incitants volatils. Il établit trois grandes indications consistant à choisir ces moyens, à déterminer leur quantité, leur qualité et leur alternance, et à multiplier les points d'application des incitants externes. Il les détaille ensuite.

Plus la faiblesse était grande plus il employait les incitants volatils, parmi lesquels il fait figurer le camphre, le musc, les éthers, l'alcool, l'opium et, en premier, le vin. Il fallait les mêler avec des incitants plus continus.

Curieusement, il considère l'opium comme l'incitant le plus efficace pour chasser la matière morbifique, car le plus pénétrant et le plus volatil, et le plus rapide à arrêter la disposition à la diarrhée. Il le juge absolument indispensable, mais aussi le plus dangereux, et nécessitant tout l'art du médecin qui doit rechercher une incitation salutaire sans causer une surexcitation débilitante et destructive. Il explicite en trois points cet art de prescrire l'opium et de trouver l'incitation convenable selon l'état du malade.

Relevons ce qu'il dit du camphre. Il le juge utile dans l'état avancé de la maladie, pour son fort degré d'incitation et pour corriger l'effet de l'opium. Il convenait surtout de l'employer, à doses modérées, lors de la présence d'un pouls très petit et mou, d'une peau ouverte, d'un état soporeux et d'une prostration extrême des forces. Il ranimait alors tout le système plus promptement que l'opium et le musc, et avait l'avantage d'être très efficace en application externe.

Le vin, pourtant, surpassait, selon lui, tous les stimulants en efficacité et par la durée de son action. Il suffisait parfois seul, en alternance avec des gelées et des bouillons, par son action à la fois volatile et persistante. Il interdit par contre l'eau de vie, seulement volatile. Il préconise un vin pur, généreux et vieux, comme celui de Champagne ou de Bourgogne, ou ayant du corps, tel celui de Hochheim, de Würzburg ou du midi de la France. Le plus profitable au traitement fut le xérès.

Pour lui, le système nerveux est affecté le premier et le plus gravement. Il juge indispensable de changer de remède volatil, parce que la sensibilité ou l'incitabilité spécifique envers lui s'émoussait et bientôt s'épuisait. Il affirme que l'effet bénéfique d'un remède n'est pas seulement proportionnel à sa quantité.[2] - Ceci vaut parfois encore aujourd'hui où l'on a tendance à augmenter seulement le nombre ou la dose des remèdes pour espérer une efficacité supérieure. - Pour lui, il sera toujours vrai que les médicaments diffèrent par la qualité de leur force

---

1 Hufeland, *Observations sur les fièvres nerveuses* in *Manuel de médecine pratique*, trad. de l'allemand par A.-J.-L. Jourdan, 2e éd., Baillière, Paris, 1848, p. 667

2 *Il est donc évident qu'il ne suffit pas, dans la médecine en général, et en particulier dans les maladies nerveuses, de considérer seulement la différence quantitative ou graduelle des médicaments, c'est-à-dire le plus ou moins de force excitante qu'ils possèdent ; il n'est pas moins évident que cette opinion a pu et dû avoir les suites les plus funestes pour les malades, en nous forçant, si nous voulons être conséquents, de donner les mêmes moyens incitants les plus forts, lorsqu'ils n'agissent plus, à une dose toujours croissante, et par là d'occasionner une surexcitation sûrement mortelle* [...] (Ib., p. 671)

incitante, que l'incitabilité de l'organisme varie, et qu'épuisée pour un remède elle peut exister pour un autre. Il établit donc deux lois, celle de la combinaison de plusieurs moyens incitants de diverses qualités et celle de leur alternance, qu'il suivit ici et auxquelles il croit pouvoir attribuer ses succès.

Dans l'alternance des moyens, il utilisait, outre celui des médicaments, d'autres secours comme le renouvellement et le rafraîchissement de l'air, le changement de linge, celui du lieu et des objets environnant le malade, ainsi que les affections de l'âme. Il a noté avec étonnement combien l'apparition d'une personne chérie, une nouvelle joyeuse, une conversation amusante, contribuaient à réveiller les forces.

Le moral jouait donc un rôle important, et Pasteur lui-même, qui a tant révélé l'action de microbes exogènes, l'affirmait aussi, en l'incluant dans la vie ou la résistance vitale, lorsqu'il s'adressait aux chirurgiens qui opéraient ou aux médecins qui soignaient les plaies.[1] Je pense qu'il ne faut pas considérer cette force vitale ou vie dans leur esprit comme un être métaphysique, mais comme un mot désignant une chose ou des phénomènes inconnus non encore réductibles à des êtres connus.

Hufeland, de la même façon qu'il faut varier les incitants, préconise de changer les lieux de leur action, du fait que l'application des stimulants les plus forts continuée longtemps sur un organe le rendait insensible à une nouvelle impression. Ainsi, par exemple, changeait-il un moyen agissant sur l'estomac par le même moyen en clystère, l'incitabilité pouvant être très différente dans les diverses parties du même individu. Après l'estomac la peau fournissait l'organe le plus important pour les applications des incitants, sous forme de sinapismes, frictions, fomentations, et bains. Il privilégie ces derniers parce qu'il les trouvait extrêmement bienfaisants. De tous les malades baignés un seul mourut, et par refroidissement, croit-il. Ils étaient plus efficaces en mêlant à l'eau chaude des décoctions de plantes aromatiques ou, dans un plus haut degré de faiblesse, quelques bouteilles de vin ou une demi-bouteille d'eau de vie. Pour une efficacité optimale, il fallait les prendre une fois par jour à 27 ou 28 degrés, et pas plus de huit minutes à l'acmé de la maladie, en faisant transporter le malade horizontalement pour qu'il conserve ses forces avant le bain.

---

1 *Quelle saisissante démonstration, quoique indirecte, de la résistance vitale, ou, pour me servir d'une expression tout à la fois et plus vague et plus claire, de l'influence de la vie pour combattre les conséquences si souvent désastreuses des plaies en chirurgie ! Cette eau, cette éponge, cette charpie avec lesquelles vous lavez ou vous recouvrez une plaie y déposent des germes qui, vous le voyez, ont une facilité extrême de propagation dans les tissus et qui entraîneraient infailliblement la mort des opérés dans un temps très court si la vie, dans ces membres, ne s'opposait à la multiplication de ces germes. Mais, hélas ! combien de fois cette résistance vitale est impuissante, combien de fois la constitution du blessé, son affaiblissement, son état moral, les mauvaises conditions du pansement n'opposent qu'une barrière insuffisante à l'envahissement des infiniment petits dont vous l'avez recouvert, à votre insu, dans la partie lésée.* (*Œuvres de Pasteur*, Paris, Masson, 1933, T. VI, p. 123)

Il souligne aussi l'importance des clystères d'une décoction d'amidon et d'opium pour arrêter rapidement la diarrhée, et des autres clystères à base d'incitants pour relever les forces.

Contrairement à d'autres médecins, il contre-indiquait les émétiques seulement si les forces étaient trop abattues et la disposition à la diarrhée colliquative trop grande, conformément à sa théorie sur leur action. En effet, il les juge un moyen de délivrer l'organisme des matières nuisibles et ceci de deux manières : *D'abord, si le vomitif était donné dès le commencement, il pouvait évacuer encore une partie de la matière contagieuse qui, comme on le sait, dans les fièvres nerveuses, se communique surtout par la bouche et l'estomac, et alors la force de la maladie était rompue dans son principe.*[1] Il imagine en second lieu que l'estomac contient souvent des crudités, qu'on doit évacuer rapidement avant qu'elles ne deviennent nuisibles. Il faisait ceci chez un malade disposé à vomir, et toujours avant le septième jour de la maladie. Il utilisait seulement l'ipécacuanha.

Il cite l'exemple d'un enfant de onze ans en danger de mort pendant quatorze jours qu'il put sauver par un tel traitement complet. Il compare cette cure à un état forcé de la vie produit par l'art, grâce à la très grande force d'incitament [sic] des remèdes requise pour maintenir la vie et accomplir cette révolution organique qu'il appelle « crise ». Son interruption de plus d'une heure faisait baisser le pouls et les forces visiblement. Il vécut un cas, pour lequel les incitants avaient été suspendus pendant six heures, qui fut ranimé *in extremis* avec un tel traitement intensif, ce qui démontrait, avec une certitude mathématique selon lui, que la guérison en résultait.

Comme moyen fortifiant permanent après le retour des forces il fait l'éloge de l'arnica. Après des fièvres très graves il conseille les martiaux. En cas d'hémorragies il utilisait les acides minéraux pour leur efficacité dans ces cas et malgré le risque de diarrhée.

Il note que parfois la maladie attaquait le système urinaire, et il vit un cas de rétention complète, qui céda partiellement grâce à un mélange d'huiles essentielles et d'éther nitrique. Des œdèmes des jambes, des cuisses et du bas-ventre suivirent qu'il dissipa grâce à une teinture de digitale.

Il développe en dernier le cas d'un officier arrivé avec une fièvre nerveuse de dix jours. Le premier traitement pendant deux jours fut inefficace. On lui fit ensuite en concomitance une fomentation, des clystères, et on lui donna une émulsion mixte. Il eut une crise de vomissements bilieux considérables qui calma les symptômes et les fit disparaître le lendemain. Il rechuta au bout de deux jours, puis une seconde fois, mais finalement guérit avec un traitement assez similaire au premier.

Il conclut en affirmant le caractère contagieux de *cette fièvre, qui mérite vraiment le nom de contagieuse, si l'on admet l'idée de maladie contagieuse dans*

---

1 Hufeland, *Observations sur les fièvres nerveuses* in *Manuel de médecine pratique*, trad. de l'allemand par A.-J.-L. Jourdan, 2e éd., Baillière, Paris, 1848, p. 676

le sens le plus étendu, c'est-à-dire, si l'on comprend sous cette dénomination toute maladie occasionnée par une matière extérieure, qui engendre toujours les mêmes phénomènes, soit que cette matière soit un produit atmosphérique, ou de la chimie organique. Car, outre la disposition intérieure générale, il fallait toujours le concours de cette communication extérieure pour produire la maladie et lui donner sa forme déterminée.[1]

Il termine par des remarques sur les remèdes préventifs de cette maladie. Il observa que certains états morbides préservaient de la maladie. Il a expérimenté qu'un usage quotidien et modéré du quinquina associé à du vin vieux, et du thé avec du rhum le soir, constituaient les meilleurs préservatifs. Les Russes réussissaient à s'en garantir en mangeant tous les jours des oignons crus. Il juge très important comme à son habitude la modération dans le boire et le manger, dans les passions, et en toutes choses, car tout excès, toute cause occasionnelle, pouvaient allumer la fièvre, presque tous les hommes ayant selon lui la prédisposition à cette maladie.

Dans certaines circonstances l'homme le plus sain pouvait contracter la maladie en un instant. Le moment le plus dangereux pour une telle contagion advenait quand l'homme, épuisé par les fatigues ou les veilles, ou abattu par la tristesse, s'approchait d'un malade mourant ou au dernier stade de la maladie, lorsque les exhalaisons étaient concentrées par l'air renfermé ou par les rideaux, ou rendues plus actives par l'accumulation des hommes, ou quand on restait plusieurs jours et nuits de suite près des malades. On pouvait déterminer avec précision l'instant de l'infection dès que le sujet éprouvait la sensation particulière à cette maladie. Lui-même l'a ressentie, mais a toujours pu anéantir le mal à son origine.

Il s'affirme *entièrement persuadé qu'il y a dans cette fièvre plusieurs degrés de contagion qui peuvent être déterminés par la plus ou moins grande intensité du poison et par la plus ou moins grande réceptivité de l'organisme.*[2] Il répète la conduite à tenir dès la manifestation des premiers signes. Primordial lui semble finalement l'état moral du sujet, ce qui paraît exagéré, mais conforme à sa vision chrétienne et romantique.[3]

1 Ib., p. 681
2 Ib., p. 682
3 *Mais ce qui contribuait plus puissamment que tous les moyens physiques à écarter la maladie, était le courage, qui dans ces temps de malheur pouvait élever l'âme au-dessus du monde terrestre, et la transporter dans un monde supérieur, inaccessible à l'infortune, aux peines et à la mort. Une pareille disposition morale maintenait tout l'être comme planant au-dessus du monde et de ses vicissitudes, et diminuait même l'impression nuisible des influences physiques ; elle donnait une tranquillité et une fermeté qu'aucun évènement ne pouvait ébranler, et elle était le plus grand préservatif que je connaisse.* (Ib., p. 683)

C. Conclusion

Ce mémoire nous semble remarquable par sa clarté, son raisonnement, sa présomption de l'existence d'un poison contagieux, et par l'indication des modalités de sa contagion. On retrouve le sens pédagogique d'Hufeland qui classe toujours, peut-être parfois trop systématiquement, ses idées et les points successifs de son raisonnement.

Sa description de la maladie correspond bien au typhus. On y retrouve les signes cliniques assez communs aux syndromes fébriles : céphalées, douleurs rhumatismales, fièvre. La diarrhée signe une gastro-entérite, qui est cependant loin d'être spécifique du typhus. Plus caractéristiques sont les symptômes linguaux, car le typhus se manifeste souvent par des trémulations linguales, et les aspects stuporeux ou soporeux. L'abattement profond est aussi caractéristique mais non spécifique.

Hufeland a décrit le caractère soudain et souvent alternant de la maladie avec de possibles rechutes, et a noté les possibles hémorragies, évolution qui appartient au typhus.

Un argument fort en faveur du typhus est la survenue de la maladie dans le contexte militaire et dans les armées, où l'hygiène était précaire. Charles Nicolle (1866-1936) a montré en 1909 que le pou transmettait le typhus exanthématique, et a reçu le prix Nobel en 1928 pour ses découvertes. Selon Théodoridès, James Lind (1716-1796) et Charles Murchison (1730-1779) l'avaient déjà soupçonné.[1] Les excréments des poux sont infestés de germes. Plus tard, Blanc et Baltazard découvrirent que la puce transmettait aussi la maladie.

Or, les poux ou les puces pullulaient dans les armées. Par exemple, le typhus exanthématique sévit probablement en 1566 en Hongrie durant la guerre austro-turque sous le nom de « *morbus hungaricus* » ou « *lues pannonica* ». En 1801, G. Rasori (1766-1837) raconta l'histoire d'une épidémie qui sévit à Gênes durant les années 1799-1800, reconnue typhique.

Cependant, Hufeland ne parle aucunement de l'éruption ou de l'exanthème caractéristique du typhus, et n'a pas notifié la présence de poux ou de puces. S'agit-il d'une autre espèce de typhus transmis par un autre vecteur ? Hormis l'argument du milieu militaire comment différencier cliniquement cette maladie de la typhoïde ? Dans une seconde annexe, nous rappellerons l'histoire comparative de ces deux maladies.

3. Le séjour à Königsberg (15 janvier 1808 - 3 décembre 1809)

Le 15 janvier 1808 Hufeland quitta Memel avec la cour pour Königsberg. Il logea dans la maison de R. Hirsch[2] et de sa très honorable famille, exemples d'un médecin entièrement dévoué à son métier et d'une bonne épouse et mère au foyer.

---

1 Théodoridès Jean, *Des miasmes aux virus*, L. Pariente, Paris, 1991, p. 197-198

2 Georg Hirsch (1799-1885), probablement son fils, né à Königsberg, fut reçu médecin à Berlin en 1819 et devint professeur ordinaire à l'université de Königsberg où il dirigea longtemps la clinique médicale.

Il retrouva ainsi une vie de famille. Il put élargir aussi son cercle, fréquentant davantage de savants et la cour, et accroître sa pratique, autant avec les Berlinois qu'avec les habitants du Jutland ou avec les étrangers qui y venaient pour le consulter, ce qui augmenta à nouveau considérablement ses revenus. Il put recommencer son travail littéraire et se consacrer à nouveau à son journal, seul et sans subsides. Il côtoyait toujours la reine pour le thé, et profitait le soir du l'intimité familiale de Hirsch. Il passa aussi beaucoup d'heures agréables dans le cercle du ministre F.L. Schrötter et de Mme Knoblauch. Au cours de l'année 1809, il eut la joie de retrouver quatre de ses sept enfants.

Son gendre, le prince russe Aleksandr Sturdza (1791-1854), dans sa biographie d'Hufeland, écrit qu'à Königsberg il opéra de belles cures. Il aurait guéri un jeune israélite de l'épilepsie au moyen des bains de mer, guérison pour laquelle le malade lui aurait exprimé sa reconnaissance dix ans plus tard.

A. Une cure magnétique (1808)

Sturdza signale aussi sa guérison d'une personne du peuple grâce à une cure magnétique, sans phénomène merveilleux. Elle souffrait de photophobie, d'une irritabilité sévère des yeux qui lui provoquait des douleurs à l'exposition de la lumière l'obligeant à vivre dans une cave. Hufeland résolut avec le Pr C.A.F. Kluge (1782-1844) de recourir au magnétisme. Après six à neuf semaines de traitement, la malade pouvait supporter le grand jour.[1]

Cette cure rappelle celle de Mesmer qui avait fait retrouver partiellement la vue, provisoirement au moins, à une pianiste quasi aveugle, M.T. Paradies, en 1777. Les universitaires jugèrent alors le traitement charlatanesque et scandaleux.[2] Hufeland avait d'ailleurs initialement considéré Mesmer comme un charlatan après le rapport de la commission parisienne de 1784.

D'après son gendre ce résultat le convainquit de l'efficacité thérapeutique du magnétisme animal, et il s'en expliqua plusieurs fois dans son *Journal de médecine et chirurgie pratique*, sans dissimuler cependant les graves inconvénients et les dangers inhérents à ces cures magnétiques. Pour lui, elles ébranleraient et mettraient en péril le système nerveux des malades, inciteraient le médecin à la curiosité, amèneraient des crises violentes pires que le mal et développeraient des influences morales tenant à la fascination.[3] D'un autre côté elles absorberaient trop le temps des médecins et ses facultés.

Dans son ouvrage *Mesmérisme et romantisme allemand (1766-1829)* publié en 1994, Hammoud consacre un chapitre aux *tentatives de réhabilitation du mesmérisme* avec comme sous-chapitres « la poésie au service de la médecine » et « vers une adoption officielle du mesmérisme ». Il relate le rôle décisif de J.C.

---

1 Sturdza, *op. cit.* p. 235

2 Voir Pinet P., *Les musiciens, la maladie et la médecine de Guillaume de Machaut à Béla Bartók*, L'Harmattan, Paris, 2017, p. 57-62

3 Un psychanalyste parisien vient par exemple d'être accusé de viols sous hypnose par plusieurs femmes.

Lavater (1741-1801) (le célèbre mystique illuminé), qui se fit l'apôtre du magnétisme en Allemagne dès 1787. Lavater suscita l'intérêt de trois médecins de Brême G. Bicker (1754- ?), H.W.M. Olbers (1758-1840) et Wienholt (1740-1804). Selon Kluge[1], ceux-ci prirent le magnétisme sous leur férule en le protégeant contre ses adversaires, en s'appliquant à l'expurger de tout charlatanisme, et en l'introduisant dans l'art médical.[2] Ainsi, la médecine recueillit le mesmérisme dans la dernière décennie du XVIIIe siècle, durant laquelle virent naître le romantisme allemand et la philosophie de la Nature allemande à Iéna. S'écartant des Lumières, tout en ne méprisant pas les préceptes de la science et de l'expérimentation, la médecine romantique voulait comprendre tout à la fois l'homme, la nature et l'Absolu.[3] Hammoud décrit aussi la contribution du physicien et philosophe de la Nature, J.W. Ritter (1776-1810), à l'éclosion du romantisme, à la revitalisation du magnétisme animal, et à la découverte de l'inconscient.

Selon lui, Hufeland a reconnu officiellement l'intérêt que pouvait présenter le magnétisme animal : *Hufeland nous offre un exemple déterminant de l'attention prêtée aux interpellations des philosophes de la Nature. Avant d'être appelé à diriger le grand hôpital de Berlin, « la Charité », en 1801, Hufeland était en exercice à Iéna. Il n'est pas exclu qu'il y entretînt des rapports avec les Romantiques.*[4] Il retrace cette « conversion ». En 1785, en esprit éclairé et en défenseur de l'orthodoxie médicale, Hufeland voyait en Mesmer un imposteur, un charlatan, victime d'une imagination pathologique. Tandis qu'*en 1800, Hufeland constate que le débat qui s'était instauré quinze ans auparavant dans l'enthousiasme tend à se dépassionner, cédant ainsi la place à l'observation et à l'examen tranquilles. Que le magnétisme puisse prétendre à se constituer en objet digne d'examen aux yeux de l'une des plus grandes autorités en médecine de l'époque, c'est déjà là une concession majeure qu'il se voit accorder.*[5]

Selon lui, ce fut Kluge qui fut désigné pour procéder à la cure magnétique de la patiente d'Hufeland, qui en fit un compte-rendu dans son journal en août 1809.[6] Dans cet article *Hufeland recommande au public des médecins de s'inspirer de la cure magnétique opérée par Kluge et de faire progresser cet art de guérir,*

---

1 En 1811, celui-ci publia un *Essai sur une démonstration du magnétisme animal comme moyen de guérir* (*Versuch einer Darstellung des animalischen Magnetismus als Heilmittel*), une des plus brillantes synthèses sur le magnétisme animal selon Hammoud.

2 Hammoud Saïd, *Mesmérisme et romantisme allemand (1766-1829)*, L'Harmattan, Paris, 1994, p. 88-89

3 Sur la médecine romantique voir Gusdorf G., « Médecine romantique » in *Les Études Philosophiques*, janvier-mars 1983, P.U.F., p. 11-23

4 Hammoud, *op. cit.* p. 95

5 Ib., p. 95-96

6 *Ueber den Magnetismus nebst der Geschichte einer merkwürdigen vollkommnen Tageblindheit (Nyctalopie, Photophobie) welche nach dreijähriger Dauer durch den Magnetismus völlig geheit wurde.* (*Neues Journal der practischen Arzneikunde und Wundarzneykunst*, XXII Band, Août 1809, Reimer, Berlin, p. 1-68)

autrefois proscrit. Justifiant son changement d'attitude à l'égard du mesmérisme, Hufeland ne pardonne pas à Mesmer son aventure parisienne. Quelques vingt-trois ans auparavant, le « magnétisme animal était tombé entre les mains de chevaliers, abbés et dames sensibles ». Il s'était exposé, écrit Hufeland, non pas à l'examen profond, mais à « l'enthousiasme, à l'excès et à la sensualité ».[1] Hufeland invoque les médecins sérieux qui s'y intéressent : *Des médecins philosophes à l'esprit clair et au cœur pur, un Gmelin, un Wienholt, un Petzold, un Reil, un [K.E.] Schelling* [frère du philosophe] *firent du magnétisme l'objet de leurs recherches. Ils trouvèrent des phénomènes indéniablement réels. La réalité de ceux-ci est attestée hors de toute influence de l'imagination, de la sensualité, de l'imposture [...]*[2] Hufeland termine son article en recommandant aux jeunes médecins le traité classique sur les maladies nerveuses de Tissot.

L'année 1808 vit briller l'étoile du mesmérisme d'un nouvel éclat. Beaucoup de médecins allemands changèrent d'attitude à son égard. Certains adhérèrent à la philosophie de la Nature, comme G.H. von Schubert (1780-1860) qui fit une série de conférences célèbres en 1807-1808 à Dresde sur *les aspects nocturnes des sciences naturelles*.[3] On se mit même à rechercher Mesmer, toujours vivant. L. Oken (1779-1851) fit une visite en 1809 à Mesmer, revenu en Suisse dans sa terre natale près du lac de Constance, et publia un compte-rendu de sa rencontre, en faisant l'éloge de l'homme et de son système. Il en appela à un médecin-chef d'un hôpital pour en étudier la science.

B. La réorganisation de l'État prussien et du système de santé

Durant son étape à Königsberg, une des occupations principales du gouvernement fut la nouvelle organisation de l'État, celle de la santé publique pour Hufeland, et l'érection d'une nouvelle université à Berlin, effective le 16 août 1809. Les plus actifs pour cela furent le ministre Stein, Altenstein (1770-1840) et Wilhelm von Humboldt. Hufeland y participa de son mieux malgré sa faible expérience de l'administration, surtout comme premier conseiller scientifique auprès du ministre. Il s'attribue le mérite d'avoir contribué de manière essentielle à la décision de choisir Berlin comme résidence de la nouvelle université.

---

1 Hammoud, *op. cit.* p. 96

2 Id. ; (texte allemand du *Journal...*, p. 4)

3 Nous avons donné un résumé de sa vie dans notre ouvrage *L'homéopathie après* L'Organon. *Hahnemann à la conquête de la France 1811-1850,* Collection theriaka remèdes & rationalités, Jacques André, Lyon, 2020, p. 280

CHAPITRE VI :
Nouveau professorat et pratique privée réduite à Berlin (1809 - 1820)

1. Une pratique et un travail au service de l'État prussien

A. Le retour à Berlin (décembre 1809)

Après trois années d'absence, le retour vers Berlin commença le 3 décembre 1809. Napoléon voulait que le roi revienne à Berlin pour mieux le surveiller. Une phase capitale de la vie d'Hufeland s'achevait. Mais son exil avait transformé son esprit. La vie personnelle et les espoirs terrestres l'indifféraient, au regard de son esprit habitué à vivre à plus de hauteur et à trouver seul son salut et son bonheur. Il aspirait à se retirer au calme dans une atmosphère claustrale, et à profiter seulement d'un monde spirituel plus élevé et de la science. Aussi, étant donné la faiblesse aggravée de ses yeux et sa crainte de la lumière du soir, outre la perte de sa clientèle berlinoise qu'il devait reconquérir, il jugea préférable de se retirer de sa charge et de vivre d'une pension modeste. Au cas où on voudrait le retenir, il exigerait que ses appointements soient fixes, qu'il puisse vivre sans souci du pain quotidien, sans pratique étendue mais uniquement consacrée à la maison royale, et se suffire par la science, de préférence grâce au professorat de la nouvelle université.

Ses vœux furent exaucés. Le roi le nomma à la tête du département de médecine au ministère des Cultes et de l'Instruction publique en qualité de conseiller d'État. Pour cette fonction auprès du département de la santé il reçut 3000 thalers, et comme médecin de la cour 1600 thalers, ce qui lui assurait une vie sans soucis et conforme à ses aspirations plus scientifiques. Dieu le favorisait à nouveau, et il sentait vivement que ceux qui aimaient Dieu serviraient toute chose au mieux.

Le roi et toute la cour revinrent avant Noël 1809 à Berlin. Ils furent accueillis avec le plus grand enthousiasme. Pendant trois ans les Français avaient occupé la maison d'Hufeland, à l'exception d'une chambre pour son fils Eduard, resté seul. La maison était vide. Une nouvelle vie commençait, consacrée à la maison du roi, au professorat, à la pratique clinique et à des consultations, sans clientèle privée, à cause de sa photophobie. Il se sentait voué au professorat et à la formation des jeunes médecins.

B. La fondation de l'université de Berlin (16 août 1809)

L'historien E. Lavisse nous en a commenté l'histoire.[1] Pour cela il s'est servi du travail de Köpke.[2] Pour lui elle fut surtout fondée par des élèves de l'école de Kant. Dès août 1807 Frédéric-Guillaume III avait reçu à Memel T.A.H. Schmalz, un professeur de l'université de Halle. Celle-ci ayant été supprimée par Napoléon après la bataille d'Iéna Schmalz voulait la reconstituer à Berlin. Le roi promit d'y fonder une université nouvelle. Schmalz en deviendra le premier recteur.

Le cabinet du roi s'adressa ensuite à tous les hommes de bonne volonté capables de donner leur avis. Reil manifesta son enthousiasme, ainsi que Loder dans une lettre à Hufeland.[3] Fichte et Schleiermacher (1768-1834), de manière différente, voulaient que l'université concilie la raison et la foi. Ce dernier visait à détruire l'antagonisme prétendu entre la raison et l'expérience. On discuta vivement du choix de Berlin comme siège de l'université.

Lavisse fait état des difficultés, matérielles et morales que rencontra sa fondation. Il souligne notamment la protestation du Collège médico-chirurgical contre les cours libres de médecine qui ne passaient pas par sa permission et son contrôle.

Malgré ces difficultés quatre professeurs furent désignés et commencèrent leurs leçons dès l'hiver 1807-1808, dont Fichte, qui lut dans les bâtiments de l'Académie ses quatorze *Discours à la nation allemande* vantant la supériorité de la race allemande. Le maréchal Davout (1770-1823) dut réfréner les ardeurs antifrançaises de Schleiermacher et de Schmalz, mais quitta bientôt la capitale avec ses troupes sans exercer de représailles.

L'université de Berlin se développa vraiment quand on nomma W. von Humboldt à la direction de l'instruction publique le 20 février 1809. Elle fut établie dans le palais du prince Henri, frère du Grand Frédéric. À la suite de Fichte et de Schleiermacher, trois des quatre premiers doyens avec Hufeland, il fit nommer une vingtaine de professeurs ordinaires ou extraordinaires, dont J.C. Reil, doyen en médecine l'année suivante, le chimiste Klaproth et le philologue F.A. Wolf qui, brillants dans leur domaine, gardaient une conception large de la culture. S'y adjoignirent ensuite de nombreux *privat-dozenten* (maîtres de conférences). On trouva nécessaire de nommer, en sus de Fichte, un autre professeur de philosophie, capable d'enseigner la philosophie naturelle de Schelling, qui pénétrait manifestement depuis quelques années les sciences positives. On attribua le poste au médecin norvégien H. Steffens (1773-1845), pour contrecarrer l'idéalisme de Fichte. Il fut recteur de l'université de 1832 à sa mort.

---

1 Lavisse Ernest, *Études sur l'histoire de la Prusse*, Hachette, Paris, 1885, p. 303-344

2 Köpke Rudolph, *Die Gründung der königlichen Friedrich-Wilhelms-Universität zu Berlin*, Dümmler, Berlin, 1860

3 *Je suis ivre de joie à la pensée que le roi ouvre l'ère nouvelle de la monarchie prussienne en aidant au développement de la culture scientifique dans notre pays. C'est un Dieu qui a mis au cœur de notre roi cette idée, que la réforme de l'État doit commencer par une éducation meilleure de la génération à venir, et que cette éducation doit être à la fois scientifique et morale.* (Ib., p. 319)

Malgré le départ, en avril 1810, d'Humboldt, nommé ambassadeur à Vienne, tout l'organigramme enseignant de l'université et des facultés fut fixé en septembre 1810. On nomma les doyens de chaque faculté et Schmalz comme recteur. En octobre, on ouvrit les inscriptions. En 1812, l'université comptait 450 étudiants.

Pour sa part, Hufeland s'efforça d'éveiller un esprit plus scientifique à Berlin, en fondant une société médico-chirurgicale qui, inaugurée le 1er février 1810, réussit au mieux et prospéra durablement. Elle avait pour but de promouvoir une discussion collégiale sur les problèmes médicaux ou d'enseignement. Dès mars 1810, il fonda un Institut de polyclinique à Berlin pour les malades pauvres, la première institution de cette sorte dans la ville, pour laquelle le roi, en commémoration de son retour, allouait 1000 thalers par an. Elle constitua le premier établissement de l'université, et Hufeland le premier doyen de médecine pour l'année 1810-1811. Son fils Eduard en fut le premier étudiant inscrit et une foule d'étudiants s'y rendit. Cent-dix-sept étudiants furent immatriculés au premier semestre. Hufeland se contenta d'un salaire de 1500 thalers, qui lui revenait de droit comme professeur, pour ne pas paraître intéressé. L'institut eut un grand succès auprès des étudiants et les études scientifiques furent menées avec entrain.

Cinq établissements cliniques furent créés en contact avec l'hôpital de la Charité. Humboldt requit de l'Université le 23 mai 1810 la fondation d'une clinique médicale et d'une clinique chirurgicale de douze lits chacune. L'ophtalmologie s'adjoignit à celle-ci. Une clinique obstétricale sera ensuite fondée en 1814 et, en 1824, celle destinée à la syphilis et aux maladies cutanées. Celle pour les maladies des enfants verra le jour en 1830.[1]

Cependant, des conflits apparurent. Des membres de l'ancien collège supérieur de médecine tinrent Hufeland responsable du fait que le collège médical issu de la nouvelle organisation avait été financé en partie sur leur fonds de retraite. De plus, il existait un fossé entre les élèves de Reil à la formation plus haute et plus philosophique, et ses propres élèves formés de manière plus concrète. Hufeland demeura serein en éludant ces polémiques et en refusant toute dénonciation et tout commérage. Il s'efforça de réconcilier et d'unir les partis.

Ainsi, jusqu'en 1813 sa vie professionnelle put rester assez tranquille, active, et sans souci. Il sera encore doyen de la faculté de médecine durant les années 1813-1814 et 1816-1817.

C. La destinée du mesmérisme à Berlin (1810-1815)

Reil, célèbre neurologue, avait promu la psychothérapie dans les maladies nerveuses. Inventeur du terme « *Psychiatrie* » on l'a considéré comme le fondateur de la psychiatrie moderne. Adepte du somnambulisme il répondit au vœu d'Oken de 1809 qu'un professeur étudie le mesmérisme. Il invita Mesmer à venir à Berlin exposer son système. Celui-ci suggéra seulement qu'une mission

1 Köpke, *op. cit.* p. 246-266

scientifique habilitée par le gouvernement prussien se rendit chez lui. Une commission, nommée par le ministre de la Culture et de l'Enseignement et présidée par Hufeland, chargea K.C. Wolfart de l'examen du magnétisme animal chez Mesmer. Wolfart le rencontra d'abord en septembre 1812, fut conquis d'emblée, et Mesmer lui légua tous ses manuscrits, rédigés pour la plupart en français. En 1814, un an avant la mort de Mesmer à 80 ans, parut à Berlin un ouvrage exposant, pour la première fois en allemand, la théorie mesmérienne complète.

Cependant, du fait des guerres de libération contre Napoléon de 1813 la commission dut cesser ses travaux. Schuckmann (1757-1834), ministre prussien de la Culture et de l'Enseignement, et von Hardenberg, nommé chancelier en juillet 1810, se montrèrent favorables au mesmérisme. Wolfart l'enseigna dès lors à l'université de Berlin, et ses cours furent très suivis, outre par von Hardenberg, par Fichte, Schleiermacher, Karoline von Humboldt, et d'autres personnalités. Outre la chaire de Wolfart, on créa un hôpital mesmérien de 310 lits.

Qu'Hufeland ait admis les réussites du mesmérisme ne permet certainement pas de le considérer comme un adepte inconditionnel de cette méthode. Avec son esprit critique toujours en éveil, il en a aussi reconnu les limites et les dangers, selon les intentions plus ou moins bonnes du magnétiseur et, certainement, du fait de la distraction et du détournement de l'attention qu'il peut induire à l'égard des maladies somatiques.

Pour notre part nous avons déjà considéré l'explication physique du magnétisme animal par Mesmer comme fumeuse. La commission scientifique parisienne l'a bien montré dans son rapport de 1784. Mais Mesmer a fait indéniablement œuvre psychologique. Avec lui naît une forme de psychothérapie qui a mené à l'hypnose, reconnue et toujours pratiquée aujourd'hui.

2. Un voyage auprès du roi de Hollande Louis Bonaparte (mai 1810)

Louis Bonaparte (1778-1846), alors roi de Hollande, souffrait de paralysie des mains et des pieds et voulut recevoir une visite et un avis d'Hufeland.

Il était le cinquième de la fratrie de huit enfants des parents Bonaparte. Napoléon, le second des cinq frères, le fit roi de Hollande en 1806. Le royaume sera annexé à la France le 9 juin 1810 par Napoléon, qui voyait d'un mauvais œil les velléités d'indépendance de la Hollande gouvernée par Louis, lequel voulait éviter la ruine du pays du fait du blocus continental. Louis dut céder sans compensation les territoires au sud du Rhin et vingt mille Français vinrent contrôler les côtes hollandaises. Il fut contraint d'abdiquer le 1er juillet 1810. Il avait eu un fils en avril 1808 avec Hortense de Beauharnais, qui sera le futur Napoléon III.

Frédéric-Guillaume III estimait Louis Bonaparte comme le seul bon esprit parmi les quatre frères de Napoléon. Jean Tulard, éminent historien de la dynastie napoléonienne, juge pour sa part Lucien Bonaparte (1775-1840), le seul des frères qui n'ait reçu aucun trône royal, le plus intelligent des quatre.[1] Le roi de Prusse donna l'ordre à Hufeland de se rendre en Hollande.

Celui-ci partit à la fin du mois de mai 1810. À Bentheim il fut saisi d'une fièvre intermittente pernicieuse, qui fut bientôt réprimée grâce aux plus fortes doses de quinquina, et arriva à Harlem pâle et épuisé. Il fut reçu avec bienveillance par le roi. Il séjourna à l'hôtel de ville d'Amsterdam et fut émerveillé par son immersion dans la famille et la cour d'un Napoléon. Il reconnaît que ce voyage accrut considérablement sa connaissance des hommes, du peuple et de la vie. Plus merveilleuse fut la coïncidence de son voyage avec le dernier bouleversement en Hollande qui faisait de celle-ci une province française. En effet, trente mille Français entrèrent alors en Hollande où on arrêta Louis Bonaparte, un homme vraiment noble selon Hufeland. Celui-ci parvint avec peine, par Rotterdam, Anvers, Bruxelles et Aix-la-Chapelle, à Fulda où il apprit la mort de la reine Louise qu'on lui confirma à Weimar.

De quoi souffrait le roi déchu Louis Bonaparte ? Hufeland ne donne aucun détail de sa consultation. Il indique simplement dans son autobiographie qu'il souffrait de paralysie des mains et des pieds et écrit entre parenthèses (*Tabes dorsualis*). En 1831, il connaissait donc le tabès, mais il ignorait certainement qu'il provenait de l'infection syphilitique.

A. Le tabès selon Hufeland (1836)

Un tabès dorsal avait déjà été décrit dans la Collection hippocratique, dans le traité *Des Maladies* sous le nom de *φθισις νωτιας* (phthisis nôtias, en latin *tabes dorsualis*), et dans un autre traité *Épidémies*. Tabès y signifie phtisie et Hippocrate en décrit trois variétés dont le tabès dorsal. Celui-ci désigne donc une variété particulière de phtisie, de cachexie, ou de consomption. Le Pr Capron en a fait l'exégèse.[2]

Dans la quatrième édition de son *Manuel de médecine pratique* (1836, trad. fr. 1841), où Hufeland décrit treize classes de pathologies, le tabès figure dans la septième classe des émaciations, qu'il divise en différentes variétés de phtisies, principalement la phtisie pulmonaire, de marasmes ou tabès, d'atrophies, et en étisie. Il identifie donc les tabès aux marasmes, distinguant le marasme pulmonaire (*tabes pulmonalis, phthisis pituitosa, blennorrhoea pulmonum*), le marasme nerveux ou fièvre lente nerveuse (*tabes nervosa, febris nervosa lenta*), le marasme dorsal (*tabes dorsalis* ou *medullaris*) et le marasme sénile (*marasmus senilis*).

Hormis le marasme sénile, naturel, le traitement des autres variétés de tabès consiste pour Hufeland à éloigner la cause débilitante (hémorragies, flux muqueux, autres évacuations chroniques, travaux épuisants continus du corps et de l'esprit)

1 Tulard Jean, *Napoléon ou le mythe du sauveur*, Fayard, Paris, 1977, nouvelle édition revue et complétée, 1997, p. 312

2 Capron Loïc, « Le tabès dorsal d'Hippocrate était-il syphilitique ? » in *Histoire des sciences médicales*, Société d'histoire de la médecine, Chambray-lès-Tours, Tome IV-2022, 2023, p. 185-195

et à restituer à l'organisme les forces et les humeurs perdues (aliments faciles à digérer, médicaments fortifiants, air pur, repos du corps et de l'âme, exercice modéré). En même temps on doit veiller à ce que ce traitement soit adapté aux circonstances, par exemple que les aliments et médicaments excitants soient proportionnés à l'état de l'irritabilité, une action trop énergique pouvant épuiser la force vitale. Il insiste sur la recherche des évacuations débilitantes chroniques (menstrues et flux hémorroïdal trop fréquents ou trop abondants, fleurs blanches, pollutions, onanisme, et surtout le diabète sucré) qui sont souvent l'unique cause, prétend-il, des progrès continuels du marasme et de la mort. Pour détecter ce diabète, il prône ainsi de soumettre l'urine à l'analyse chimique quand aucune cause évidente de marasme n'est découverte.

Comme symptômes du tabès pulmonaire, il indique l'amaigrissement, la fièvre lente, l'expectoration qui peut durer des années avant de prendre le caractère de phtisie. Ordinairement la maladie se termine par une suppuration du poumon entraînant la mort, mais celle-ci peut aussi survenir par la simple déperdition des humeurs. On voit dans la pathogénie décrite ensuite qu'il nomme *tabes pulmonalis* une forme de phtisie pulmonaire notant qu'*il n'est pas rare non plus d'observer avec le marasme pulmonaire des tubercules* (Tuberkeln), *qui s'y rattachent tantôt comme cause, et tantôt comme effet.*[1] Notons qu'il croit que la phtisie a quelquefois été guérie par l'exercice poussé jusqu'à la sueur et la fatigue, et par la vie habituelle au grand air.

Pour diagnostiquer le marasme nerveux ou *tabes nervosa* il se fie à l'amaigrissement, sans affection locale, mais avec prédominance de la faiblesse nerveuse (exaltation ou perversion de la sensibilité, affections spasmodiques). Il en distingue deux degrés. Dans le premier n'existent ni fièvre ni émaciation, et les symptômes énumérés sont peu spécifiques. Au second degré une fièvre lente survient. La maladie peut durer longtemps avant de devenir mortelle. La mort arrive quand elle dégénère en phtisie nerveuse, avec épuisement général absolu par abolition complète de la nutrition, ou en phtisie pulmonaire, également par carence nutritionnelle et par une véritable dessiccation ou momification corporelle.

Il attribue ce marasme comme cause prochaine à une faiblesse du système nerveux réduisant progressivement la nutrition qui finit par cesser entièrement. Il recense parmi les causes éloignées les maladies fébriles, surtout nerveuses, très persistantes ou très intenses, les excès dans les plaisirs vénériens et l'onanisme, les veilles, une contention d'esprit excessive, l'allaitement trop prolongé, et surtout la leucorrhée. Parmi les causes morales, il cite les chagrins, la nostalgie, et dit avoir vu des enfants mourir par regret d'avoir perdu leur mère.

Le marasme dorsal ou *tabes dorsalis* ou *medullaris* qu'il décrit correspond beaucoup mieux au tabès syphilitique : amaigrissement, faiblesse et enfin

---

1 Hufeland, *Enchiridion medicum ou manuel de médecine pratique* (1836), trad. sur la 4e éd. allemande par A.-J.-L. Jourdan, Paris, 1841, p. 336

paralysie des extrémités inférieures, quelquefois des supérieures, douleurs vives à la partie inférieure du rachis. Il trouve que la maladie ne va quelquefois pas plus loin et se prolonge dix ou vingt ans ou même davantage, mais que, plus fréquemment, la paralysie progresse de façon continue, envahissant la vessie avec difficultés d'uriner, le gros intestin avec constipation ou incontinence, les organes sensoriels, surtout l'œil, et les organes des facultés intellectuelles entraînant perte de la mémoire ou du jugement. Elle peut toucher aussi le poumon et le cœur, la mort arrivant par paralysie de ceux-ci, ou du cerveau, ou par un marasme complet et un épuisement absolu des forces.

Il affecte la cause prochaine de ce tabès d'abord à la paralysie, puis au dessèchement, à l'atrophie, et à la désorganisation de la partie inférieure de la moelle épinière. Parmi les causes éloignées, il trouve la plus commune dans l'affaiblissement résultant de l'abus des plaisirs vénériens, et de l'onanisme. Il admet aussi que la maladie puisse dépendre de congestions sanguines médullaires, ou de métastases médullaires, surtout rhumatismale et arthritique, mais seulement à la condition qu'il s'y associe une débilitation par émissions excessives de semence. Il en déduit curieusement que ce marasme dorsal touche presque exclusivement les hommes. Concernant le traitement on note qu'il procède par des sangsues et des frictions mercurielles sur le point du rachis soupçonné d'être le siège de la maladie. Il admet impossible de fortifier la moelle épinière de manière complète. Outre les fortifiants et les restaurants généraux, les cures à Teplitz et à Pyrmont, un moxa sur les vertèbres lombaires, une suppuration longtemps entretenue, lui semblent avoir l'effet le plus favorable. On remarque qu'il ne fait aucune allusion à la syphilis et à des lésions organiques cérébrales.

Dans son ouvrage il consacre vingt pages à la syphilis qu'il inclut dans sa douzième classe, celle des dyscrasies. Il reconnaît qu'elle peut affecter des organes différents de ceux qu'elle touche ordinairement, dont le système nerveux. Il admet en effet que les maladies chroniques les plus variées, ou même opposées, peuvent n'être que des effets et des formes d'une syphilis occulte. Par exemple, des paralysies, des spasmes, l'hypocondrie, etc. peuvent être de nature syphilitique et curables seulement par le mercure. Constatant que la syphilis est devenue très générale parmi certaines classes de la société et dans les grandes villes il recommande de l'invoquer dans les maladies chroniques opiniâtres, et de tester le mercure dont les effets bénéfiques rapides révèlent le véritable caractère de la maladie et, alors, de recourir à un traitement mercuriel dans les règles. Il relate un cas de cette nature qu'il a pu, selon lui, guérir radicalement, avec des applications et des pilules de sublimé après une lutte acharnée pendant plus d'une année.

Au total, en 1836, après cinquante ans de pratique, Hufeland n'a pu établir aucun lien entre la syphilis, et le tabès ou la paralysie générale. Le rapport entre les deux n'apparut que fort tard, comme nous l'avons déjà constaté dans notre historique des syphilis du musicien Schumann (1810-1856), et surtout de Nietzsche (1844-1910).[1]

Notons que le traducteur Jourdan, dans la seconde édition française (1848), a supprimé le terme « tabès » dans l'index et dans les titres des différentes variétés de marasmes, sans doute parce que le tabès commençait à avoir un sens plus précis, et non celui général et ancien de consomption ou de marasme.

B. Le tabès après Hufeland

Le tabès désignait autrefois la consomption, ce qu'il signifiait encore chez Hufeland. Selon Capron, le neurologue allemand M.H. Romberg (1795-1873) donna en 1853 la première description magistrale, clinique et anatomo-pathologique, correspondant au tabès spécifique de la syphilis.[2] En 1858, Duchenne de Boulogne (1806-1875) décrivit dans un article des *Archives générales médicales* un syndrome comprenant surtout des troubles de la démarche et une incoordination motrice qu'il appela « ataxie locomotrice progressive » et auquel on substituera plus tard le nom de « tabès ». C'est Jean-Alfred Fournier (1832-1914), maître mondial de la syphiligraphie, qui affirmera en 1876 l'origine syphilitique du tabès dans une petite publication de ses leçons *De l'ataxie locomotrice d'origine syphilitique*.[3] Personne avant lui n'avait relié les maladies décrites par Romberg et par Duchenne à la syphilis.[4]

Un an auparavant, J.-M. Charcot (1825-1893) avait décrit un autre tabès, le tabès dorsal spasmodique, autre syndrome médullaire qui touchait non les racines et les cordons postérieurs de la moelle comme dans la syphilis, mais la portion des faisceaux pyramidaux des cordons latéraux. On l'appelle aujourd'hui « sclérose latérale amyotrophique » ou « maladie de Charcot ». Elle est aujourd'hui plus fréquente que la syphilis et j'en ai vu quelques cas, dont une patiente que j'ai suivie durant sa maladie jusqu'à son décès auquel j'ai quasiment assisté, à 70 ans environ. Cette maladie est d'origine auto-immune. Elle touche le plus souvent l'adulte de quarante-cinq à soixante ans, et plus souvent les hommes.

Le tabès syphilitique, qui appartient à la période tertiaire de la syphilis et qui apparaît cinq à quinze ans après la contamination, touchait autrefois 9 % des syphilitiques, du fait de l'insuffisance des traitements. Il concernait donc souvent des hommes de quarante à soixante ans.

---

1 Pinet P., *Les musiciens, la maladie et la médecine de Guillaume de Machaut à Béla Bartók*, L'Harmattan, Paris, 2017, p. 155-185 ; *Les philosophes, la maladie et la médecine de Hegel à Michel Foucault*, L'Harmattan, Paris, 2021, p. 125-230

2 Capron, *op. cit.* p. 190

3 Ce texte fait partie des leçons de Fournier recueillies par F. Dreyfous. Il en sortira un gros ouvrage au même titre en 1882.

4 Dans ma clientèle de Reims, j'ai eu un patient homosexuel qui vint un jour me voir pour un tel syndrome. Je l'envoyai directement consulter un neurologue sans soupçonner qu'il s'agissait d'une syphilis.

Louis Bonaparte avait trente et un ans en mai 1810 et il mourut à 68 ans. P. Milza atteste qu'il contracta la syphilis, lors de la campagne d'Italie de Napoléon dont il était alors l'aide de camp. Dès 1801, à vingt-deux ou vingt-trois ans, il en fut atteint.[1] Il se fit soigner d'abord par les médecins de Montpellier et fit de longues cures thermales, notamment à Bagnères-de-Bigorre et surtout à Barèges, puis dans les pays où il vécut, surtout en Italie. Toute sa vie il traîna ses maux, mais survécut néanmoins quarante-cinq ans avec sa syphilis, ce qui est assez remarquable compte tenu de l'efficacité plutôt faible des traitements à cette période. Hufeland n'a apparemment pas fait le diagnostic de syphilis puisqu'il le qualifie en 1831 de tabès dorsal, à moins qu'il l'ait soupçonné sans vouloir le révéler.

3. La mort de la reine Louise (19 juillet 1810)

Pendant trois ans Hufeland avait suivi le couple royal dans tous ses déplacements et dans toutes les stations de Prusse orientale où il trouva exil et y fut retenu, car en tant que premier médecin du roi il s'occupait de la santé de la famille royale. La reine Louise, comme nous l'avons vu, avait une santé fragile, aggravée par les soucis de la guerre et du risque de perte du royaume et de la dynastie prussienne.

Avant le retour à Berlin une nouvelle grossesse, la dixième et la dernière, l'avait à nouveau épuisée. Elle dut garder la chambre ce qui retarda le départ de la famille. De plus, le prince héritier Frédéric-Guillaume (1795-1861), aîné de la fratrie, qui deviendra roi en 1840, fit une crise et tomba malade en apprenant la décision du roi de changer son précepteur. Hufeland intervint pour conseiller aux parents d'y surseoir jusqu'au retour à Berlin.

Le cortège royal quitta enfin Königsberg le 15 décembre 1809 et arriva à Berlin le 23 décembre après trois ans d'exil. Six mois plus tard, Louise partit en voyage revoir la famille de ses parents dans le duché de Mecklembourg-Strelitz dont son père était le duc. Selon Bled, elle ne présentait aucun signe annonciateur de maladie à son départ, même si tous les évènements des trois dernières années et ses dernières grossesses l'avaient fatiguée. Elle partit d'ailleurs sans aucun médecin de la cour. Hufeland avait alors quitté Berlin pour la Hollande.

Elle arriva dans la capitale du duché, Neustrelitz, le 25 juin 1810. Le 30 juin, une indisposition l'empêcha de se rendre à Rheinsberg avec le roi comme prévu. La veille, elle présentait des maux de tête. On constata de la fièvre qui persista le 1er juillet. Elle dut s'aliter. Le roi repartit le 3 juillet pour assurer ses fonctions royales. Il présenta aussi de la fièvre qui l'immobilisa quelques jours à Berlin. Les nouvelles de sa femme devinrent inquiétantes. Elle avait toujours de la fièvre et

---

1 *C'est au cours de son séjour italien que Louis Bonaparte contracta la maladie vénérienne qui devait, en peu d'années, transformer ce brillant militaire en une épave humaine. En octobre 1801, au moment où Napoléon et Joséphine le jettent dans les bras d'Hortense, il est déjà à moitié paralysé, couvert de furoncles et en proie à de profondes crises de neurasthénie. Les médecins de la Faculté de Montpellier, auxquels il confie sa détresse physique, et les thermalistes de Barèges ne peuvent déjà plus grand-chose pour lui.* (Milza Pierre, Napoléon III, Perrin, 2004, p. 9)

des fortes quintes de toux. Un médecin (on ne sait lequel, mais sans doute un médecin de sa famille de la ville) diagnostiqua une pneumonie et signa quotidiennement un bulletin destiné au roi, qui décida d'envoyer, en l'absence d'Hufeland, le second médecin de la cour, Heim, qui confirma le diagnostic et approuva le traitement de son confrère. Disons quelques mots sur Heim.

L. Hahn, dans sa notice de 1886 du dictionnaire dirigé par Dechambre, indique qu'il fut un des médecins les plus populaires d'Allemagne, comme Hufeland. Né le 22 juillet 1747 en Saxe-Meiningen il étudia la médecine à Halle où il fut reçu docteur en 1772 grâce à une thèse latine sur l'origine des calculs dans les voies urinaires et les affections arthritiques. Après un an passé à Berlin on le nomma en 1776, médecin pensionné à Spandau. Il revint à Berlin en 1783 et y acquit une clientèle très vaste. Ses biographes ont vanté la sûreté de son diagnostic et son adresse dans les autopsies. Il s'occupa beaucoup et très tôt de botanique, et fut le premier maître d'Alexander von Humboldt. Hahn, comme nous l'avons vu, lui accorde l'honneur d'avoir le premier, dès 1798, introduit la vaccine et procédé à la première vaccination à Berlin. Il lia une étroite amitié avec Hufeland. Il mourut en septembre 1834 à 87 ans, regretté de tous et des pauvres pour ses bienfaits. Hufeland lui rendit hommage dans son journal en janvier 1835.

Le 16 juillet 1810, dix-sept jours après le début de la maladie, Heim fut rappelé d'urgence au chevet de Louise dont l'état s'était soudainement aggravé. Des difficultés respiratoires survinrent. La comtesse von Voss, première dame de la cour, écrivit le 17 juillet : *Ce matin, la reine a eu des crises répétées de suffocation ; sa respiration est très courte ; je la trouve très mal ! Après le repas, Heim, Gehrke et Schmidt sont venus et l'ont trouvée en grand danger ; ils pensent que les poumons sont attaqués et tiennent maintenant un salut pour presque impossible.*[1]

Informé immédiatement par Heim de son état, le roi, avec ses deux fils aînés, la rejoignirent précipitamment. À leur arrivée le 19 juillet à cinq heures du matin tout était déjà perdu. L'état de Louise avait empiré, avec des vomissements et des pertes de connaissance répétés. Bien qu'encore consciente elle pouvait à peine parler. Elle continua à s'affaiblir, réclamant de l'air. Vers 9 heures elle mourut, à seulement 34 ans.

Le diagnostic de pneumonie comme cause de la mort de Louise ne fait aucun doute. On peut comparer sa fin avec celles de Descartes et de Liszt, morts tous deux de pneumonies, respectivement à 53 ans et 74 ans, que j'ai décrites ailleurs. Cabanès suppose qu'elle succomba à la suite d'un refroidissement, tout en étant très vraisemblablement atteinte par la phtisie tuberculeuse.[2]

Louise avait eu dix enfants, comme sa mère, morte en couches à 30 ans en 1782. Sa tante, la sœur de sa mère devenue seconde femme de son père, mourut aussi à 30 ans, en 1785. Deux de ses enfants moururent en bas âge : Frédérique

1 Bled J.-P., *op. cit.* p. 243

2 Cabanès, *op. cit.* p. 339-340

(1799-1800) et Ferdinand (1804-1806). Son fils aîné, Frédéric-Guillaume (1795-1861), deviendra roi de Prusse en 1840 sous le nom de Friedrich-Wilhelm IV, son second fils, Guillaume, empereur d'Allemagne en 1871, après la défaite de la France contre la Prusse. Charlotte (1798-1860), son troisième enfant, épousera le tsar Nicolas 1er.

Véron rapporte déjà que peu de reines furent autant aimées durant leur vie et regrettées après leur mort, et que son souvenir vécut longtemps en Prusse. Le peuple se rendait en pèlerinage près de son tombeau à Charlottenburg.[1] Bled raconte les avatars du mythe dont elle fut l'objet au cours des principales phases de l'histoire prussienne jusqu'à aujourd'hui. Figure de la génération romantique, elle incarna d'abord la résistance à Napoléon, malgré sa responsabilité, selon Bled, dans les désastres des guerres hasardeuses de 1806 et de 1807.[2]

La mort de la reine Louise fut un grand choc pour Hufeland. Il l'avait suivie pendant les trois années très dures de son exil forcé et, outre son médecin, avait vécu dans son intimité.

4. Fuite à Breslau et retour à Berlin (janvier 1813 – janvier 1814)

En 1813, le roi de Prusse lança à son peuple un appel à la guerre contre Napoléon. À nouveau la famille royale dut fuir en janvier, cette fois vers Schlesien, et Hufeland l'accompagna et se retrouva dans une nouvelle phase d'incertitude. Il séjourna surtout à Breslau où il put fréquenter savants et médecins et acheter une habitation avec l'aide du roi.

Après la défaite de Napoléon à la grande bataille des Nations de Leipzig (octobre 1813) il rentra à Berlin en janvier 1814 et reprit ses activités de professeur, de conseiller ministériel, de médecin du roi et de médecin consultant. Cependant, ayant vécu comme veuf depuis sept ans et s'opposant aux principes éducatifs de sa femme il se remaria durant l'année 1815, sans avoir ensuite de nouvel enfant.

Durant les guerres de 1814 et de 1815, l'université de Berlin perdit 43 de ses 450 étudiants et compta de nombreux blessés.[3] Fichte, en 1814, mourut du typhus, contaminé par sa femme, qui l'avait contracté en soignant les blessés et les malades.[4]

Entre 1810 et 1814 Hufeland publiera sur un projet de pharmacopée pour l'assistance publique de Berlin (1810), une notification de l'Institut polyclinique royale de Berlin avec ses lois (1811), une histoire de la santé avec une caractéristique physique du siècle actuel (1812), sur la peste des armées (*Kriegspest*) aux époques ancienne et nouvelle (1814), sur la conception de la maladie et la matière médicale (*Conspectus morborum und Materia medica*). En 1814, il fit paraître

1 Véron E., *op. cit.* p. 171-172
2 Bled J.-P., *op. cit.* p. 249-256
3 Lavisse, *op. cit.* p. 343
4 Lavisse se trompe certainement en parlant de typhoïde, celle-ci étant encore mal distinguée du typhus. (Ib., p. 330)

aussi un article sur l'élément de l'eau comme remède, son utilisation interne dans la folie, et comme moyen diététique éducatif pour rendre les enfants plus forts et plus sains. Pendant toutes ses années, il réalisa aussi des comptes rendus cliniques annuels.

5. Quelques années stables et heureuses (1815 - 1820)

A. Son fils, médecin de campagne

Après son second mariage, sa vie s'écoula en grande partie sans heurts, rythmée du matin au soir par ses cours à l'université, sa clinique, sa pratique à la cour, ses consultations et son travail d'écriture. Le soir il jouissait de sa vie domestique avec sa seconde femme et ses enfants, et partait habituellement en voyage l'été. Il donna une éducation plus religieuse à ses enfants. Sa fille aînée Wilhelmine (1789-1859), surnommée Minna, déménagea à Weimar, où elle se maria bientôt avec le prince russe Aleksandr Sturdza, qui écrivit, comme nous l'avons vu, une esquisse biographique de son beau-père à sa mort en 1836, parue l'année suivante.

Eduard (1790-1849) qui, lors des guerres de libération, avait participé sans dommages aux batailles de Lützen, Bautzen, Haynau, et à celle décisive de Leipzig, était devenu officier. Il reprit sur avis de son père et par goût ses études de médecine. Il tenait à exercer à la campagne, car il y trouvait plus d'utilité, un air plus pur et plus de moralité, que dans les grandes villes. Il deviendra effectivement médecin et s'installera à Schweidnitz en Silésie, en Pologne aujourd'hui. Il épousa une Suédoise et eut quatre enfants. Il poursuivit ainsi la tradition familiale d'un médecin se succédant de génération en génération. Bien que médecin et à bonne école sur l'art de prolonger la vie il mourut plutôt jeune, à 59 ans, en 1849. Je ne connais néanmoins pas la cause de sa mort.

B. Une fille phtisique

La quatrième fille d'Hufeland, Rosalie (1801-1846), lui causa beaucoup de soucis durant ces années à cause de sa phtisie. Il croit, dans son autobiographie (1831) que sa croissance trop rapide entre quatorze et dix-huit ans (donc entre 1815 et 1819) la prédisposa aux hémoptysies, et à ce qu'il appelle la *Phtisis florida tuberculosa*, autrement dit la phtisie tuberculeuse. Il ne s'est donc certainement pas trompé de diagnostic. Il juge qu'elle n'en put s'en guérir que grâce à la diète la plus sévère, une vie retirée, le renoncement à la danse, au chant et à tous les plaisirs de son âge, et aussi grâce à l'air de la campagne, au lait et au petit lait. Il prêtait également la plus grande attention à chaque accès d'irritation pulmonaire inflammatoire (*entzündlichen Lungenreizung*), enrayé immédiatement par des saignées. Il indique que pendant ces quelques années on lui en fit trente.

On voit par là qu'il fut un partisan des saignées dans la phtisie pulmonaire, laquelle se manifeste très souvent par des hémoptysies, sans en être spécifique ni un signe constant. Il est remarquable qu'Hufeland emploie en 1831 le terme « tuberculosa » car dans notre historique de la phtisie tuberculeuse entre 1810 et 1840, à propos des pathologies du musicien Paganini[1] nous avions rapporté que le physiologiste allemand Schönlein (1793-1864) avait créé le mot *tuberculosis* en 1832 et que celui de « tuberculose » n'apparut en France qu'en 1854.

G.-L. Bayle, en 1810, considérait la phtisie tuberculeuse comme l'une des six espèces de phtisie pulmonaire, la plus commune cependant. Contre les hémoptysies, plus ou moins abondantes et pouvant être mortelles, il préconisait entres autres la saignée. Laennec, dans son traité célèbre de 1819, ira plus loin en établissant l'unité de la phtisie pulmonaire qu'il juge uniquement tuberculeuse. Pierre Louis, dans son traité anatomo-pathologique sur la phtisie de 1825, dans la lignée de Laennec, présume que le tubercule représente la lésion spécifique de la phtisie et en constitue même la cause. La phtisie tuberculeuse n'est plus seulement pulmonaire puisqu'il a reconnu, comme Bayle et Laennec, que le tubercule peut envahir presque tous les organes.

En ce qui concerne l'hémoptysie Louis conteste l'affirmation de Laennec qu'elle est liée à l'apoplexie. À partir de ses autopsies et de l'étude, par sa méthode numérique (statistique), des symptômes correspondants aux lésions anatomo-pathologiques il a trouvé que dans la plupart des cas l'hémoptysie authentifiait la présence de tubercules pulmonaires.

Jusqu'au milieu du XIXe siècle, la saignée fut regardée comme le remède spécifique de la phtisie, que ce soit par Bayle, Laennec, Broussais ou P. Louis, sauf à son dernier stade. On tenait le lait comme son remède souverain, d'autant plus si son assimilation était meilleure, en l'occurrence d'abord le lait de femme, puis ceux d'ânesse, de chèvre ou de brebis.

Rien d'étonnant donc qu'Hufeland ait traité la phtisie pulmonaire de sa fille par des saignées et du lait. Mais comment justifier les saignées ? Étaient-elles délétères dans la phtisie, en aggravant une éventuelle anémie causée par les hémoptysies et en affaiblissant le malade ? Une hémoptysie abondante risquant d'être mortelle il convenait de la stopper au mieux. L'hémoptysie étant une hémorragie interne on ne pouvait l'arrêter mécaniquement. En tirant du sang d'un autre point externe du corps, l'hémoptysie avait des chances de se tarir par réduction du volume sanguin. La saignée semble donc un moyen valable dans le cas d'hémoptysies abondantes et dangereuses. Cependant, beaucoup d'hémoptysies sont souvent surévaluées en volume par le patient ou par le médecin, car le symptôme est en lui-même impressionnant et dramatique. Il nous paraît donc probable que les saignées dans la phtisie pulmonaire furent souvent plus nocives que bénéfiques.

La saignée était également admise depuis des siècles et même des millénaires comme traitement majeur des pneumonies. Cependant, P. Louis, dans un mémoire

---

1 Pinet P., *Les musiciens, la maladie et la médecine de Guillaume de Machaut à Béla Bartók*, L'Harmattan, Paris, 2017, p. 126-139

publié en novembre 1828 dans les *Archives générales de médecine*, remit en cause son bénéfice dans certaines maladies inflammatoires, et conclut à son effet souvent négatif dans la pneumonie.

Hufeland croit que les saignées pratiquées à sa fille Rosalie, associées aux autres moyens, l'ont sauvée puisqu'elle survécut, se maria, eut même quatre enfants qu'elle a allaités, sans dommages pour ses poumons. Cependant, décédé avant elle, il n'a pu connaître sa fin qui fut assez précoce puisqu'elle mourut en 1846, donc à 45 ans, ce qui est appréciable mais n'a rien d'extraordinaire, trente-cinq ans après le début de sa tuberculose. Sous réserve que celle-ci soit bien la cause de sa mort, la saignée n'étant qu'un traitement symptomatique et les autres traitements pas plus radicaux, sa maladie a probablement évolué lentement jusqu'à sa phase terminale.

À la même époque le fils unique de P. Louis en mourut à 18 ans, en 1854, et celui de Liszt à 20 ans, en 1859. On sait aussi que Chopin y succomba à 39 ans en 1849.

Outre les mariages de trois de ses filles, ses voyages à Baden (Baden-Baden), à Vienne et en Italie, furent pour Hufeland, durant ces cinq années heureuses, des moments lumineux de sa vie.

C. Les publications d'Hufeland entre 1815 et 1820

À l'occasion de son jubilé de 1834, auquel participèrent toutes les sphères prussiennes et où il fut nommé citoyen d'honneur de Berlin, il fit paraître à Berlin un nouveau choix de ses petits écrits, après une première publication en quatre volumes de 1822 à 1825, puis d'un autre volume en 1828. Il le dédia à son vieil et fidèle ami, collègue pendant trente ans, Johann von Wiebel (1767-1847) comme témoignage de son amitié la plus chère et de sa haute estime.

On y trouve, entre les années 1815 et 1820 douze publications. Citons-en quelques-unes. En 1815, un article sur le monde de la vie, l'ordre le plus élevé des choses, et la physique supérieure – un second sur l'influence de la vaccination sur la réduction de la mortalité et des maladies du genre humain ; en 1816, un appel aux médecins de l'Allemagne et de l'étranger à s'unir pour le maintien des noms officiels des remèdes ; en 1817, un avertissement contre deux fautes très courantes et très dangereuses dans la cure des maladies vénériennes – sur la mort des paysans, des Italiens en particulier, et sur leur empoisonnement par l'air corrompu ; en 1819, sur Hippocrate et Galien – sur la recommandation des vomitifs en prévention du croup – sur la science de l'atmosphère en relation avec le vivant – sur une nouvelle hypothèse sur la cause du diabète – la cure par les frictions sans salivation ni diète – sur le même nombre des deux sexes dans le genre humain à partir de recherches dans toutes les parties du monde, une contribution à l'ordre naturel des choses.

Comme ouvrages il éditera en allemand en mai 1815 un *Aperçu pratique sur les sources thermales les plus remarquables d'Allemagne à partir d'expériences personnelles*, dont une seconde édition paraitra en 1820 et une quatrième en 1840, une *Adresse à tous les médecins sur la nécessité de conserver les noms officinaux des médicaments*, qui fut traduit en français en 1821, et un *Essai sur le moyen de Besnard pour guérir la maladie vénérienne*.

F.-J. Besnard (1748- ?), né en Alsace, fit ses études médicales à Strasbourg où il fut reçu docteur en 1775. Maximilien, le comte palatin, le nomma son premier médecin. En 1783, il soumit à l'Académie des sciences ses idées personnelles sur la nature et la propagation des maladies vénériennes pour lesquelles il recommandait de s'abstenir du mercure. Un comité de membres de la Société de médecine inspecta sa méthode de traitement en lui confiant des malades pour l'essayer. L'étude fut interrompue par la Révolution. En 1790, il retourna dans le Palatinat, exerça à Mannheim puis dirigea les hôpitaux militaires de Munich où il fit voir les bienfaits de la prévention vaccinale. En 1808, il fit paraître à Munich *Sur la gravité des avertissements destinés aux amis de l'humanité et fondés sur l'expérience contre l'usage du mercure dans les différentes maladies*[1], qui fut réédité en 1811. Probablement s'agit-il du livre où Besnard expose sa méthode de guérir la maladie vénérienne sans mercure commentée par Hufeland.

Nous avons vu qu'en 1795 Hufeland avait fait paraître un ouvrage sur les scrofules.[2] La troisième édition de 1819 fut traduite en français par J.-B. Bousquet en 1821 sous le titre *Traité de la maladie scrophuleuse*. Celui-ci la fit suivre d'un mémoire de chirurgie lu à l'Académie royale des sciences le 19 février 1818 par le baron D.J. Larrey (1766-1842), qui relate une intervention d'une volumineuse tumeur cervicale présumée scrofuleuse chez un homme de quarante ans, et une seconde opération d'un cancer mammaire chez une femme de soixante-deux ans.

6. Le *Traité de la maladie scrophuleuse* (1819)

Faisons tout d'abord l'historique des scrofules jusqu'en 1820.

A. Histoire des scrofules jusqu'en 1820

Les scrofules sont des adénites, c'est-à-dire des inflammations des ganglions lymphatiques, plus ou moins volumineuses, et d'origine tuberculeuse, ce qu'on ne sut que beaucoup plus tard. On les nommait « écrouelles » lorsqu'elles siégeaient au niveau cervical. Les deux termes sont désuets aujourd'hui.

Castiglioni, dans son *Histoire de la médecine* (1927), a reproduit une miniature anglaise du XIIe siècle montrant le roi d'Angleterre, Édouard le Confesseur (~1002-1066), touchant un scrofuleux. Selon lui, l'imposition des mains pour guérir fut pratiquée dès la Grèce antique, comme le prouveraient certaines images figurant Esculape imposant ses mains sur des malades. Jésus et ses disciples guérissaient les lépreux ainsi. En ce qui concerne la scrofule les rois de France

---

1 *Ernsthafte, auf Erfahrung gegruendete Warnungen an die Freunde der Menschheit gegen den Gebrauch des Quecksilbers in verschiedenen Krankheiten*, Munich, 1808

2 *Über die Ursachen Erkenntniss und Heilung der Skrofelkrankheit* (Sur la connaissance des causes de la maladie scrofuleuse et sur sa guérison), Berlin, 1795 ; 2e éd., 1797

furent censés la guérir par le « toucher royal » dès le XIe siècle. Ce serait à partir de Philippe 1er (1052-1108) et de Louis VI (vers 1081-1137) que cette maladie prit le nom de « mal du roi ». Gilbertus Anglicus, élève de l'école de Salerne entre 1180 et 1190, en témoigne dans le chapitre « *De scrofulis et glandibus* » de son *Compendium Medicinae*. Les médecins de cette époque recommandaient le toucher royal avant de procéder à la chirurgie, tel le médecin John of Gaddesten (1280-1361) dans son chapitre sur les écrouelles et les glandes de son livre *Rosa Anglica.*[1]

En 1645, une maison dite de saint Marcoul fut fondée et entretenue à Reims par des personnes charitables pour isoler des malades atteints du mal des écrouelles ou scrofules, qu'on tenait pour contagieux et dangereux. Les bénéfices de ces mesures furent constatés dans des *Lettres Patentes* données à Joigny en mai 1683 par Louis XIV (1638-1715), assisté de Colbert (1619-1683) natif de Reims, et enregistrées par le parlement de Paris en janvier 1684 : préservation des personnes saines et des enfants en bas âge du contage des malades séquestrés, et guérison de certains de ceux-ci par des soins régulièrement administrés. Il en résulta l'édification en 1684 à Reims de l'hôpital des Incurables de saint-Marcoul. Les soins infirmiers devaient y être assurés par des personnes laïques et non d'une communauté régulière, ce qui était nouveau. Ce fut le plus ancien hôpital réservé à des tuberculeux, qui subsista jusqu'à sa destruction lors de la Grande Guerre.[2] Ceci n'empêcha pas Louis XIV, avant et après l'institution de cet hôpital sur des bases scientifiques, de procéder au « toucher des écrouelles ». Il le fit par exemple le jour de Pâques 1657 au Louvre, et lors de la journée de la Trinité de 1701 où il procéda à 2400 impositions.

Le pouvoir de guérison que conférait l'onction des rois lors des sacres perdura jusqu'à l'époque de Louis XVI. Celui-ci, lors de son couronnement en 1775, toucha 2400 écrouelleux. Il fut même repris sous la Restauration par Charles X lors de son sacre à Reims en 1825. Charles X, accompagné de son médecin Alibert et de son chirurgien Dupuytren, toucha 120 à 130 scrofuleux à l'hôpital saint-Marcoul et cinq d'entre eux en furent considérés comme guéris en trois mois.[3] Les rois d'Angleterre, par la grâce de Dieu, étaient aussi dotés du pouvoir de guérir les écrouelles. Charles II (1630-1685), par exemple, procéda à 6000 touchers en moyenne par année de règne.

Sur le plan anatomo-pathologique François De Le Boë (1588-1672), dit Sylvius, médecin français installé à Amsterdam, fut, selon Castiglioni et Coury, le premier qui ait décrit les tubercules. Il étudia la phtisie de 1658 à 1672. Il décrivit chez les phtisiques des « tubercules pulmonaires » (*glandulosa pulmonibus tubercula*) et reconnut leur parenté avec les scrofules.[4]

---

1 Castiglioni A., *Histoire de la médecine* (1927), trad. de l'italien par J. Bertrand et F. Gidon, Payot, Paris, 1931, p. 313-315
2 Coury C., *op. cit.* p. 55
3 Ib., p. 54
4 Ib., p. 80

À la suite de Portal (1742-1832) G.-L. Bayle, en 1810, crut que l'affection tuberculeuse était de nature scrofuleuse et non inflammatoire. La syphilis pouvant se combiner avec la phtisie tuberculeuse et affecter toutes deux le larynx les médecins employèrent à cette époque des expressions comme « laryngites mixtes », syphilo-tuberculeuses ou syphilo-scrofuleuses. Par exemple, chez le musicien Paganini (1782-1840), qui souffrit pendant ses dernières années d'une extinction presque totale de la voix, il est très probable que les deux maladies s'associèrent.

La formation des scrofules s'explique aujourd'hui par le transport des bacilles tuberculeux par les macrophages alvéolaires des poumons dans les ganglions lymphatiques, quand ils ne peuvent les détruire.

B. Le traité d'Hufeland sur les scrofules (1797 et 1819)

a/ Des fausses et des vraies scrofules ; distinction entre scrofules et maladie ou diathèse scrofuleuse

Coury, dans son histoire de la tuberculose (1972), cite assez souvent Hufeland et donne même une longue citation de sa monographie sur les scrofules. Ceci témoigne de l'intérêt de l'ouvrage malgré les avis plutôt négatifs de Sprengel.

Coury relève qu'Hufeland, dans sa préface de juin 1819, n'a presque rien trouvé à changer à son traité après vingt ans. Cette préface nous permet d'évaluer l'état d'esprit d'Hufeland en 1797 et en 1819.

Hufeland déclare qu'en 1797 il avait rédigé son traité après avoir appris que la Société impériale des naturalistes appelait opportunément l'attention des médecins sur le vice scrofuleux et le mit au concours. En effet, *lorsqu'une maladie se répand d'une manière aussi effrayante que le vice scrophuleux, lorsqu'elle exerce une influence si funeste sur toute la constitution, lorsqu'enfin elle se montre si rebelle aux ressources de l'art, il est, sans doute, du devoir d'un médecin philanthrope d'en faire l'objet spécial de ses recherches, et de joindre ses efforts à ceux de ses confrères pour combattre avec succès un ennemi si redoutable.*[1] Il crut ne pouvoir se passer d'entrer en lice pour le concours, et s'occupa alors de rassembler le fruit de ses expériences et de ses réflexions. Cependant, il ne visait pas à un traité complet des scrofules, ce qui serait inutile, dit-il, après les ouvrages de Kortum et de Weber.

K.G.T. Kortum (1765-1847), originaire de Dortmund, publia un ouvrage sur les scrofules en deux volumes parus en 1789 et 1790.[2] Selon Coury il y admet une phtisie secondaire à la scrofule. Il a reconnu les lésions rénales et génitales de la phtisie. Avec d'autres il croyait au rôle de la mélancolie comme cause des

---

1 Hufeland C.G., *Traité de la maladie scrophuleuse*, trad. de l'allemand sur la IIIe édition (1819) par J.-B. Bousquet, Paris, Baillière, 1821, p. I

2 Kortum K.G.T., *Commentarius de vitio scrofuloso, indeque pendentibus morbis secundariis*, Lemgo, Meyer; 1789 et 1790

maladies à tubercules et de la scrofule. Ayant tenté de transmettre de la matière scrofuleuse pour provoquer la maladie il échoua et, de ce fait, nia l'infection.[1]

F.A. Weber (1753-1806), né à Heilbronn où il exerça la médecine, fut reçu médecin à Göttingen. Il publia plusieurs ouvrages dont un sur les scrofules à Salzbourg en 1794.[2]

Hufeland fait état de l'évolution des systèmes médicaux depuis 1797 : *Lorsque je publiai la première édition de cet ouvrage, en 1797, les médecins étaient partagés entre l'humorisme, la doctrine des forces vitales, et la nouvelle secte des chimistes qui commençait à se former. Mon but était de ramener toutes les opinions vers un seul point, c'est-à-dire, à l'unité du principe vital. Le système de Brown n'était pas encore connu en Allemagne ; bientôt après il y fit révolution ; mais il ne tarda pas à être remplacé par la* Philosophie de la Nature (Schelling). [...] *Des révolutions de ce genre sont bien propres à nous faire sentir la différence qu'il y a entre la nature et les systèmes, l'invariabilité des lois de la première, et la versatilité des opinions humaines. Toujours plus convaincu de cette vérité, je m'imposai dès lors l'obligation de laisser de côté tous les systèmes pour ne m'en rapporter qu'à l'observation.*[3]

Il prétend avoir écrit tous ses ouvrages avec cette disposition, et que, grâce à cette méthode, il ne trouvait rien d'essentiel à changer dans son traité. Ainsi, il croit avoir rallié presque tous les bons esprits à la doctrine des propriétés vitales. Il estime que ses opinions se trouvent confirmées par vingt-quatre années d'expérience de plus auprès des enfants, et par une pratique très étendue durant les dernières années parmi les pauvres d'une grande ville. Il a simplement apporté de nouvelles divisions dans l'histoire des symptômes et dans le chapitre sur les topiques. Il s'oppose par contre à la modification de l'ancienne nomenclature, par exemple au remplacement de « calomel » par « sous-muriate de mercure » ou « muriate de mercure doux », termes pourtant plus explicites sur la composition chimique de la substance.

Dans son introduction il veut distinguer les *scrophules* (*scrofulae*) de *la maladie scrophuleuse* (*scrofulosis*), confondues souvent selon lui. La première pathologie n'est qu'une affection locale du système lymphatique, une tuméfaction des glandes, tandis que la seconde est une affection générale, une diathèse ou disposition particulière du même système dont les scrofules ne sont qu'une conséquence, un symptôme. Selon lui, elles peuvent exister indépendamment. Il remarque bien qu'il se trouve des scrofules vraies et des scrofules fausses, parce que la plupart des maladies du système lymphatique s'accompagnent de tels engorgements, par exemple la petite vérole, la rougeole, la scarlatine, la syphilis, et bien d'autres affections étrangères à ce système (odontalgie, phlegmasies cutanées, cautère ou

---

1 Coury C., *op. cit.* p. 56, 76, 97, 110

2 Weber F.A., *Von den Scropheln, einer endemischen Krankheit vieler Provinzen Europens*, Salzbourg, 1794

3 Hufeland, *op. cit.* p. IV-V

vésicatoire, ou une simple contusion). Ces engorgements sont purement symptomatiques, alors que les scrofules vraies dépendent étroitement du système lymphatique et guérissent en agissant sur lui. Les premiers disparaissent avec la guérison de la maladie dont ils dépendent. Cependant, il admet que ceux-ci subsistent parfois à leur cause et de symptomatiques deviennent essentiels en modifiant profondément la partie dont ils sont le siège. On présume que ceci peut entraîner une certaine confusion entre lésions organiques symptomatiques et lésions organiques liées directement à leur cause essentielle.

b/ De la nature ou de la cause prochaine de la maladie scrofuleuse

Hufeland divise son livre en trois sections et un appendice assez long. Il consacre la première section à la nature ou cause prochaine de la maladie scrofuleuse, en cinq chapitres.

Le premier chapitre se rapporte au système lymphatique qu'il croit être le siège de la maladie scrofuleuse. Il ne veut pas le considérer comme un simple absorbant. Il en distingue trois sortes d'organes : les vaisseaux absorbants proprement dits, répandus dans tous les organes, la distinction entre vaisseaux lactés et vaisseaux lymphatiques faite par quelques anatomistes lui semblant inutile en pratique ; le canal thoracique où se réunissent la plus grande partie des vaisseaux lymphatiques ; les glandes lymphatiques conglobées sur le trajet des vaisseaux lymphatiques. Il n'appelle pas ces dernières « ganglions », terme qu'il réserve aux formations situées sur le trajet des nerfs (ganglions nerveux).

Il affirme que le système lymphatique, outre les propriétés générales de la matière, est doué d'une puissance vitale qui n'a rien de commun avec les propriétés des corps bruts, à cause de sa grande quantité de nerfs et son influence réciproque sur le système nerveux. Il faut donc tenir compte à la fois de ses forces physiques (au sens donc ici de matérielles) et de ses forces vitales.

Il trouve au système lymphatique deux principales fonctions : l'absorption, et la préparation et assimilation des fluides nutritifs. L'absorption s'exerce dans le tube digestif, à la surface de la peau et des bronches, à l'intérieur des cavités, dans les espaces laissés entre les lames du tissu cellulaire. Les vaisseaux lymphatiques enlèvent par exemple la bile au viscère qui la fournit et la transportent sur la peau comme dans l'ictère. Il juge très probable qu'il existe une communication directe entre les vaisseaux absorbants et les organes, sans même que les fluides passent par la grande circulation. En outre, ils pompent et transportent la matière morbifique d'un endroit dans un autre comme il l'a observé très souvent à l'égard du pus. Il ajoute que *tel est sans doute le mécanisme de la plupart des métastases, et voilà pourquoi les glandes en sont si souvent le terme.*[1] On voit qu'il considère avec justesse le transport de la matière morbifique par le pus comme essentiellement effectué par les vaisseaux lymphatiques.

1 Ib., p. 11

Le système lymphatique n'est pas seulement passif, mais il transforme, selon lui, les qualités hétérogènes des molécules organiques introduites dans le corps pour prendre le caractère de l'animalité vivante et des propriétés du sang qu'elles renouvellent. Il trouve cinq opérations au système lymphatique dans sa fonction de préparation et assimilation des liquides nutritifs : la sanguification, la nutrition, l'épuration du corps par élimination des principes délétères, l'équilibre dans la circulation, ses altérations pouvant déranger le cours du sang et favoriser les congestions, et enfin le développement des formes.

Le mot « lymphe » lui semble beaucoup trop vague pour désigner les matières circulant dans les vaisseaux lymphatiques, car elle comprend pour lui outre le chyle, les principes les plus subtils enlevés à l'atmosphère, et les débris des organes. Il reproche ainsi à la plupart des pathologistes de n'avoir tenu compte que des parois de ces vaisseaux en négligeant les fluides qui les parcourent. Il prône un juste milieu entre les humoristes et les solidistes : *Dans les beaux jours de l'humorisme, on exagérait l'importance des humeurs, et l'on faisait à peine mention des solides ; aujourd'hui que la doctrine de la sensibilité domine, on fait tout le contraire. Mais la vérité repousse également l'un et l'autre de ces excès.*[1]

c/ Du défaut de spécificité des causes éloignées de la maladie scrofuleuse

Le second chapitre du livre traite des causes éloignées de la maladie scrofuleuse, qu'il scinde en causes prédisposantes ou principales, et en causes occasionnelles ou excitantes.

Comme nous savons aujourd'hui que la cause nécessaire des vraies scrofules réside dans le bacille tuberculeux de Koch nous ne ferons que les énumérer. Dix-sept causes figurent les causes prédisposantes ou principales : l'hérédité, le sexe et l'âge, la faiblesse des parents, la syphilis des parents, l'influence des aliments de mauvaise qualité dans l'enfance, un air malsain, tout ce qui diminue les forces digestives, les acides des premières voies, les vers intestinaux, l'abus de l'opium et des autres narcotiques dans l'enfance et les crises incomplètes, le défaut d'exercice, la malpropreté, l'abus de la chaleur, les contentions d'esprit trop précoces.

Dans cette longue énumération de causes on retrouve celles qu'il indiquait en 1796 comme raccourcissant la vie, et donc peu de spécificité causale. Que retenir de tout ce fatras ? Il croit comme une expérience irrécusable que la plupart des enfants de parents scrofuleux viennent au monde avec une disposition à cette maladie, et même quelquefois avec celle-ci toute formée. Il argue que ceci n'a rien d'étonnant car toutes les maladies constitutionnelles se transmettent avec la vie. Sa preuve absolue par l'expérience de l'existence d'un lien étroit entre l'état écrouelleux et la faiblesse des organes reproducteurs n'est pas plus convaincante. Il estime également certain que cette maladie n'est souvent qu'une conséquence

1 Ib., p. 14

de la syphilis, dégénérée et transmise par la mère au fœtus. Aussi, juge-t-il le mercure le moyen le plus prompt et le plus efficace contre les deux maladies. Cependant, il ne juge pas pour cela nécessaire que le virus vénérien passe immédiatement en nature dans les éléments du germe. Le traducteur Bousquet conteste cette cause vénérienne par de bons arguments. Un exemple de préjugé puritain d'Hufeland est son constat, singulier selon lui, que tous les enfants naturels connus de lui avaient la scrofule, outre qu'il assure plus loin que l'onanisme peut provoquer seul les scrofules.

Il croit que le crétinisme est une affection générale qui constitue le plus haut degré de la diathèse écrouelleuse.

Dans tout ce qui diminue les forces digestives, il place l'abus des médicaments qui exercent une action spéciale sur les premières voies, c'est-à-dire les émétiques, les purgatifs et les prétendus stomachiques. Il rapporte aussi à l'expérience la preuve évidente du lien entre les affections vermineuses et la diathèse scrofuleuse.

L'abus des narcotiques est également nuisible car ils ôtent à la puissance vitale le pouvoir de réagir, l'essence des maladies résidant pour lui dans la résistance vitale qu'oppose la nature aux causes morbifiques. Il faut un certain temps à celle-ci pour expulser son ennemi hors du corps ou le réduire à néant. Ainsi se succèdent les périodes de crudité, de coction et de crise. Les narcotiques donnés avant l'élimination des causes morbifiques empêchent la réaction critique en paralysant la force médicatrice de la nature bienfaitrice.

Parmi les causes occasionnelles ou excitantes, il cite la croissance, les saisons, les causes mécaniques, et les maladies d'irritation.

La croissance est en grande partie, selon lui, l'œuvre du système lymphatique. Aux périodes de croissance rapide, comme l'éruption des dents ou la puberté, se forment des tumeurs glandulaires de croissance qui favorisent la diathèse scrofuleuse, ou la réalisent quand elle existe. Il explique ainsi l'apparition à ces époques de la phtisie pulmonaire ou du rachitisme.

Il croit par expérience le printemps favorable aux récidives de la maladie scrofuleuse, à la surprise des malades qui s'en croyaient parfaitement guéris, et même des médecins.

Parmi les maladies d'irritation, il croit que certaines, telles la variole, la rougeole et la scarlatine, se terminent par des crises incomplètes, suivies parfois de la maladie scrofuleuse, la matière morbifique restante se jetant sur le système lymphatique (métastase). Ceci peut même apparaître après la vaccine, affection très légère, ou après la syphilis dont le siège réside, selon lui, dans le système lymphatique. Il stigmatise les erreurs dans les moyens curatifs comme facteurs potentiels des scrofules.

d/ Une irritation spécifique du système lymphatique et une altération particulière de la lymphe

Dans le chapitre III, il revient sur la nature et la cause prochaine de la maladie scrofuleuse, et sa pathogénie. Cette cause *consiste dans une atonie profonde du système lymphatique, accompagnée d'une irritation spécifique de ce même système, et d'une altération particulière de la lymphe.*[1] Il reconnaît donc bien que la scrofule possède un caractère spécifique et une lymphe particulière sans, évidemment, pouvoir déterminer sa spécificité bactériologique.

Il croit que le siège primitif de la maladie réside dans les solides. Il y voit une faiblesse et un relâchement de la constitution, auxquels s'adjoint une cause irritante qui détermine la maladie. Cette cause n'est pas une cause mécanique, qui ne peut occasionner que des fausses scrofules. La plupart des symptômes témoignent, selon lui, d'une cause irritante. Aussi, croit-il que la plupart des antiphlogistiques les font disparaître, sans cependant avoir la capacité de détruire leur germe. Conçoit-il un germe particulier à l'origine de la maladie et de ses symptômes ? On ne sait ce qu'il entend ici par germe.

e/ Le principe morbifique du vice scrofuleux

Il souligne ensuite l'importance des fluides ou humeurs à cause de leur propriété irritante sur les solides. Il termine finalement ses considérations sur la cause prochaine en appelant « virus scrofuleux » l'acrimonie de la lymphe, qui consiste en une altération de celle-ci par l'affection du système lymphatique ou vice scrofuleux.

La formation et la nature de l'acrimonie scrofuleuse sont l'objet des chapitres IV et V. Il rattache l'idée de cette acrimonie ni aux principes de la chimie ni à ceux de la mécanique, mais aux propriétés vitales. Il assure que les agents mécaniques et chimiques agissent sur l'homme, mais non de la même façon que sur la matière brute. Prétendant que tout système a un côté favorable il veut combiner celui des vitalistes avec celui des partisans de l'humorisme et de la pathologie chimique.

Retenons quelques points. L'affinité chimique peut jouer un rôle de décomposition des parties. Les conclusions déduites de l'anatomie pathologique ne lui semblent pas infaillibles, car une obstruction complète de la circulation d'une humeur peut entraîner la mort alors que les vaisseaux apparaissent libres dans le cadavre. Il reprend l'idée de Sömmering que la phtisie scrofuleuse résulte le plus souvent de l'effet du transport métastatique du vice scrofuleux sur les poumons plutôt que d'une affection primitive de ceux-ci. On ne peut méconnaître selon lui l'existence d'une cause matérielle passant d'un organe à un autre, et que la maladie de locale devienne générale.

Il s'interroge ensuite sur la nature de l'acrimonie scrofuleuse et sur le sens du mot nature. Il assure que l'analyse chimique ne peut nous faire connaître le

---

1 Ib., p. 47

principe morbifique. Bien qu'il figure dans le pus d'un ulcère ou dans la lymphe on ne peut l'y distinguer car il s'y trouve mêlé avec beaucoup d'autres éléments, de la même façon qu'on chercherait vainement les virus vénérien et varioleux dans la blennorragie vénérienne et dans la petite vérole. Le seul besoin du médecin est, selon lui, de savoir comment se comporte le principe morbifique à l'égard du vivant, et de l'homme en particulier. Il récuse la thérapeutique symptomatique car *l'expérience a prouvé qu'il n'est de traitement solide que celui qui se fonde sur les causes morbifiques et non sur les symptômes.*[1]

Hufeland pressent que la diathèse scrofuleuse attaque plusieurs organes, surtout sécrétoires, provoquant plusieurs maladies d'aspect fort différent mais qui sont les mêmes dans le fond. Il reconnaît que l'acrimonie scrofuleuse peut ulcérer des os, attaquer les ligaments et les vertèbres entraînant une gibbosité de la colonne vertébrale (mal de Pott, chirurgien anglais qu'il ne nomme pas). Elle peut provoquer des ophtalmies très irritantes, et des épaississements cartilagineux. Le traducteur croit qu'Hufeland veut ici parler des tubercules, et se réfère à Delpech et surtout à Laennec pour avoir corrigé l'erreur de Bayle sur l'évolution de la matière tuberculeuse.

f/ Un germe « spontané » responsable de la contagiosité de la maladie scrofuleuse

Hufeland a le mérite de croire qu'à son plus haut degré d'intensité *la maladie scrophuleuse peut devenir contagieuse*[2], s'opposant en cela à l'opinion de Cullen et d'autres médecins respectables (il cite plus loin White et Diel), et même à sa propre observation journalière. Il expose ici sa théorie de la contagion, proche de celle qui figure à cette époque[3] (1796-1798) dans son *Art de prolonger la vie*.[4] On y trouve l'idée qu'une maladie, telles les scrofules, peut former un germe capable de reproduire celle-ci en passant chez un autre individu. Hufeland a donc l'idée moderne de contagion. Cependant, celle-ci n'est pas systématique parce qu'il faudrait que le sujet soit dans des circonstances similaires (ce qui enlève de la force à l'idée de contage actif), ou qu'il soit réceptif au germe (idée juste puisqu'il peut ne pas bénéficier d'une immunité envers celui-ci). Par contre il reste dans

1 Ib., p. 68

2 Ib., p. 77

3 Si on considère la première édition de son traité sur les scrofules qui date de 1797.

4 *Je suis porté à croire que la contagion est un des effets de la décomposition chimique des substances animales, ou, ce qui revient au même, le produit d'un degré de prudité si considérable, que les molécules organiques qui se détachent du corps malade pour se porter sur un corps sain, y produisent le même genre d'altération dont elles sont affectées. D'après cette manière de voir, il n'est pas de maladie qui, parvenue au degré de putridité dont nous parlons, ne puisse développer un germe capable de la reproduire ; et de là vient qu'il est et qu'il sera toujours difficile de prononcer sur le caractère contagieux ou non contagieux d'une maladie ; d'autant qu'il n'y a rien d'absolu dans la contagion. Ses effets sont relatifs à l'intensité de la maladie, et à la disposition des sujets. C'est ainsi que la même affection peut être contagieuse pour un individu, et ne l'être pas pour un autre, soit qu'il ne présente pas les mêmes conditions organiques, soit qu'il ne se trouve pas placé dans les mêmes circonstances.* (Ib., p. 78-79)

une vision non-pastorienne des germes, en ce que ceux-ci sont formés pour lui à partir de l'organisme lui-même, génération dite spontanée. Fracastor (1478-1553) admettait lui aussi la formation spontanée du premier germe d'une maladie contagieuse chez un premier individu, mais allait plus loin en l'envisageant vivant et capable de se multiplier par eux-mêmes, ce que ne suggère pas explicitement Hufeland. Par cette propriété un seul malade (patient zéro) pouvait, pour Fracastor, déclencher une épidémie touchant des millions d'individus.

g/ La « spontanéité » de certaines maladies

Hufeland cite d'ailleurs plusieurs exemples de maladies « spontanées », de *maladies qui peuvent être contagieuses, quoiqu'elles ne soient pas le produit de la contagion.*[1] Il cite la gale critique, la phthisie accidentelle, la dysenterie à son plus haut degré de putridité, la fièvre miliaire, mais aussi la goutte, qui n'a rien de contagieux. Il admet un principe contagieux pour d'autres maladies, outre pour la diathèse scrofuleuse. Il ajoute que pour celle-ci ce principe n'étant pas volatil ne peut se communiquer sans contact immédiat et même sans une fréquentation assidue des personnes affectées. Il croit à tort qu'il ne peut pas produire d'infection générale mais seulement des affections locales.

Contre la contagion il a vu très souvent des enfants scrofuleux coucher avec leurs frères sans préjudice pour ces derniers. Il cite aussi l'expérience de Kortum qui a inoculé impunément le pus d'un ulcère scrofuleux. Il qualifie ce pus de bénin, et affirme la contagiosité de la maladie scrofuleuse lorsque la peau est couverte d'ulcères de mauvais caractère et lorsque les malades sont cachectiques. Il invoque de multiples observations qui le prouvent, citant Weber, Lalouette, Bordeu, Langham et Brouzet. On sait bien aussi, allègue-t-il, que la teigne est contagieuse.

h/ La symptomatologie de la maladie scrofuleuse

Hufeland consacre la seconde section du livre à la description de la maladie.

Il admet la difficulté de la reconnaître devant ses multiples formes. Il faut pour son diagnostic s'en remettre à l'ensemble des symptômes et aux circonstances qui l'ont précédée. Pour cela il la divise en trois périodes ou degrés : la diathèse ou disposition scrofuleuse où elle demeure encore masquée ; la période de manifestation de tous ses symptômes caractéristiques ; la tendance à la désorganisation. Nous indiquerons seulement quelques points.

Dans le premier degré, outre les circonstances causales déjà décrites, il fait état d'une *physionomie scrophuleuse*. Il détaille dans un paragraphe les symptômes de la fièvre scrofuleuse.

Le second degré de la maladie se manifeste par la tuméfaction des glandes lymphatiques, d'abord généralement celles des régions latérales et postérieures du cou. Parfois elles s'enflamment et sourd alors du pus de mauvaise nature différent

1 Ib., p. 79

de celui d'un phlegmon abcédé. Il croit que les engorgements scrofuleux touchent le plus souvent le poumon après le mésentère. Ils sont désignés alors sous le nom de tubercules et *constituent la véritable cause de la phthisie scrophuleuse.*[1] Il croit que le goitre tire souvent son origine du vice scrofuleux.

Le troisième degré manifeste le passage de la maladie scrofuleuse du système lymphatique aux autres tissus. Parmi eux figure le poumon sur lequel le vice scrofuleux exerce le plus souvent des ravages, provoquant la *phthisie scrophuleuse ou tuberculeuse*, mortelle par asphyxie ou par l'établissement d'un foyer de suppuration.

La maladie scrofuleuse lui paraît une des maladies les plus lentes et des plus difficiles à guérir. La nature est, selon lui, beaucoup plus puissante que l'art, par les révolutions critiques de l'âge qu'elle opère. Par exemple, elle se jette sur les poumons à la puberté. Il note bien les intermissions parfois très longues qui font croire faussement aux malades à la guérison. Il souligne le bénéfice des maladies externes qui manifestent la tendance à l'extériorisation de la maladie scrofuleuse au contraire du danger de son intériorisation, spontanée ou du fait d'applications inconsidérées. Les affections consécutives du vice scrofuleux qu'il désigne comme le plus souvent mortelles sont le carreau (abdomen volumineux et dur), la phtisie pulmonaire, l'hydropisie, le cancer, la carie et les ulcères malins.

i/ Le traitement de la maladie scrofuleuse

La section III concerne le traitement, sur lequel on n'insistera pas, étant donné sa non-spécificité et, probablement, son efficacité faible, fonction inverse de la quantité de moyens présumés. Il estime que l'hygiène a plus de ressources que la pharmacie. Les symptômes ne disparaissent pas forcément avec la disparition de leur cause, car ils peuvent acquérir une certaine autonomie. Il conseille de favoriser les mouvements critiques, de prévenir les métastases, de faciliter la tendance du vice scrofuleux à se porter à l'extérieur.

Il considère la diététique et l'éducation physique comme la seule méthode prophylactique et curative, comme dans toutes les affections constitutionnelles, ce qui évidemment est très optimiste. Il recommande de tenir les fenêtres ouvertes, de faire circuler l'air atmosphérique, et d'éloigner les miasmes de toute espèce, particulièrement ceux qui se dégagent des hommes, et la propreté.

Il expose huit règles de traitement. Comme moyens pharmaceutiques il préconise les émétiques, les purgatifs et digestifs, l'antimoine, et le mercure.

À propos du mercure il cite Girtanner dont il apprécie tout le mérite, mais conteste sa contre-indication du mercure dans la scrofule comme constituant deux irritations du système lymphatique. Il argue du fait connu qu'une irritation peut en détruire une autre. Il invoque même *une loi générale de l'économie, qui veut que les divers modes d'irritation auxquels elle est sujette, se détruisent mutuellement.*[2] En outre, le mercure *corrige l'acrimonie de la lymphe par une action demi-*

1 Ib., p. 97
2 Ib., p. 176

chimique, à laquelle le mercure doit sans doute la propriété qu'il paraît avoir de neutraliser la plupart des virus qui se développent dans le corps humain, tels sont ceux de la syphilis, de la petite vérole et de la rage.[1] On ignore ce qu'il entend ici par virus, dont le terme allemand nous fait défaut. Il reconnaît néanmoins que le mercure ne détruit pas la disposition aux scrofules, que son usage doit être circonspect chez les sujets paraissant disposés à la phtisie. Il le contre-indique à la dernière période des scrofules.

Il évalue les différentes préparations de mercure. On remarque son jugement sur celle d'Hahnemann : *Le mercure soluble de Hahnemann est particulièrement indiqué dans les affections scrophuleuses profondément enracinées : c'est un très-bon moyen pour fondre les engorgements glanduleux et pour favoriser la dessication* [sic] *des éruptions cutanées.*[2] En 1805, il disait aussi que le mercure soluble bien préparé d'Hahnemann représentait sans aucun doute le moyen le plus efficace et le plus sûr contre la syphilis parmi les oxydes mercuriels doux à la dose de un ou deux grains. Hahnemann avait indiqué cette préparation dans son traité sur la maladie vénérienne de 1789, et lui avait consacré un article en 1790.[3] Elle précède donc la fondation de l'homéopathie et n'a rien d'homéopathique. Girtanner l'a aussi vantée.[4]

Après le mercure Hufeland examine les propriétés du muriate de baryte (terre pesante brûlée) sur lequel il avait publié des expériences en 1792, et un ouvrage en 1794 auquel il renvoie, résumant simplement ici les résultats de ses recherches.[5] Il écrit quelques mots ensuite sur une substance proche, le muriate de chaux. Il aborde le quinquina qu'il considère comme un des moyens les plus efficaces contre les scrofules, et au moins un excellent palliatif. Il lui paraît nuisible dans certains cas.

Le huitième médicament qu'il commente est un autre astringent et un de ses remèdes favoris dans l'atrophie mésentérique, le rachitisme commençant, les engorgements glandulaires, l'asthme et la toux. Il s'agit du café de glands, qu'il juge un des plus puissants moyens pour détruire la disposition scrofuleuse dans ses racines les plus profondes.

Chopin (1810-1849), de santé fragile dès l'âge de quatorze ans, quitta Varsovie durant les étés de 1824 et de 1825 pour séjourner à la campagne sur le conseil du médecin de famille, qui serait alors un français nommé Gérardot. Pendant ses séjours il consomma quotidiennement plusieurs tasses de café de glands. En février 1826, il souffrit de ganglions enflés à la gorge qu'un autre

1 Id.

2 Ib., p. 185

3 *Vollständige Bereitungsart des auflöslichen Quecksilbers* (Exposé complet de la manière de préparer le mercure soluble), *Crell's Annalen* II, St. 1, S. 22-28, 1790

4 Notons que Bousquet cite un cas de « scrofules » guéri par Naudin, médecin de Toulouse, avec des pilules composées du mercure soluble d'Hahnemann et d'extrait de quinquina prescrites jusqu'à une abondante salivation. (Ib, p. 179-180)

5 *Vollstaendige Darstellung der Kraefte und Anwendung des Salzsauren Schwerde in Krankheiten*, Berlin, 1794

médecin traita par des sangsues. Celui-ci diagnostiqua une phtisie chez une de ses sœurs qui mourut en avril 1827. Il est donc probable que Chopin était alors porteur de scrofules d'origine tuberculeuse, puisqu'il mourut très certainement de tuberculose.

Hufeland examine ensuite les indications du fer et des remèdes martiaux, des toniques aromatiques et stimulants, des narcotiques dont la ciguë, l'opium, la jusquiame, la belladone et la douce-amère. Il utilisait la jusquiame notamment dans les tubercules pulmonaires accompagnés de toux.

Après la classe des narcotiques il donne son avis et relate son expérience thérapeutique, dans des cas cliniques scrofuleux, de la digitale pourprée, de l'assa-foetida, de l'éponge brûlée, des alcalis, des absorbants, de l'eau de chaux, du savon, du gaïac, du tussilage, des sucs d'herbes, des extraits amers, des eaux minérales et de l'eau de mer.

Il passe ensuite à la pratique des lavements, préférables dans les cas d'estomac sensible ou embarrassé, et dont il énumère les avantages. Suivent les exutoires (moxa, vésicatoires) et les bains contenant des médicaments.

Il traite ensuite des moyens topiques et du traitement local des symptômes. Il privilégie le traitement général, mais juge les traitements locaux quelquefois nécessaires, et même indispensables dans certaines situations après disparition de la diathèse scrofuleuse. Il étudie leurs effets contre neuf « symptômes » : les engorgements glanduleux, endurcissements, tumeurs, etc. ; le goitre ; les éruptions cutanées ; l'ophtalmie ; les glandes abcédées, les ulcères scrofuleux ; les affections scrofuleuses des os, la carie ; l'atrophie mésentérique ou carreau ; les tumeurs blanches des articulations ; le rachitisme.

j/ De quelques maladies en rapport avec le vice scrofuleux

Hufeland a ajouté à son traité un appendice concernant trois affections, leurs causes et leurs traitements : la déviation de la colonne vertébrale, les hydatides produites par le vice scrofuleux, et l'éléphantiasis dû au même vice. Il prend ces affections seulement pour des symptômes, qu'il fait dépendre de la maladie scrofuleuse et de causes internes plutôt qu'externes.

De ce fait, pour la première, il critique les machines extérieures (orthèses), d'une utilité pour lui fort accessoire. En effet, il a constaté que les difformités vertébrales touchent moins les enfants ruraux, exposés pourtant aux traumatismes, que ceux des villes, élevés dans les familles les plus illustres par leur naissance et bénéficiant de soins et d'affection. Il accuse précisément ces soins qui empêchent les forces de se développer.

Il énumère les principales causes de ces déviations rachidiennes : la faiblesse générale, et notamment des os et des ligaments ; tout ce qui prédispose à la maladie scrofuleuse et tout ce qui la produit ; une même attitude (assise, debout ou autre) longtemps soutenue durant les premières années de la vie ; le défaut d'exercice ; les vêtements défectueux ; les promenades trop fréquentes ou trop prolongées, en voitures mal suspendues, ou sur des chemins raboteux ; les métastases ; toute maladie forçant à garder le lit longtemps, surtout dans une position peu naturelle ; une croissance trop rapide ; des lésions mécaniques (chocs, accidents, secousses, etc.). Il conçoit les métastases comme un transport de la matière morbifique, scrofuleuse, varioleuse, teigneuse, rhumatismale sur la colonne vertébrale, pour lesquelles il faut davantage compter sur les remèdes internes que sur les topiques.

Il fournit ensuite les moyens pour prévenir toutes les causes de déviation vertébrale, et pour la guérir si elle arrive. Il ne fait aucune allusion au mal que Pott (1714-1788) avait décrit dès 1779 et assimilé à l'état d'« articulations écrouelleuses ». Dans sa seconde dissertation datant de 1782 Pott signale que les enfants et les jeunes gens de complexion scrofuleuse sont les plus sujets au mal qu'il décrit, et périssent soit de consomption soit d'un abcès interne.[1] Il se dit convaincu que *la maladie tire sa source de ce qu'on appelle communément une disposition scrophuleuse ou écrouelleuse, laquelle affecte les parties qui composent l'épine ou celles qui l'avoisinent immédiatement.*[2] Il remarque que les tubercules scrofuleux des poumons et l'état maladif de quelques-uns des viscères du bas-ventre font partie des désordres généraux et locaux de la maladie, qu'on appelle les scrofules.[3] Il juge cette maladie comme la cause originelle de tout, de la carie des os et de la courbure de l'épine, et de tous les accidents concomitants, qu'elle précède.

Sur la deuxième affection produite selon Hufeland par la maladie scrofuleuse il décrit deux cas mortels d'hydatides cérébrales compliquées d'hydropisie du cerveau. Dans le premier cas, une fillette de trois ans morte dans un état apoplectique, l'autopsie révéla quelques engorgements glanduleux et des hydatides dans les plexus choroïdes, et une vésicule d'eau sur la glande pinéale. Le second cas concerne un enfant de six ans aux symptômes proches qui mourut dans un état de mal épileptique. L'autopsie révéla des lésions similaires à celles de la première victime.

La troisième maladie consiste en un cas d'éléphantiasis monstrueux d'un membre inférieur, purement local, chez une adolescente scrofuleuse de treize ans. L'affection augmenta progressivement jusqu'à la mort survenue à vingt ans lors d'une fièvre hectique.

C. Conclusion

Il semble que de 1795 ou 1797 à 1819 Hufeland n'ait guère évolué sur sa théorie des scrofules, ce dont il se réjouit parce qu'il la croit vraie. Il ne se réfère ni à Pott, ni à l'ouvrage fondamental de G.-L. Bayle *Recherches sur la phtisie pulmonaire* (1810), ni à celui de Laennec sur l'auscultation médiate et les

1 Pott Percival, *Remarques sur cette espèce de paralysie des extrémités inférieures, que l'on trouve souvent accompagnée de la courbure de l'épine du dos, qui est supposée en être la cause, avec la méthode de la guérir*, Bruxelles, 1779, p. 29, 13

2 Ib., p. 34

3 Ib., p. 36-37

maladies pulmonaires et cardiaques (1819). Bayle croyait que l'affection tuberculeuse était de nature scrofuleuse et non inflammatoire.

L'ouvrage d'Hufeland a néanmoins plusieurs mérites. Il a distingué les vraies scrofules, tuberculeuses, des fausses scrofules (adénopathies semblant ordinaires qui accompagnent beaucoup d'autres maladies). Il en a vu le caractère spécifique, dépendant d'une maladie ou diathèse scrofuleuse qu'il a reliée, après d'autres, à ce qu'il nomme « phthisie scrophuleuse ou tuberculeuse ». Portal, dans ses *Observations sur la nature et le traitement de la phthisie pulmonaire* (1792) parle déjà de « phthisie scrophuleuse ».

Hufeland a pressenti l'existence d'un germe morbide spécifique, sans notifier sa nature parasitaire et vivante ou sa capacité reproductrice. Ce germe apparaît spontané, fruit d'une multitude de causes éloignées, et de causes prochaines qu'on distingue mal des symptômes. Il confond souvent d'ailleurs ceux-ci avec les lésions organiques.

Un de ses mérites réside dans son affirmation de la contagiosité des vraies scrofules, s'opposant en cela à beaucoup de médecins. Il remarque bien que beaucoup de personnes échappent à la contagion parce qu'ils n'en ont pas la réceptivité. Il n'imagine pas cependant de processus immunitaire qui préviendrait la maladie. Il remarque, sans le dire explicitement, le caractère tantôt aigu tantôt chronique de la maladie scrofuleuse, et son évolution selon des phases latentes ou de rémission, ou sous forme critique ou de poussées.

Il s'avère difficile aujourd'hui de juger de l'efficacité des traitements médicamenteux qu'il propose et utilise. Lui-même considérait l'hygiène plus efficace que les médicaments, dont il se sert pourtant largement, et qui ne sont pas très spécifiques. Certaines mesures d'hygiène qu'il recommandait et mettait en pratique étaient à coup sûr opportunes et efficaces, notamment celles qui permettaient d'éviter la contagion : activité physique en plein air, aération des pièces, propreté corporelle, etc.

CHAPITRE VII :
La théorie des maladies contagieuses ; les rapports d'Hufeland avec l'homéopathie (1821 à 1831)

Dans son autobiographie Hufeland résume cette période comme un chemin tranquille avec, cependant, l'épée de Damoclès le menaçant d'une perte complète de la vue.

Sa vie resta la même, constituée par les travaux professionnels, les cours, la clinique, les affaires ministérielles, les consultations, les soins aux malades pauvres, au roi et à la famille royale, les travaux littéraires, la poursuite de son journal, les distractions du soir, la fréquentation de quelques amis, et d'un cercle plus grand le mercredi. Il consacrait en effet les mercredis aux visiteurs et voyageurs étrangers, savants ou hommes de lettres, que sa réputation attirait. Ses journées passaient ainsi de la manière la plus agréable et satisfaisante.

Le roi, lui montrant toujours plus de faveur, voulut l'anoblir, lui et ses descendants. Il hésita par amour et fidélité au roi, mais refusa en lui expliquant ses scrupules. Sa conscience et ses principes chrétiens l'en empêchèrent. Il ne voulait pas léguer à ses descendants les préjugés de naissance et le préjugé barbare du duel immolant des victimes humaines par orgueil.

Nous citerons ici quelques publications choisies lors de son jubilé de 1834, celles de 1821 à 1824, le premier volume de ce recueil étant seul accessible à la BNF.

- 1821 : - *sur la confusion actuelle des idées sur la question de la responsabilité des criminels.*
  - *Ma méthode de guérir la surdité.*
- 1822 : - *un coup d'œil sur la situation de l'art de guérir au début de l'année 1822.*
  - *les maladies cardiaques non situées dans le cœur.*
  - *sur la douceur remarquable et extraordinaire de l'hiver 1822.*
  - *idée d'une médecine comparative.*
- 1823 : - *remarques sur la prise en compte de la nouvelle méthode anglaise de traiter la syphilis sans mercure.*
  - *sur les moyens abortifs et le progrès de l'avortement.*
  - *expériences sur une utilisation de moyens narcotiques.*
  - *rappel sur l'utilisation de l'antimoine au lieu de celle excessive du mercure dans les maladies inflammatoires de la poitrine.*
  - *du droit du médecin sur la vie et la mort.*

- 1824 : - *Maladies atmosphériques et infection atmosphérique, différence entre épidémie, contagion et infection.* - *Une contribution aux recherches sur la contagiosité de la fièvre jaune et du choléra.*[1]
  - *les dangers de la saignée ; un mot sur le souci du gaspillage du sang à notre époque.*
  - *les aphorismes d'un médecin libéral.*

1. La conception des épidémies, de la contagion et de l'infection, d'Hufeland (1824 - 1827) ; un ouvrage encyclopédique

A. Conception générale des épidémies

Hufeland a donné sa conception générale des épidémies dans son article sur ce sujet de 1824.

Nous donnerons ici les résultats auxquels il aboutit et qu'il résume à la fin de son article.

1/ L'atmosphère peut, en tant que disposition, déterminer des caractères de maladies (*Krankheitscharakter*) générales. Mais elle peut aussi communiquer ou produire la cause (*Grund*) ou le germe de vie (*Lebenskeim*) d'une maladie déterminée.

2/ Chaque *contagium* est un tel germe de vie, une graine qui peut produire son semblable.

3/ Le *contagium* peut être produit aussi bien dans l'atmosphère que sur la terre et, ici, aussi bien chez les morts que chez les vivants. Il peut se communiquer aussi bien de l'atmosphère à la terre qu'inversement.

4/ Le *contagium* atmosphérique peut soit rester atmosphérique (épidémie simple), soit se reproduire dans les individus atteints et se transmettre d'individu à individu (épidémie contagieuse, *Contagion*).

5/ Le *contagium* terrestre peut même soit rester terrestre, c'est-à-dire, se communiquer seulement d'individu à individu (infection (*Infection*), infection (*Ansteckung*) individuelle), soit se communiquer aussi à l'atmosphère et produire une épidémie contagieuse (*Contagion*).

6/ Ceci dépend en partie de la réceptivité de l'air, et en partie de la solvabilité et de l'affinité du *contagium* avec l'air. C'est seulement grâce à la réceptivité chimique ou à la dissolution du *contagium* dans l'atmosphère que naît l'atmosphère contagieuse dans le voisinage du *contagium*. Mais c'est seulement par la reproduction active (*wirkliche Reproduction*) et la survie de celui-ci dans l'atmosphère qu'il y a contagion.

---

1 Hufeland, *Atmosphärische Krankheiten und atmosphärische Ansteckung, Unterschied von Epidemie, Contagion und Infection – Eine Beitrag zu den Untersuchungen über die Contagiosität des gelben Fiebers und der Cholera* (Hufeland, *Neue Auswahl kleiner medizinischer Schriften*, Volume 1er, Veit, Berlin, p. 265-297)

7/ Le *contagium* atmosphérique peut infecter l'atmosphère lui-même, ce qui permet d'expliquer les maladies atmosphériques circonscrites (*begrentzen*) ou bien extensives (*verbreiteten*).
8/ Une simple infection naîtra aussi soit quand le *contagium* n'est pas du tout dissous dans l'air, soit quand manquent les conditions nécessaires à sa reproduction dans l'atmosphère. Par contre une contagion arrivera quand le *contagium* est soit d'origine atmosphérique, soit d'origine terrestre et dissous dans l'atmosphère mais quand en même temps existent des conditions favorisant sa reproduction dans l'atmosphère.
9/ Il donne l'exemple de la fièvre jaune qui, bien qu'elle soit uniquement, dans des circonstances atmosphériques favorisantes, une maladie atmosphérique contagieuse, qu'on peut attraper aussi bien par l'atmosphère que par le contact avec des corps déjà infectés, elle provoquera dans les régions du nord une simple infection mais aucune contagion.

Dans son post-scriptum de 1834, il se félicitera de la justesse de ses prédictions, parce que ses principes confirment selon lui la progression et la communication atmosphérique du choléra, qui laissent indemnes des villages et des pays proches de ceux infectés, et attaquent des lieux éloignés sans aucune preuve de communication contagieuse (par contact). Il croit aussi que le *contagium* de la fièvre jaune et de maladies semblables peut se développer dans l'organisme et se transmettre d'un individu à un autre sous certaines conditions. Il conclut que la propagation du choléra peut suivre une double voie, en partie par transmission atmosphérique, en partie par infection (*Ansteckung*).

B. Un avant-propos à un traité sur la peste (1827)

En avril 1827 il écrivit une préface au *Traité sur la peste* (Abhandlung über die Pest) d'Enrico di Wolmar conçu après quatorze ans d'expériences et d'observations personnelles. Il dit avoir encouragé cet auteur modeste à publier dans son journal des fragments de ses expériences, puis leur totalité. Il décrit son immense périple qui fit arriver l'auteur au Caire en mai 1788 à trente-neuf ans. Ainsi, il put pratiquer la médecine en Égypte, et devint le médecin du sérail de Murat. C'était au temps de l'expédition d'Égypte de Bonaparte qui l'obligea, contre sa volonté, à rester dans ce pays. Il ne revint en Europe qu'en 1802 quand les Français en furent chassés. Hufeland assure que la peste ne se communique que par un *contagium* comme les expériences de l'auteur le prouvent manifestement. Il signale les ravages qu'elle fit au début du siècle précédent à Marseille, Londres et Königsberg, et surtout à Moscou en 1770 où elle fit 120 000 morts en un an. Constatant que la surveillance la plus stricte et les quarantaines ont empêché le poison de s'introduire il suppose néanmoins possible son introduction furtive et inaperçue, particulièrement en temps de guerre et tant que les Turcs, les porteurs de ce poison, seront nos proches voisins. Il juge donc très important la première reconnaissance de la maladie à sa première apparition pour réprimer son premier développement et limiter sa diffusion par un isolement rigoureux. Il explique l'épidémie de Moscou par la méconnaissance initiale des médecins qui la prirent pour une fièvre putride (*Faulfieber*) ordinaire, ce qui fit négliger toutes les règles de police.

C. Un des rédacteurs d'un dictionnaire encyclopédique médical

De 1822 à 1831 Hufeland ne semble pas avoir publié d'ouvrages, mais rédigé seulement des articles, et réédité ses livres antérieurs.

Cependant, il participa à la rédaction d'un dictionnaire encyclopédique des sciences médicales (*Encyclopädisches Wörterbuch der medicinischen Wissenschaften*) qui parut en trente-sept volumes de 1828 à 1849 sous la direction de cinq professeurs ou maîtres de conférence de la faculté de médecine : E.K.J. von Siebold, qui codirigea les deux premiers volumes, K.A. Rudolphi, les neuf premiers, K.F. Gräfe et Hufeland les vingt-quatre premiers, et H.F. Link jusqu'au dernier volume de 1849. Y contribuèrent en outre de multiples collaborateurs.

E.K.J. Siebold (1801-1861), fils d'un professeur d'accouchements, commença ses études en 1820 à Berlin où il les termina en 1826 après deux années à Göttingen. Il enseigna surtout l'obstétrique, d'abord à Berlin de 1827 à 1830 puis à Göttingen où il fut nommé en 1832 professeur ordinaire de médecine et d'accouchements, et directeur de la Maternité. Il rédigea plusieurs revues d'obstétrique et son *Histoire de l'obstétrique*, son chef-d'œuvre selon Hahn.

K.A. Rudolphi (1771-1832) soutint sa thèse en 1795 sur les vers intestinaux. Il fut nommé professeur de médecine à Königsberg. Il devint très réputé après son traité classique en trois volumes sur l'histoire naturelle des vers intestinaux (1808-1810). Aussi fut-il appelé en 1810 à la chaire d'anatomie par la faculté de médecine de la nouvelle université de Berlin, où il fut huit fois doyen jusqu'en 1832. Il termina sa carrière littéraire par un traité de physiologie (1821-1823), recommandable d'après Jourdan. Celui-ci signale aussi qu'il soutint la doctrine des générations spontanées, et fut un des adversaires les plus redoutables du système de Gall, et des extravagances mystiques du magnétisme animal.[1]

K.F. Gräfe (1787-1840) fut lui aussi nommé à Berlin en 1810 comme professeur ordinaire de chirurgie et directeur de la clinique chirurgicale et ophtalmologique. Il fut doyen de la faculté de médecine pour les années 1815-1816 et 1819-1820. Après la guerre, en 1815, il devint chirurgien d'état-major général et professeur ordinaire de chirurgie à l'Académie militaire de médecine et de chirurgie de Berlin. D'abord célèbre pour ses recherches sur l'angiectasie il s'illustra dans les opérations autoplastiques (rhinoplastie, blépharoplastie). Il s'est illustré également en ophtalmologie, tout en étant beaucoup moins renommé en ce domaine que son fils Albrecht von Gräfe (1828-1870). Il mourut du typhus.

H.F. Link (1767-1861) fut quatre fois doyen de la faculté de médecine jusqu'en 1840.

---

1 *Dictionnaire des sciences médicales - Biographie médicale*, Tome VII, Panckoucke, Paris, p. 70

2. Hufeland et l'homéopathie (1826-1830)

A. L'entente cordiale (1796-1817)

Hufeland avait ouvert les pages de son *Journal de médecine pratique* à Hahnemann qui y a publié quinze articles entre 1796 et 1808 dont ses textes fondateurs. Hahnemann n'y contribua plus ensuite, codifiant sa doctrine en 1810 dans l'*Organon* dont il publiera cinq éditions remaniées jusqu'à sa mort en 1843, la sixième et dernière étant posthume.

En 1808, Hahnemann adressa à Hufeland une lettre qui fut publiée en extrait dans l'*Indicateur général des Allemands* (Allgemeiner Anzeiger der Deutschen) sous le titre *Extrait d'une lettre à un médecin de haut rang sur la plus grande nécessité d'une renaissance de l'art de guérir.*[1] Il y justifie son abandon presque total de la médecine ordinaire depuis 1782, après huit années de pratique attentive et consciencieuse, pour ne pas nuire ou tuer les malades. Il apprit par l'expérience, dit-il, les illusions des procédés thérapeutiques de Sydenham, F. Hoffmann, Boerhaave, Gaubius, Stoll, Quarin (qui l'avait formé à Vienne), Cullen et de Haen. Selon lui, rien de positif n'a été trouvé sinon, par hasard, la cure des miasmes (*Miasma*) de la fièvre intermittente des marais, du mal vénérien et de la gale des ouvriers de laine, ainsi que la vaccination (jennérienne). Et ces cures ne surviennent selon lui qu'en vertu de son principe *similia similibus*. Il devient presque aveugle à toute idée thérapeutique autre que celui-ci, qu'il ressasse maintenant comme une idée fixe.

Il reconstruit artificiellement sa démarche, selon lui expérimentale, en taisant ses sources véritables, ce qui n'est pas d'une grande probité scientifique, même si de pratique plus courante à l'époque. Invoquant la bonté de Dieu il s'annonce déjà comme le prophète de la nouvelle médecine, se comparant à Luther, dont il imitera la violence verbale.

Au moins jusqu'à l'*Organon* ses rapports avec Hufeland furent bons. Hahnemann le traite dans sa lettre de *très cher ami*. Deux choses les rapprochaient : la critique des thérapeutiques, et l'importance donnée à l'hygiène. Hufeland avait, dans son *Art de prolonger la vie*, dénoncé la nocivité fréquente des médicaments, défendait l'action de la nature et insistait sur l'hygiène préventive. Hahnemann, de 1792 à 1795, édita aussi un traité d'hygiène sur plusieurs sujets dont les épidémies, très perspicace. Il fit aussi une critique de la thérapeutique ordinaire, de plus en plus sévère mais souvent justifiée. Comme Hufeland, il critiqua aussi, dans le journal de celui-ci en 1801, le système de Brown, et en 1808 les autres systèmes médicaux spéculatifs. Mais il perdra son esprit critique contre son propre système fondé en 1796, et surtout en 1810 et 1828.

---

1 *Auszug eines Briefes an einen Arzt von hohem Range über die höchst nöthige Wiedergeburt der Heilkunde*, Allgemeiner Anzeiger der Deutschen, n° 343, 1808

Cependant, on s'attendait à ce qu'Hufeland, par son éclectisme philosophique et médical, sa condamnation des systèmes trop exclusifs, la place importante qu'il accorde à l'expérience, et sa condamnation de Paracelse et de Mesmer, devienne un opposant, au moins partiel, de l'homéopathie.

Il y a quarante ans, dans ma thèse médicale sur l'homéopathie soutenue en 1985 à la faculté de Bobigny, qui avait créé l'Institut de médecines naturelles, j'ai démontré, simplement par la logique, l'incohérence du système homéopathique, et qu'on ne pouvait le considérer comme scientifique. Ayant découvert peu après une source, dissimulée par Hahnemann, du principe de similitude, j'ai développé mes recherches historiques en vue d'en détecter toutes les origines méconnues. Ceci m'a amené à faire l'historique de la genèse et de l'essor du système de 1750 à 1850 qui fut l'objet de deux gros volumes publiés en 2016 et 2017.[1] Auparavant j'avais publié quelques articles sur le sujet dont un, en 2002, sur les rapports d'Hufeland avec l'homéopathie.[2] J'ai aussi analysé les articles d'Hufeland de 1826 et de 1830 sur le système dans mon histoire de l'homéopathie.[3]

B. Première critique d'Hahnemann contre Hufeland (1817) ; le jugement d'Hufeland sur l'homéopathie (1826-1830) ; Critique d'Hahnemann contre la médecine rationnelle et la « naturopathie » (1829).

a/ Première critique d'Hahnemann à propos de la matière médicale (1817)

En 1817, Hahnemann publia, en tête de la troisième partie de sa *Matière médicale pure*, un article intitulé *Eclaircissement sur les sources de la matière médicale ordinaire* (Beleuchtung der Quellen der gewöhnlichen Materia medica) rédigé en avril 1817. Il y commente les différentes voies ou procédés pour déterminer la matière médicale, c'est-à-dire les différentes substances ayant un effet thérapeutique.[4] Il en fait l'historique, les condamne tous, et stigmatise toutes les compositions, en prônant la prescription d'une substance simple. Il veut examiner les cas où des médecins modernes ont prétendu guérir des maladies grâce à une substance simple. Pour cela, il recense leurs récits contenus dans trois volumes du journal d'Hufeland des années 1813 à 1815. Un seul médecin n'a, selon lui, réellement utilisé qu'une unique substance. C'est l'occasion pour lui de lancer une attaque assez méchante contre Hufeland. Il déclare que nous ne pourrons jamais définir quelle maladie chaque substance médicinale peut guérir,

1 Pinet P., *La Fondation secrète de l'homéopathie. Réseaux francs-maçons et théories médicales de 1750 à 1810,* Jacques André, Lyon, 2016 ; *L'homéopathie après L'Organon. Hahnemann à la conquête de la France 1811-1850*, Éditions Jacques André, Lyon, 2020

2 Pinet P., « Hufeland et l'homéopathie », *Revue d'histoire de la pharmacie*, L, N° 335, 3e TRIM. 2002, 481-494

3 Pinet P., *L'homéopathie après* L'Organon. *Hahnemann à la conquête de la France 1811-1850,* Éditions Jacques André, Lyon, 2020, p. 88-94

4 Ib., p. 45-50

aussi longtemps qu'un médecin comme Hufeland vivra (*so lange ein Hufeland lebt*). En effet, celui-ci tient pour des vérités les indications tirées de la matière médicale commune extraite elle-même des sources les plus troubles, et défend très sérieusement l'usage de mélanges de remèdes dans les maladies dans l'opinion *qu'un remède ne peut suffire aux diverses indications dans une maladie ; plusieurs ont dû être ordonnés en même temps pour satisfaire aux diverses indications.*[1]

b/ Analyse critique de l'homéopathie par Hufeland (janvier 1826 ; février 1830)

En janvier 1826 Hufeland publia dans sa revue son premier article sur l'homéopathie de vingt-cinq pages. En février 1830 il y publiera un second article, réédité en un opuscule de quarante-cinq pages à Berlin durant l'année 1831. Comme pour la phrénologie nous résumerons et commenterons ces deux textes en annexe pour ne pas lasser le lecteur qui peut considérer cette thérapeutique, devenue marginale, comme obsolète.

Conformément au privilège qu'il donnait à l'expérience pratique, Hufeland publia aussi des cas de guérisons de malades traités par des homéopathes. Ainsi, à la suite de son article de 1826, on trouve un article de Messerschmidt de la ville de Naumburg sous le titre *Quelques traitements de maladies selon le principe de l'homéopathie*, la seconde partie étant publiée dans le numéro de février. Dans le numéro de mai figurent aussi des *Remarques et essais d'homéopathie* par L.F. Rummel (1793-1854) de Merseburg, suivi de remarques d'Hufeland : *Cures homéopathiques qui n'en sont pas*.

c/ La critique de la médecine rationnelle et de la nature médicatrice par Hahnemann (1829)

Dans son introduction à la quatrième édition de l'*Organon* (1829) Hahnemann ironise sur le fait que la vieille école médicale se vante du nom de « médecine rationnelle » parce que seule elle recherche et s'efforce d'écarter la cause des maladies et de suivre les procédés de la nature dans les maladies. Il assure que cette prétention est vaine parce que la grande majorité des maladies ont, selon lui, une origine et une nature dynamique, qui ne peut pas être reconnue par les sens. Il veut défier la médecine ancienne et ordinaire qui se veut hippocratique en allant dans le sens de la nature médicatrice et en soutenant celle-ci dans ses efforts de guérison, qui ne sont en fait, selon lui, que maladroits, peu efficaces et, de plus, eux-mêmes pathogènes. Il ne faut donc point du tout imiter cette nature qu'il juge sans réflexion et inintelligente. La raison véritable a une autre dignité. Il se rappelle évidemment ici les critiques d'Hufeland dans son article sur l'homéopathie de 1826.

---

1 Hahnemann S., *Reine Arzneimittellehre*, Theils III (3e partie), Arnold, Dresde, 1817, p. XL

Hahnemann s'écarte ainsi, par un mauvais esprit de contradiction, de la thérapeutique hippocratique, dont celle d'Hufeland, et nie malencontreusement tout effort de l'organisme dans ses défenses, alors qu'on pouvait concevoir l'homéopathie comme une stimulation analogue de l'organisme dans ses réactions contre les agents pathogènes. De plus, il ne voit ici dans la matière morbifique que des productions inappropriées de la nature médicatrice ou de la force vitale.

3. L'épidémie de choléra en Russie et en Prusse ; les divergences théoriques sur le choléra (1830-1832)

Le choléra fut l'occasion d'une critique d'Hahnemann contre Hufeland dans les années 1831-1832. Détaillons-en le contexte en reprenant l'histoire du choléra européen.

Le choléra spécifique est dû à une bactérie du genre *Vibrio*, le *Vibrio cholerae*, et d'origine asiatique. Il sévit surtout au XIXe siècle lors de sept grandes pandémies. La première (1817-1824) eut pour origine l'Inde, mais n'atteignit pas l'Europe. Le choléra parvint en Europe lors de la seconde pandémie (1829-1837). Elle atteint d'abord la Russie (juillet 1830), dont Moscou le 15 septembre, la Pologne (février 1831), les pays germaniques dont la Prusse (mai 1831), puis l'Angleterre (février 1832) et la France le 26 mars 1832.

Pacini (1812-1883), le premier, en 1854, observa le vibrion dans les selles des malades et le rendit responsable de la maladie. Koch (1843-1910) le redécouvrit et précisa ensuite son rôle en 1884. La pathologie est due à une endotoxine libérée par la mort du microbe. Celle-ci fut découverte en 1942 à l'Institut Pasteur de Paris et son rôle sur les cellules intestinales fut expliqué en 1964.

Le choléra se transmet par contagion, surtout par l'intermédiaire des mains souillées de particules fécales. Il confère une immunité courte, qui ne dure que trois mois. Il tue spontanément plus de la moitié des malades.

A. Les articles d'Hufeland sur le choléra en 1830

En octobre et novembre 1830, Hufeland publia dans son journal deux courts articles sur le choléra, le premier à propos des infections atmosphériques[1] et le second où il en fait quelques remarques et donne les dernières informations sur le choléra de Moscou.[2] Dans le premier il reprend sa théorie de 1824. Dans le second il défend une soi-disant preuve capitale que le choléra se propage par l'air et non par les hommes ou les objets. Cependant, il y admet qu'à son haut degré et dans une atmosphère close il pourrait se transmettre d'un individu à un autre.

---

1 Hufeland, « Die epidemische, endemische, und progressive Luftansteckung. Ein Beitrag zur Aufklärung der Cholera orientalis », *Journal der practischen Heilkunde*, LXXI Band, Octobre 1830, Reimer, Berlin, p. 107-112

2 « Fernere Bemerkungen und Nachrichten über die Cholera orientalis », Ib., p. 112-115

Il distingue deux sortes de substances (*Stoffen)* qui peuvent infecter par contact, celles qui infectent directement, et celles qui le font par des corps intermédiaires auxquels elles s'accrochent. Il trouve cette différence observable le plus nettement dans la dysenterie, très similaire selon lui au choléra. À un haut degré de malignité, elle pourrait développer une contagion, particulièrement par la sécrétion des intestins, et agir en infectant le voisinage par les émanations des évacuations intestinales. Mais il prétend que cette substance ne peut jamais être portée par des corps solides, à la différence des poisons de la peste et de la variole, qu'il croit beaucoup plus fixes et pouvoir se transporter inchangés à une grande distance.

À la suite de ces remarques, il donne les chiffres recensés de malades cholériques à Moscou du 1er au 12 novembre 1830, en constatant que la maladie décline, passant durant cette période de 151 à 71.

Dans le numéro de décembre 1830, il donne un post-scriptum sur la cure heureuse d'un cas de choléra en Allemagne racontée par un médecin, et sur le traitement que lui-même recommande en général contre le choléra. N'étant pas pour lui une maladie inflammatoire il ne nécessite aucune saignée, laquelle affaiblit et accélère la mort. Il la juge seulement indispensable chez certaines personnes jeunes et pléthoriques présentant une forte agitation convulsive qui risquerait de provoquer une congestion sanguine violente. Il donne ensuite son avis sur le traitement homéopathique du choléra par l'arsenic.

B. Le choléra à Moscou (septembre 1830 – janvier 1831) ; la théorie de Jachnichen (janvier 1831)

En France, Alexandre Moreau de Jonnès (1776-1870), non médecin mais membre de l'Académie des sciences, qui avait précédemment décrit la fièvre jaune aux Antilles, avait été nommé en 1818 rapporteur de la Commission sanitaire centrale, puis du Conseil supérieur de Santé créé en 1822, à l'occasion de la première pandémie de choléra (1817-1824). À ce titre il rédigea de 1820 à 1830 huit rapports sur la propagation du choléra en Asie jusqu'en Europe, et lut dix mémoires sur le fléau à l'Académie des sciences. Le Conseil supérieur de santé voulut qu'il réunisse et complète ces matériaux, probablement devant le risque de l'arrivée du choléra en France. Le 12 novembre 1830, à une séance extraordinaire du Conseil, il décrivit la propagation du choléra vers l'Europe, importé en Russie, selon lui, par les caravanes, le tenant pour contagieux et pestilentiel.[1]

Le 5 mars 1831, la *Gazette Médicale de Paris*, dont Jules Guérin (1801-1886) était le fondateur et le rédacteur en chef, publia un premier mémoire de Jachnichen, membre du Conseil temporaire de médecine à Moscou, sur le choléra-morbus qui régnait en Russie, adressé à l'Académie des sciences de Paris le 7 janvier, laquelle avait sollicité des informations sur cette épidémie. Ce mémoire avait été lu par

1 *Gazette Médicale de Paris,* Tome 1er, n° 48, 27 novembre 1830, p. 435

Arago et Cuvier à la séance du 28 février 1831 de l'académie. Elle avait reçu aussi d'autres mémoires dont un de Loder, l'ancien ami d'Hufeland, alors médecin de l'empereur de Russie. Loder avait comptabilisé, depuis le 16 septembre 1830, 8130 cholériques sur 250 000 moscovites, dont 3581 guéris et 4385 morts. Ces pièces furent adressées à une commission spéciale sur le choléra composée de Portal, Duméril, Dupuytren, Serres et Magendie. Après la lecture de cette correspondance Moreau de Jonnès défendit son rapport, promettant de fournir les pièces officielles sur lesquelles il s'était fondé.[1]

Dans son mémoire Jachnichen conteste le qualificatif de « pestilentiel » que Moreau de Jonnès, dont il a lu le rapport que celui-ci avait fait au Conseil supérieur de santé en 1824 sur l'irruption du choléra à Astrakhan en Russie, et les contagionnistes français, ont donné au choléra. Il refuse son adhésion aux principes de Fracastor qui, au XVIe siècle, avait persuadé la Faculté de la contagion. Il reproche à Moreau de Jonnès de s'être fondé sur l'inspection des cartes géographiques et des pièces officielles des employés de l'Inde et non sur sa propre expérience. S'appuyant sur l'observation de huit mille malades il en énonce seize résultats.

On remarque parmi eux que l'invasion du choléra a été précédée d'un état gastrique *qui paraît prouver l'existence d'une constitution épidémique particulière de l'atmosphère.* [...] *Des recherches minutieuses, faites à Moscou, avec la plus grande exactitude, établissent d'une manière irrécusable que la maladie n'a point été importée dans cette capitale, mais qu'elle s'y est développée spontanément.* Il fait valoir qu'au conseil temporaire de médecine les contagionnistes ne sont plus que trois sur vingt et un et ceux-ci n'ont fourni aucun fait de *contagion immédiate*, leur conviction ne reposant que sur la foi de rapports collectés par Moreau de Jonnès et non sur l'expérience. Il précise en note qu'il entend par contagieuse une maladie qui se communique d'un individu à un autre seulement par contact direct ou indirect. Pour lui, il faut désigner autrement les maladies acquises par la respiration de l'air vicié, par des miasmes ou des émanations s'échappant du malade, du fait des mesures de police médicale très différentes en découlant. Il les nomme maladies *gagnées par pénétration.* On voit qu'aujourd'hui on les considérerait comme contagieuses, sauf à envisager cette pénétration comme purement atmosphérique et non par les émanations des malades. Il certifie que la contagion immédiate du choléra est nulle. Il argue aussi que l'isolement absolu d'individus ou de familles ne les en a pas préservés, et que la dissection des cholériques ne présente aucun danger, même en cas de blessures. Il énonce plusieurs facteurs environnementaux de l'épidémie. Il prétend que les cordons sanitaires et les quarantaines imposés par le rapport de Moreau de Jonnès furent inefficaces. De même, le chlore et les chlorures n'auraient eu aucune influence.

Il conclut que le choléra n'est pestilentiel que par une savante mystification, et conteste même que la peste le soit rigoureusement. Il n'est ni contagieux

1 Ib., Tome 2, n° 10, 5 mars 1831, p. 90-91

immédiatement ni médiatement (au sens restreint d'un contage par le seul contact cutané et non par l'air expiré). Il admet néanmoins un germe, un miasme cholérique se trouvant dans les émanations du malade et dans son atmosphère, et pouvant constituer un foyer d'émanation. Il croit à la nécessité d'une disposition particulière des individus pour qu'il se développe en eux. L'absorption pulmonaire n'est pour lui que la seule voie de pénétration du miasme. Il imagine son transport dans l'atmosphère selon les variations hygrométriques ou barométriques. La seule mesure préventive efficace réside selon lui dans la concentration des malades dans les hôpitaux pour limiter les foyers d'émanations.[1]

Le 14 mai 1831, la *Gazette Médicale de Paris* publia un second mémoire de Jachnichen, lu au Conseil temporaire de médecine de Moscou, sur les nouvelles mesures de police sanitaire à prendre.[2] Il avait été adressé par un correspondant de Moscou à l'Académie des sciences de Paris qui l'avait résumé dans sa séance du 24 janvier 1831.[3] Jachnichen y répète, en ajoutant des exemples, qu'il entend par contagion la communication par l'absorption cutanée, soit d'un virus (syphilis, rage, gale, vaccin, etc.) soit d'un germe moins matériel c'est-à-dire d'un miasme (peste). Il distingue ces maladies transmissibles par contact des maladies propagées par pénétration, par absorption pulmonaire, puisées à des foyers d'infections, par putréfaction de substances animales ou végétales (fièvre jaune, typhus amaril, fièvres intermittentes pernicieuses), ou à des foyers d'émanations (typhus européen, peut-être le choléra, et probablement les maladies précédentes primitivement foyers d'infections). Il conçoit d'autres maladies se propageant en même temps par absorption cutanée et pulmonaire (scarlatine, rougeole, etc.). Enfin il envisage l'éventualité de maladies simplement épidémiques, causées uniquement par une constitution particulière de l'atmosphère.

Il juge que les cordons sanitaires et les quarantaines peuvent offrir une certaine garantie contre les maladies contagieuses, mais aucune dans celles acquises par absorption de l'air atmosphérique ou de l'air entourant le malade. Il insiste sur la nécessité d'une disposition particulière de l'individu pour les contracter. Il dit s'être inoculé du sang ou de la matière vomie d'un cholérique sans résultat. Il admet cependant qu'ayant éprouvé deux fois quelques symptômes du choléra sa disposition à la maladie fut peut-être anéantie. Il pressent donc ici la possibilité d'une immunité. Il conteste encore la contagiosité du choléra et même de la peste. Il veut combattre la législation sanitaire traditionnelle des quarantaines instaurée depuis Fracastor, et croit réfuter l'importation de la peste du Levant par le navire du capitaine Chataud lors de la peste de Marseille de 1720. Il trouve même les quarantaines délétères. Il prend acte que le conseil de Moscou a maintenant classé par une réponse négative la question de la contagion directe ou indirecte du choléra.

---

1 Ib., Tome 2, n° 10, p. 85-88
2 Ib., Tome 2, n° 20, 14 mai 1831, p. 169-172
3 Ib., Tome 2, n° 5, 29 janvier 1831, p. 45

En même temps Jachnichen assure de la propagation du choléra d'un individu à un autre, à une concentration dix fois plus forte dans les hôpitaux que dans la ville, et de la nécessité de séparer les convalescents, qui risqueraient facilement une rechute, des malades. Il l'explique par l'existence d'un miasme d'abord répandu dans l'atmosphère puis dans celle des malades, foyer d'émanations par leurs exhalaisons pulmonaires ou autres. Il explique la durée limitée des épidémies par l'évanouissement de la disposition des individus à la maladie avec l'habitude de vivre au milieu de cette atmosphère miasmatique. Ainsi se produit une « immunité » (sans qu'il emploie le mot) naturelle collective et progressive équivalant en quelque sorte à notre couverture vaccinale moderne. Il estime certain que le choléra se transmet par voie aérienne, par l'absorption du miasme par les organes respiratoires. La propagation du choléra n'étant pour lui qu'atmosphérique les quarantaines et cordons sanitaires traditionnels demeurent illusoires. Il croit à l'existence du miasme cholérique et à sa concentration plus grande au voisinage du malade ou dans les hôpitaux. Mais il l'imagine aussi pouvant se propager à des distances éloignées par son affinité avec les vapeurs d'eau. Il remarque que la marche géographique suit de préférence les cours des rivières ou les courants d'eau. Il rapporte qu'on a condensé dans des salles de cholériques avec des vapeurs d'eau une matière particulière qui pourrait représenter ce miasme. Comme aboutissement de ses théories, il énonce ensuite dix conseils pour éviter la progression du choléra.

Dans une lettre de Brière de Boismont à la *Gazette Médicale de Paris* du 20 juin 1831 on retrouve les idées de Jachnichen. On y trouve exprimée en plus l'idée de porteur sain non prédisposé au choléra, pouvant transmettre le choléra, non par contact mais par ses effluves.[1]

Apparemment, à Saint-Pétersbourg, on crut beaucoup plus à la nature contagieuse du choléra qu'à Moscou. À la séance du 22 février 1831, l'Académie de médecine de Paris fait état d'une lettre de Reimann, directeur de la police sanitaire de Saint-Pétersbourg, qui croit le choléra d'origine indienne et éminemment contagieux.[2]

Cependant, les médecins français A. Gérardin et P. Gaimard (1793-1858), missionnés en juin 1831 à Saint-Pétersbourg pour étudier la maladie, confirmèrent les opinions de Jachnichen. Ils publièrent un ouvrage sur le choléra en Russie, Prusse et Autriche, l'année suivante.[3]

---

1 Ib., Tome 2, n° 27, 2 juillet 1831, p. 227-228

2 *Gazette Médicale de Paris*, Tome 2, n° 10, 5 mars 1831, p. 82

3 Gérardin A. et Guimard J.-P., *Du choléra morbus en Russie, en Prusse et en Autriche, pendant les années 1831 et 1832*, Paris, Levrault, 1832

C. Le rapport de Moreau de Jonnès (23 juin 1831) et les circulaires du ministre de l'Intérieur Casimir Périer (10 et 25 juin 1831)

a/ Le rapport de Moreau de Jonnès (23 juin 1831)

Dans la séance de l'Académie des sciences du 25 avril 1831 Moreau de Jonnès fit état de l'extinction complète du choléra à Moscou et de son extension vers la Moldavie et les provinces autrichiennes.[1] Son *Rapport au Conseil supérieur de santé sur le choléra-morbus pestilentiel*, signé à la date du 23 juin 1831, parut en librairie. Il en présenta un exemplaire à la séance de l'Académie des sciences du 25 juillet. D'un autre côté, la séance de l'Académie de médecine du 26 juillet fut entièrement consacrée à la lecture du rapport de sa commission pour le choléra, rédigé par F.-J. Double (1776-1842) son rapporteur. L'académie acheva cette lecture en séance extraordinaire le 30 juillet.[2]

Moreau de Jonnès analyse dans son rapport le choléra jusqu'à la fin du mois de mai 1831, de manière très exhaustive puisqu'il comprend 356 pages. Il est étrange que la *Gazette Médicale de Paris* ne l'annonce pas. Nous avons étudié ce rapport ailleurs.[3] Résumons-en les principales idées.

Pour ce rapport il s'est fait communiquer et a lu d'innombrables sources, dont les écrits des médecins russes des facultés de Moscou et de Pétersbourg, et les mémoires de Jachnichen. Il dément que le choléra dépend de la faiblesse de la constitution ou d'un mauvais régime. Il assure qu'il touche toutes les races de manière identique, et ne dépend en rien de l'humidité atmosphérique ou terrestre, ou de la différence des climats. Il admet simplement qu'une température élevée est favorable à sa propagation. Il juge le choléra identique partout, non épidémique (atmosphérique) parce qu'indépendant des saisons et invariable. Il représente pour lui une maladie spécifique, une contagion aiguë qui confère une immunité, n'attaquant en général qu'une seule fois le même individu.[4] En fait l'immunité du choléra est courte, de l'ordre de trois mois. Il admet l'ignorance du lieu par lequel se produit l'absorption du germe, mais privilégie la voie orale par rapport aux voies cutanée ou pulmonaire. Il trouve difficile qu'il puisse se transmettre à l'air libre au-delà de quelques mètres et, en tout cas, selon les fluctuations de l'atmosphère. Il avoue l'ignorance totale de l'origine et de la nature du germe, comme celles des autres contagions.

Il lui semble que la saignée n'est pas un remède adapté au mal. Plutôt que la fuite recommandée par B. Franklin dans toutes les maladies contagieuses, qui peut propager leur germe, il préconise la séquestration des personnes non touchées par la maladie, qui consiste à les isoler de leur environnement infecté, dans une maison, un bourg ou une ville. Mesure de confinement très moderne comme nous

---

1 Ib., Tome 2, n° 18, 30 avril 1831, p. 158

2 Ib., Tome 2, n° 31, 30 juillet 1831, p. 268

3 Pinet P., *Les philosophes, la maladie et la médecine de Hegel à Michel Foucault*, L'Harmattan, Paris, 2021, p. 38-42

4 Moreau de Jonnès, *op. cit.* p. 30-32

l'avons vécu pour la Covid en mars 2020. Il en cite plusieurs réussites, étant persuadé que le germe cholérique ne flotte pas à l'air libre, au contraire de ce qu'on a prétendu.

Il distingue les épidémies des contagions car il entend par épidémies des maladies provoquées par des causes locales modifiant simplement les agents ordinaires vitaux que sont l'air, les eaux et les aliments. Il cite les exhalaisons des marais, des aliments malsains, et les perturbations atmosphériques. Les contagions sont, elles, produites par des principes morbifiques, des germes vénéneux spécifiques, qui naissent et se distribuent sur le globe comme les espèces organiques, végétaux ou insectes. Ce qui caractérise plus spécialement les contagions *c'est la reproduction de leur germe par une force assimilatrice semblable à celle du levain ; c'est leur transmission aux hommes et aux choses par le contact ou même à distance.*[1] Il s'oppose ainsi aux thèses de Jachnichen, nous mettant en garde contre l'erreur dangereuse de croire le choléra une épidémie et non une maladie contagieuse, alors qu'il est prêt à pénétrer le cœur de l'Europe. Il veut détruire cette erreur en rassemblant les faits consignés dans les rapports de tous les pays où le choléra sévit depuis quinze ans.

Le choléra n'est donc pas une maladie épidémique dépendante de l'atmosphère, mais appartient nécessairement à la classe de ces maladies redoutables qui tirent leur origine d'un principe *sui generis* qu'il n'est pas loin de considérer comme un être vivant : *un germe dont la nature intime est inconnue, mais qui possède le pouvoir de se développer et de se reproduire, comme les êtres organisés, sous des conditions spéciales, et qui se propage, par une transmission médiate ou immédiate, d'un individu malade à un individu sain. C'est donc en un mot, non pas une épidémie comme la Malaria, mais une contagion comme la Peste d'Orient.*[2]

Pour lui, la thèse de la contagion est absolument prouvée, et il cite une vingtaine de personnalités ou médecins qui en sont persuadés. On y trouve F. de Lesseps et plusieurs médecins dont Loder et G. Blane (1749-1834), premier médecin du roi d'Angleterre.

De fait, Jachnichen, qui prétend se fonder sur l'expérience, n'a laissé aucune trace dans l'histoire de la médecine, alors que Moreau de Jonnès, non médecin comme Pasteur, est considéré par certains comme le premier épidémiologiste moderne, si l'on oublie la Renaissance avec Fracastor.

b/ Les circulaires de Casimir Périer (10 et 25 juin 1831)

La *Gazette Médicale de Paris* publia le 2 juillet 1831 les deux circulaires du ministère de l'Intérieur des 10 et 25 juin signées du président du Conseil, Casimir Périer, contre l'importation du choléra. Ces mesures assez judicieuses de police sanitaire n'empêcheront pas sa survenue en France, et Périer lui-même en mourra l'année suivante. La première circulaire considère le choléra comme faisant partie

1 Ib., p. 91
2 Ib., p. 122

des maladies, sinon toujours, du moins très souvent contagieuses. Cette opinion se fondant sur l'avis de l'ancienne commission sanitaire centrale a déterminé l'application de l'ordonnance du 7 août 1822 aux provenances des pays affectés par le choléra. Périer énumère les sept dispositions qu'il a prises de concert avec le Conseil supérieur de santé. Il concerne les patentes et les quarantaines que devront fournir les bateaux en provenance de la mer Baltique et de la mer Noire. La circulaire fait état que des sages précautions ont déjà été adoptées par l'Angleterre et la Prusse à l'égard des provenances des ports russes.

Dans la seconde circulaire du 25 juin Périer constate que le danger de l'importation du choléra en France s'est accru, que des navires prussiens destinés aux ports français sont partis sans aucune patente, que des navires comprenant des hommes d'équipage cholériques ont atteint Copenhague. Il y programme des mesures plus sévères envers les navires des ports prussiens, danois et hollandais.

La *Gazette Médicale de Paris* commente ces circulaires en y reconnaissant la doctrine contagionniste de Moreau de Jonnès adoptée, selon elle, par la majorité des médecins. Elle souligne que le ministre y considère le choléra presque toujours, donc non en toutes circonstances, contagieux. Le journal dit ne pouvoir trancher sur la question de la contagion ou de la non-contagion, mais que celle-ci n'est pas dénuée de fondements d'après les faits observés récemment en Russie et en Pologne. Sans s'opposer aux quarantaines forcées, il rapporte que selon plusieurs médecins russes et un médecin de Dantzig le choléra a éclaté spontanément dans certaines villes comme Moscou et Dantzig. Il reconnaît que ces faits ne sont peut-être pas assez positivement établis pour asseoir une conviction. Mais il prône de ne pas pousser les mesures de police au-delà des intérêts secondaires et particuliers (le commerce) et blâme l'établissement de cordons sanitaires autour des lieux où la maladie sévirait, ce qui augmenterait son intensité et les foyers d'infection, et les chances de mortalité pour les malades.

Le 30 juillet 1831, la gazette donna des nouvelles du choléra, son arrivée depuis un mois à Saint-Pétersbourg, sa survenue en Hongrie et en Prusse. Elle annonce que les plus grandes craintes règnent à Berlin où seize mille familles populeuses doivent quitter leurs logements pour prendre ceux que la commission sanitaire leur assignera.

D. Le rapport de l'Académie de médecine sur le choléra, lu par le rapporteur Double les 26 et 30 juillet 1831.

En mars 1831, le ministre de l'intérieur, Montalivet, alerté par le port de Marseille inquiet de l'arrivée de bateaux provenant de la Baltique et de la mer Noire, sollicita de l'Académie royale de médecine un avis sur les moyens préservatifs et curatifs contre le choléra susceptible de survenir dans les établissements sanitaires de ce port. Une commission fut alors organisée à l'académie avec pour président Keraudren. On trouve notamment parmi ses douze membres Chomel, Dupuytren, Louis, Desgenettes et, comme rapporteur Double.

Ce rapport est globalement médiocre comme l'a bien perçu Frédéric Dubois d'Amiens (1797-1873), qui le ridiculise dans son *Examen des conclusions du rapport de M. Double sur le choléra-morbus (adoptées par l'Académie Royale de médecine, dans sa séance du 8 août 1831).* Dubois y voit surtout l'œuvre de Double. Il conteste l'assertion du rapporteur que *le choléra n'est pas primitivement, naturellement et essentiellement transmissible.* Il juge ridicules ses idées sur sa nature et sa production une véritable mystification relativement au traitement.

Dans une note récusant une autre assertion de Double Dubois signale une communication intéressante de Chamberet (1779-1870), missionné à Varsovie pour étudier la maladie, rapportant dans la séance du 11 octobre que *les secours* héroïques *de l'art ont eu pour résultat* constant *d'augmenter d'une manière effrayante le nombre des morts, dans tous les hôpitaux où, par ordre du comité polonais, ces essais ont été tentés.*[1] Un médecin militaire polonais a aussi affirmé aux membres de cette mission que les soldats ne mouraient pas moins par les soins les plus rationnels que par la maladie abandonnée à elle-même.

Double croit que le choléra est primitivement et essentiellement épidémique, donc atmosphérique, mais les faits lui font admettre qu'il a pu se propager dans certaines circonstances par migration de personnes, soupçons et doutes qui doivent faire ordonner des mesures de prudence et des précautions pour les nations.

Un rapport complémentaire de la même commission fut lu à l'Académie de médecine le 13 septembre 1831. Les deux rapports furent publiés ensemble en octobre.

Pour terminer sa moquerie, Dubois rapporte que Cuvier, à la séance du 3 octobre de l'Académie des sciences, demanda si la commission chargée de recueillir et d'examiner tous les travaux et documents relatifs au choléra allait faire un rapport. Le président de la commission, Duméril, trouva absurde d'en rédiger un devant l'état actuel des connaissances médicales et l'incohérence de ces documents, ce que l'Académie de médecine ne se dispensa pas, à son déshonneur sous-entend Dubois, devant la médiocrité de son rapport.

E. Les articles d'Hufeland sur le choléra, de janvier à fin août 1831

En avril 1831, Hufeland reprit ses théories sur les épidémies, en l'appliquant au choléra, dans un article de son journal intitulé : *Sur la distinction entre constitution épidémique, épidémie, et contagion, et sur la différence entre contagiosité médiate et immédiate des vivants et des morts.*[2] Il les expose en dix points.

En mai 1831 il publia dans son journal les mesures prises par le gouvernement prussien contre le choléra, signées de von Altenstein et de von Brenn le 17 mai 1831, puis celles de Thile, chef de la commission de défense contre le mal.

1 *Examen des conclusions du rapport de M. Double sur le choléra-morbus (adoptées par l'Académie Royale de médecine, dans sa séance du 8 août 1831)*, Baillière, Paris, 1831, p. 27
2 *Journal der practischen Heilkunde*, LXXII Band, avril 1831, Reimer, Berlin, p. 91-106

Dans le numéro d'août 1831 il tient le choléra pour produit initialement par une interaction atmosphérique-tellurique, mais qui, à un haut degré, peut former un *contagium* qui peut se transmettre d'individu à individu. Il associe miasme et contagion, infection par l'air ou par les hommes. Il croit que l'épidémie de Berlin est parvenue de la première façon, non par la terre mais par l'eau de la rivière Havel. Il défend aussi l'idée que le choléra a été transmis, mais beaucoup moins fréquemment, par des hommes et des choses infectés. Il déplore et trouve inconcevable que les médecins se soient divisés en deux partis, les contagionnistes et les anticontagionnistes. Il refuse de classer le choléra avec la peste car le *contagium* de celle-ci est beaucoup plus violent et se transmet seulement pour lui par contact. Il prône ainsi pour le choléra la prudence et un isolement raisonnable. Il résume ensuite en six points ses idées, confirmées selon lui par l'expérience passée, et celle que vivent la Prusse et Berlin. Il donne ensuite un tableau statistique des cholériques berlinois du 31 août au 12 septembre.

F. Le choléra à Berlin (31 août – 1er novembre 1831)

a/ Le progrès du choléra et son arrivée à Berlin ; les mesures gouvernementales prussiennes et l'opinion d'Hufeland

Nous avons déjà relaté cette histoire du choléra à Berlin à propos de la mort du philosophe Hegel qui en fut victime le 14 novembre 1831.[1] Rappelons d'abord sa progression jusqu'à Berlin d'après le rapport de Moreau de Jonnès.

Le choléra s'étendit du fait de l'avancée des armées russes vers la Pologne, et atteignit la mer Baltique en mai 1831. La contagion fut reconnue le 25 mai à Riga, principal port de commerce de Russie. Dans son rapport Moreau de Jonnès qualifie cet événement comme grave parce que des milliers de navires pourraient transporter le germe du choléra au loin, dans d'autres ports, soit avec les marchandises, soit par les hommes d'équipage infectés. Il déplore la multiplication des chances de le propager vers l'occident par la guerre acharnée engagée par les Russes contre la rébellion polonaise et par l'avis du conseil médical de Moscou émis en avril 1831. Celui-ci n'a en effet pas jugé opportun la purification générale des marchandises des magasins de Moscou après l'extinction du choléra. La chancellerie russe a justifié cette résolution devant les gouvernements européens par des allégations fausses, dont celle que Moreau de Jonnès n'aurait pas admis sa propagation par les effets et les marchandises, alors qu'il avait démontré l'inverse dès 1824. Le choléra envahit la Pologne avec les troupes russes en février 1831 et Varsovie en avril. La *Gazette d'État de Berlin* rapporta le 5 mai que dans les treize jours précédant cette date il y eut dans Varsovie et le camp 2580 cholériques dont 1110 décédèrent et 192 guérirent.

Le 18 mai 1831, le choléra avait pénétré la Prusse orientale et il s'y serait introduit par le port de Dantzig avec l'armée du prince Galitzin, général russe

1 Pinet P., *Les philosophes, la maladie et la médecine de Hegel à Michel Foucault*, L'Harmattan, Paris, 2021, p. 37-48

venu de Riga, qui enfreignit les lois sanitaires russes, sans doute après l'avis du conseil médical de Moscou. L'atteinte de ce port alarma alors tous les États du nord de l'Europe. Moreau de Jonnès constate que le danger est déjà manifeste et imminent. En effet soixante navires quittèrent Riga pour divers pays après que le choléra s'y soit déclaré. Plusieurs avaient à bord la contagion et huit des malades qui mouraient. Il recommande donc de ne faire aucune infraction aux lois conservatrices de la santé publique, efficaces puisqu'elles ont préservé l'Europe de la peste d'Orient pendant cent dix ans, pour éviter l'extension du choléra dont quarante millions d'hommes avaient déjà péri en quinze ans.

Le premier cas cholérique à Berlin fut observé le 30 août 1831. Scoutetten (1799-1871), rapporteur français de l'épidémie de Berlin, raconte qu'il fut diagnostiqué à l'autopsie par les médecins Eck et Barez. À son arrivée à Berlin le 1er octobre *la ville était calme, les relations renouées, les habitudes reprenaient leur cours et leur empire, et l'étranger qui aurait ignoré l'existence du choléra, n'aurait pu soupçonner que ce fléau exerçait ses ravages dans la capitale de la Prusse.*[1] En effet, les mesures de séquestration avaient été remises en question.

Il rapporte qu'auparavant, le 10 juin, était paru un communiqué officiel intitulé *Avis sur les moyens préservatifs et curatifs du choléra* empreint de l'idée de contagion, rédigé par un comité ordonné par le roi de Prusse, de vingt membres dont cinq médecins. Une seconde ordonnance, encore plus restrictive, parut le 28 juin. Scoutetten critique les mesures draconiennes instituées dans ces deux avis, parce *qu'on avait cru la maladie éminemment contagieuse, et des preuves contraires se présentaient chaque jour.*[2] Il conclura son ouvrage sans admettre la contagion, qu'il entend comme contact immédiat. Il croit que le choléra se transmet de deux manières : par une influence atmosphérique inconnue, ou par infection, qui n'est pour lui que l'introduction des miasmes mortifères dans les poumons par la respiration. Il adhère donc à la théorie de Jachnichen.

Les mesures du gouvernement prussien ensuite changèrent. On se mit à douter à Berlin de l'importance de la contagiosité. On y appliquait seulement des quarantaines de cinq jours. Frédéric-Guillaume III avait décidé malencontreusement de bannir les cordons sanitaires pour rassurer la population et ne pas gêner les transactions commerciales.

Littré (1801-1881), dans son ouvrage *Du choléra oriental* publié avant mars 1832, en fait part : *Dans une proclamation, du 6 septembre, le roi de Prusse déclare que « Le cholera asiatique a pénétré dans ses Etats, malgré les mesures les plus rigoureuses, les précautions les plus actives et la vigilance la plus soutenue, qui n'ont pas réussi à l'étouffer, à en arrêter les progrès. » Puis il ajoute : « Comme, depuis que la maladie règne sur notre territoire, l'expérience a procuré de nouvelles lumières, et que les vues de l'administration ont été éclairées par la pratique, j'ai ordonné que les règlemens antérieurs fussent*

---

1 Scoutetten H., *Relation historique et médicale de l'épidémie de choléra qui a régné à Berlin en 1831*, Paris, Baillière, 1832, p. 6
2 Id.

soumis à une révision approfondie et à un examen consciencieux, relativement à toutes les circonstances dignes d'être prises en considération, afin que les mesures qui ont été arrêtées jusqu'à présent fussent modifiées, en partie d'après les résultats produits par un long traitement de la maladie, en partie d'après les besoins du moment et les exigeances [sic] *de la nécessité. Les mesures rigoureuses d'isolement au moyen des cordons militaires établis sur les frontières et dans l'intérieur du pays, ont déjà agi* d'une manière défavorable *sur les transactions industrielles des habitans, et menacent, si elles étaient prolongées, de détruire l'aisance de beaucoup de familles, et* de devenir plus funeste au pays que la maladie elle-même. »[1]

Littré cite à la suite un long extrait d'un texte d'Hufeland. Il permet de se rendre compte de l'état des esprits au début de l'épidémie qui toucha Berlin : *M. Hufeland, médecin célèbre d'Allemagne, n'en a pas porté un autre jugement dans les observations suivantes sur les cordons sanitaires et les établissements de quarantaine contre le cholera.*

« Du moment que le cholera s'est approché des frontières de la Prusse, le gouvernement prussien a fait loyalement et en conscience tout ce qui était en son pouvoir pour mettre à l'abri de ce fléau son propre pays, ainsi que l'Allemagne et l'Europe occidentale entière, dont la Prusse était le boulevard naturel du côté de l'Est.

« Maint sacrifice tant en argent qu'en hommes fut fait, maint avantage public et domestique fut compromis pour tirer des cordons sanitaires et fonder des établissemens de quarantaine sur une étendue de frontières de plus de deux cents milles.

« Cependant tous ces efforts, si chèrement achetés, manquèrent leur but ; on parvint, à la vérité, par-ci par-là, à retarder pour quelque temps la marche du terrible fléau, mais on n'empêcha pas sa propagation. La maladie franchit la frontière en plusieurs endroits, et se répandit peu à peu dans toutes les provinces orientales du royaume. On a la conviction maintenant, et je l'avais ouvertement annoncé dès le commencement, que le cholera ne se gagne pas uniquement par la contagion et le contact, ainsi que la peste orientale, mais qu'il se propage d'une double façon, d'abord au moyen de la contagion, ensuite, et surtout à la suite d'un miasme ou d'une corruption progressive et épidémique de l'atmosphère ; que, par conséquent, il ne saurait être retenu par les cordons sanitaires.

« Si cependant l'expérience coûteuse que nous avons faite des cordons et des établissemens de quarantaine aux frontières, et plus tard dans l'intérieur du pays, n'a pu garantir nos provinces du mal en question, il en pourra du moins résulter quelque avantage pour les pays non encore infectés, et c'est ce que nous voulons tâcher d'éclaircir.

---

1 Littré Émile, *Du choléra oriental*, Paris, Germer-Baillière, 1832, p. 75 ; La *Gazette médicale de Paris* en donna un compte rendu plutôt élogieux dans son numéro du 26 juin 1832. (T. 3, n° 50, p. 363-364)

« Il s'agit maintenant de savoir quel parti les gouvernemens des pays sains auront à prendre dorénavant par rapport aux cordons sanitaires, et si là où le mal parvient à gagner du terrain, ils devront persister dans le système d'isoler les endroits infectés, et de demander une quarantaine aux convalescens et à leurs entours.

« Pour ce qui est des cordons aux frontières, nous croyons avoir donné un exemple suffisant qu'ils ne garantissent pas du mal ; ce serait par conséquent pour tout gouvernement une peine aussi coûteuse qu'inutile, que de vouloir encore en établir. Aussi la Prusse et l'Autriche y ont entièrement renoncé.

« Quant au système qui consiste à isoler les endroits atteints du mal, et à ordonner des quarantaines locales, l'expérience, ainsi que la connaissance qu'on a acquise des qualités de la matière contagieuse, ont donné les résultats suivants :

« Quoique selon toute apparence la contagion n'ait lieu que très-rarement et à des conditions tout-à-fait particulières, néanmoins elle est possible. Par conséquent l'autorité est tenue de restreindre même cette possibilité, en tant que cela peut se faire sans créer des inconvéniens plus graves encore que le mal même. Tout le monde approuvera donc que, pendant la maladie, qui par bonheur n'est ordinairement que de courte durée, l'on ne fasse approcher de l'individu qui en est attaqué, que ses parens et les personnes destinées à le soigner ; qu'en un mot on isole le malade autant que possible. Mais dès qu'à la suite d'un rétablissement ou d'un décès le mal a disparu, les mêmes précautions ne sont plus nécessaires, et l'isolement d'un convalescent, de ses entours et du local qu'ils habitent, est superflu. Une telle quarantaine est même préjudiciable sous plus d'un rapport, lorsqu'on considère la gêne qu'elle impose, en séparant pour un temps plus ou moins long des personnes accoutumées à se voir, et en empêchant la classe ouvrière de se livrer à ses travaux journaliers, sans compter que, l'encombrement de plusieurs individus dans un petit local peut-être rempli encore d'un air insalubre, ajouté aux tristes émotions de l'âme, au lieu d'étouffer le mal, peut même contribuer à le perpétuer. Au surplus, un tel isolement ne peut jamais se faire qu'incomplètement, ne fut-ce que par rapport aux médecins, auxquels on ne saurait interdire l'accès auprès des personnes mises en quarantaine. Pour se convaincre au reste qu'une telle mesure n'empêche pas la propagation du cholera, l'on n'a qu'à jeter les yeux sur Vienne et Pétersbourg. À Vienne, par exemple, où les convalescens et leurs entours n'ont jamais été assujettis à une quarantaine, le nombre des malades, en proportion de la population, n'a pourtant pas été plus grand qu'à Berlin, où la quarantaine était prescrite ; et à Saint-Pétersbourg beaucoup de personnes ont été attaquées du choléra dans les instituts publics, quoique toute communication avec ceux-ci eût été rigoureusement coupée.

« Après le rétablissement ou le décès d'un malade, l'on n'a qu'à suivre l'exemple de ce qui se fait dans toutes les maladies contagieuses, c'est-à-dire à ordonner la purification des individus, de leurs effets et du local qu'ils habitent,

moyennant le lavage, le frottage, la ventilation et la fumigation ; mais ce procédé fini, toute surveillance ultérieure de la police doit cesser.

« La raison en est toute simple. Pourquoi veut-on encore une quarantaine ? Pour éviter que des personnes peut-être déjà infectées ne donnent le mal à d'autres qui sont encore bien portantes. Mais alors je demanderai ce qu'on entend par personnes infectées ? Il est nécessaire de faire ici une distinction entre les individus qui portent le miasme sur eux, et ceux qui le portent en eux, c'est-à-dire, entre les personnes auxquelles la matière contagieuse ne tient qu'extérieurement, à leur peau ou à leurs habits, et celles qui l'ont déjà reçue intérieurement et avec lesquelles le mal s'est pour ainsi dire identifié. Pour ce qui est des premières, tout isolement est superflu ; pour les rendre complètement innocentes, il suffit de leur faire prendre un bain, de les changer d'habits, et de bien parfumer tous leurs effets, ce qui peut se faire en 24 heures. Quant aux individus qui portent déjà le mal intérieurement, le miasme en eux n'a pas encore de vertu contagieuse, car il n'y a nul doute, et l'expérience le prouve, que pendant tout le période de l'infection, le miasme dans le corps de l'homme est comme un germe mort, qui ne gagne une force reproductive que lorsqu'il éprouve une réaction de l'organisme, et est en lui-même vivifié, c'est-à-dire, lorsque les premiers symptômes de la maladie se montrent. La petite-vérole fait foi de cette assertion. La période de l'infection depuis l'inoculation jusqu'au commencement de la fièvre, dure dans cette maladie sept jours, pendant lesquels les individus inoculés se portent bien et ne sont dangereux pour personne. L'hydrophobie nous fournit des périodes plus longues encore.

« Ainsi la quarantaine paraît superflue aussi pour les personnes déjà infectées intérieurement. Car, sans compter que, vu la rareté de l'infection en elle-même, parmi 100 individus on en enfermerait 99 certainement bien portans, il suffit d'attendre que les symptômes de la contagion se montrent pour prendre les précautions nécessaires.

« Les mêmes raisons me portent à croire que les endroits encore non saisis du choléra, ne doivent pas s'isoler pour se préserver du mal, attendu qu'un tel isolement présente des inconvéniens graves pour le commerce et l'industrie, et qu'en tout cas il est toujours temps encore, à l'apparition des premiers symptômes de la maladie, de resserrer l'individu qui en est attaqué.

« Puissent les gouvernemens qui s'obstinent encore à établir des cordons sanitaires, et à exiger des quarantaines souvent de 30 à 40 jours, prendre à cœur les observations puisées dans l'expérience, que dans cet article je soumets aux méditations du public éclairé ! »[1]

Hufeland se montre ici peu perspicace. Tout en admettant la contagion, qu'il entend comme la transmission par contact, il la considère comme un processus secondaire de propagation, privilégiant la transmission par l'atmosphère. Il privilégie par ailleurs trop le terrain individuel, la réceptivité individuelle au

1 Ib., p. 75-80

miasme, qu'il considère comme mort avant que l'organisme ne réagisse contre lui et en quelque sorte le rende vivant. Il néglige ainsi le rôle actif propre du miasme. De plus, il admet que celui-ci puisse se former « spontanément » dans l'atmosphère ou la terre, ou bien dans l'organisme vivant, ce qui s'oppose à la théorie pastorienne de l'inexistence de la génération spontanée.

En considérant le choléra peu contagieux et provenant surtout d'un miasme atmosphérique, et en supprimant les cordons sanitaires et l'isolement des personnes seulement contacts ou en phase d'incubation (porteurs sains), il se montre en opposition aux mesures préconisées par Moreau de Jonnès. Littré adopta la même position dans son ouvrage paru en 1832 avant l'arrivée du choléra en France en mars 1832.

b/ Les critiques d'Hahnemann contre l'allopathie et contre les vues d'Hufeland sur le choléra.

Nous avons traité très en détail les idées d'Hahnemann sur le choléra à propos de l'arrivée du choléra à Paris. Nous avions de plus résumé le nouveau rapport de l'Académie royale de médecine de mai 1832 et l'ouvrage de Bouillaud sur le choléra publié en juin 1832.[1]

Le 17 juillet 1831, un médecin de santé publique, Beumelburg, qui faisait partie des huit médecins nommés par Frédéric-Guillaume III pour s'occuper des malades de la région de Dantzig, écrivit à Hahnemann. Il lui apprit que le choléra avait traversé la Russie, était arrivé à Dantzig amené par un bateau russe, et avait déjà fait cinq cents victimes. Il l'informe des désaccords des médecins locaux sur la nature de la matière infectieuse (*Ansteckungstoff*), certains soutenant qu'elle provient de l'air, d'autres qu'elle est contagieuse et se transmet par contact d'un homme à un autre. Il sollicite de la part d'Hahnemann des conseils pour éviter l'infection, un antidote homéopathique spécifique capable de détruire le principe infectieux interne, et le procédé pratique d'un traitement annexe.[2]

En août 1831 Hahnemann publia un pamphlet contre l'allopathie : *L'allopathie, un mot d'avertissement aux malades de toute sorte*. Il y critique la médecine universitaire, celle des professeurs, en ne citant, prudemment, aucun nom. Il semble répondre implicitement à l'article critique d'Hufeland contre l'homéopathie de février 1830, tiré à part à Berlin en 1831. Celui-ci y défendait une thérapeutique causale et rationnelle contre l'homéopathie, méthode pour lui surtout symptomatique. Hahnemann réplique que, depuis 2500 ans, l'allopathie se vante d'enlever la cause des maladies chroniques et par là d'être la seule thérapeutique qui accomplit des cures causales et guérit rationnellement. Il nie qu'elle connaisse ces causes, tandis qu'il prétend dogmatiquement que l'homéopathie les connaît, en l'occurrence les trois miasmes chroniques qu'il a decelés, dont le miasme psorique, plutôt fantastique.

---

1 Pinet P., *L'homéopathie après* L'Organon. *Hahnemann à la conquête de la France 1811-1850*, Collection theriaka remèdes & rationalités, Jacques André, Lyon, 2020, p. 169-183

2 Ib., p. 174

Dans ce libelle rageur, il stigmatise les saignées, les sangsues, les méthodes antiphlogistiques, les notions de pléthore ou surabondance de sang, d'excès de sang inflammatoire, que les allopathes ont inventées pour justifier leurs pratiques délétères et assassines. Il critique aussi leurs thérapeutiques fondées sur les nosologies ordinaires et les formules médicamenteuses ou recettes, les doses excessives de quinquina dans toutes les formes de fièvres intermittentes car elles induisent un marasme quinique. Il invective les autorités médicales des pays civilisés, les trônes médicaux corporatistes, et les médecins chefs et directeurs des hôpitaux. Il y inclut les médecins des souverains et les professeurs ordinaires de médecine, ce qui vise notamment, de manière implicite, Hufeland.

Il admet ici le rôle bénéfique et correcteur de la nature médicatrice, contre les miasmes chroniques et les effets délétères allopathiques, dans ses efforts de retour à la norme si, du moins, les forces vitales sont suffisantes, et après de longues années de réactions de défense, tout en demeurant incapable de guérir la psore.

En 1831, Hahnemann publia au moins six textes, plus ou moins longs, sur le choléra. Le plus important est celui publié le 24 octobre intitulé *Appel aux philanthropes sur le mode de propagation du choléra asiatique*, non traduit en français. Nous l'avons déjà analysé largement.[1]

Il y affirme cette fois catégoriquement la contagion du choléra par son miasme. Il expose les deux thèses rivales, celle tellurique et atmosphérique, et celle d'une épidémie se propageant seulement par contagion. D'après lui, Hufeland défendrait la première thèse au moyen de deux arguments dont celui, totalement faux et effroyablement pernicieux selon lui, que des médecins en contact avec les cholériques, leurs déjections et leur sang, restent généralement indemnes du choléra et en bonne santé. Il juge que *cette assertion présomptueuse, inconsidérée et totalement fausse a déjà coûté des milliers et des milliers de vies.*[2] Il énonce ses arguments. Il admet néanmoins, influencé sans doute par ses adversaires, une atmosphère miasmatique autour des cholériques. Il croit que plus la distance est grande entre le malade ou le porteur sain et un sujet neuf moins celui-ci risque de s'infecter. Plus l'atmosphère miasmatique est diluée plus la force vitale pourra surmonter l'agression tout en développant une immunité contre le miasme. Il a aussi l'idée d'immunité collective graduelle.

Il explique le fait invoqué par Hufeland que des marins, bien qu'isolés en mer sur un navire, attrapèrent le choléra, par la mauvaise raison que le navire naviguait près de l'atmosphère miasmatique, qu'il imagine s'étendre au-delà des côtes à partir de la ville infectée. Ici, il donne sa vision du miasme cholérique comme un être vivant infiniment petit qui se multiplie.[3]

---

1 Ib., p. 177-180

2 Hahnemann, *Aufruf an denkende Menschenfreunde über die Ansteckungsart der asiatischen Cholera*, Leipzig, Berger, 1831, p. 13

3 *À bord des navires, dont les espaces sont renfermés, remplis de vapeurs humides et moisies, le miasme du choléra a trouvé un élément favorisant sa reproduction, prospère et se développe en une nichée de ces êtres vivants, ennemis si meurtriers du genre humain, infiniment ténus, invisibles, qui*

La thèse non-contagionniste deviendra bientôt prédominante en France, pour des raisons entre autres économiques, alors que la majorité du public fuit le contact avec les malades et eut une peur bleue de la contagion. Delaporte a exposé les deux options, contagionnisme ou non-contagionnisme, et a explicité en 1990 les raisons du choix de la seconde par la majorité des médecins français.[1] Un autre historien avait jugé, dans son étude sur le choléra en France en 1832, pouvoir laisser de côté l'homéopathie car, comme l'eau fraîche, elle avait cessé en 1830 d'avoir une importance scientifique.[2] Voilà comment certains font l'histoire !

c/ Une lettre ouverte au roi de Prusse Frédéric-Guillaume III (7 novembre 1831)

En janvier 1831, dans une lettre à un de ses disciples, Hahnemann se félicitait que le gouvernement prussien était le seul, par sa sagesse et sa libéralité, et par le noble silence qui régnait en haut lieu, à ne pas persécuter le nouvel art de guérir. Sans doute est-ce dû à la tolérance d'Hufeland qui avait jugé avec nuances et sans parti pris l'homéopathie, en lui accordant quelques avantages. Mais le pamphlet d'Hahnemann contre l'allopathie d'août 1831 fit l'effet d'une bombe à Berlin. Selon un disciple Hufeland chercha à cracher son poison vengeur, et obtint une loi selon laquelle les homéopathes ne devaient plus conserver de pharmacies familiales. En fait Hufeland voulait simplement faire interdire la fabrication et la délivrance des remèdes par les médecins et les réserver aux pharmaciens.

Dans ce contexte Hahnemann rédigea une lettre au roi de Prusse qu'il fit publier le 7 novembre 1831. Sous forme familière et en le tutoyant, il souligne sa philanthropie envers ses sujets, stigmatise les charges pharmaceutiques et les honoraires des médecins que doivent régler les familles, malgré leur incapacité de guérir le choléra. Il se plaint au roi qu'aucun homéopathe, ou presque, n'existe dans ses États, pourtant si privilégiés dans la libre activité des esprits, et déplore que ses potentats médicaux de la vieille corporation aient accablé les homéopathes par crainte qu'ils leur fassent de l'ombre. Il exhorte le monarque philanthrope, et d'une vertu exceptionnelle, à ne pas les écraser.

4. Hufeland et le gouvernement face à l'homéopathie (1832-1835)

A. Les lois prussiennes limitant la pratique des homéopathes

En décembre 1831, Hahnemann apprit qu'un édit prussien interdisait à tout homéopathe de détenir une pharmacie domestique et même d'adresser leurs patients à des pharmacies déterminées. Il le fustige comme déshonorant éternellement le gouvernement prussien, pourtant si sage auparavant.

---

constituent, de manière la plus probable, la substance contagieuse [Ansteckungsstoff] *du choléra.* (Ib., p. 8)

1 Delaporte François, *Le savoir de la maladie. Essai sur le choléra de 1832 à Paris*, puf, Paris, 1990

2 Piquemal Jacques, « Le choléra de 1832 en France et la pensée médicale » in *Essais et leçons d'histoire de la médecine et de la biologie*, puf, Paris, 1993, p. 12

Dans le numéro de son journal de janvier 1833, Hufeland reproduit le décret gouvernemental prussien du 31 mars 1832 signé par Altenstein sur la fabrication, la dispensation et le prix des remèdes homéopathiques. Le gouvernement, approuvé par Hufeland, juge contraire aux lois du pays la délivrance par les homéopathes eux-mêmes de leurs médicaments.

À la suite de ce décret, il reproduit un très long extrait du jugement de Kopp sur l'homéopathie à partir de ses expériences effectuées au lit des malades. Il le fait suivre d'un texte du gouvernement russe interdisant toute expérience homéopathique dans les hôpitaux publics et expose les trois raisons invoquées justifiant cette décision. Ceci l'amène à s'interroger si un État peut et doit légalement interdire l'homéopathie, ce qu'il récuse car l'État ne doit pas, selon lui, s'immiscer dans la science, sinon à mettre en danger celle-ci et la liberté de penser.

Il termine par une mise au point, jugeant que l'homéopathie n'est pas un système, mais une nouvelle méthode médicale reconnue utile et bénéfique dans beaucoup de cas morbides. Il assure encore qu'elle ne constitue aucun nouveau principe de toute la médecine, mais seulement un nouveau principe heuristique. Il résume de manière concise les qualités et les défauts qu'il lui trouve, en soulignant qu'on ne peut s'en servir utilement dans toute maladie, tels les paralysies, les maladies mentales, les empoisonnements, les blessures mécaniques, etc.

S'il se montra toujours tolérant envers l'homéopathie il semble avoir dû lutter contre les excès ou les dérives des homéopathes ou d'autres médecins, comme son gendre, le prince Sturdza, nous en fait part : *Pendant les dernières années de sa vie, il se vit encore obligé de se prononcer contre les rêveries mystiques de quelques médecins et contre les empiétements de l'homoeopathie. Il signala le danger de ces doctrines abstraites, qui, sous prétexte de guérir toutes les maladies du corps par les influences mystérieuses sur l'âme, ne tendent à rien moins qu'à rejeter toute médecine rationnelle, et à méconnaître les dons précieux que le Créateur nous a faits, en communiquant aux objets naturels une vertu curative, analogue à nos infirmités et à nos besoins. Les paroles graves et sévères que Hufeland énonça par écrit, sur cette épineuse question, prouvèrent que sa piété était exempte de fanatisme et qu'il savait subordonner la science à la foi, sans rejeter pour cela les enseignements de l'expérience, renfermée dans ses limites, et sans abjurer le libre exercice des facultés de l'esprit humain.*

Quant à l'homoeopathie, qui soulève de nos jours tant de disputes envenimées par l'irritation et la mauvaise foi, Hufeland protesta contre elle, en tant qu'on la considère comme un système exclusif et nouveau. Il rappela les notions que l'ancienne médecine possédait sur les propriétés homoeopathiques de certains médicaments, et renvoya les sectateurs de Hahnemann au lit des malades, pour se convaincre de l'insuffisance de leur traitement. En effet, quel est de nos jours l'homoeopathe consciencieux qui renoncerait par système aux grandes ressources de l'art à la veille d'une crise, lorsqu'une inflammation menaçante l'avertit de ne point se jouer de l'existence de son semblable, cloué sur un lit de douleurs ?[1]

Qu'entend Sturdza par ressources de l'art ? En quoi consistaient-elles à l'époque de sa biographie, en 1837 ? On sait que les moyens thérapeutiques, saignées, sangsues, vomitifs ou autres méthodes évacuatrices, étaient probablement d'une efficacité faible, en majorité purement symptomatiques sinon, dans la plupart des cas, délétères, et donc contestables. Plus qu'à la thérapeutique de Broussais il pense certainement à celle de son beau-père qui, juste avant sa mort, avait publié son dernier livre, fruit de plus de cinquante ans de pratique. Nous verrons en quoi consistaient les ressources de l'art pour Hufeland.

B. Hufeland jugé par Hahnemann dans la cinquième édition de l'Organon (1833)

Pour la première fois dans une édition de l'*Organon*, la cinquième et la dernière de son vivant, Hahnemann critique largement Hufeland. Il cite son opuscule de 1831 *Die Homöopathie*, le qualifiant de « pamphlet » (*Pamphlet*), dans deux notes de l'introduction, puis dans des notes des §§ 8 et 59. Il se venge en plaçant en note quelques attaques. Dans la première de l'introduction, il traite Hufeland de « chef (*Vorsteher*) de la vieille école » et de « pauvre Hufeland » (*armer Hufeland*) niant, d'après l'expérience, que la digitale supprime la violence de la circulation sanguine comme Hufeland l'affirme et comme tous l'accordent. Il ne nie pas son effet puissant, mais doute que l'effet soit durable et que la violence de la circulation soit vraiment supprimée, car il remarque que son usage répété accélère le pouls, impossible finalement à compter. Dans la seconde note, il déclare encore dogmatiquement, à propos de l'ignorance des médecins pendant vingt-cinq siècles de la cause psorique des maladies chroniques non vénériennes révélée par son livre sur les maladies chroniques, qu'Hufeland, dans son pamphlet, a vainement attribué cette connaissance au faux art médical (*Unkunst*) ancien.

Au § 8, il critique encore Hufeland dans une note, citant un extrait de son article sur l'homéopathie : *L'homoeopathe peut enlever les symptômes, mais la maladie reste.* Ceci résulte, selon lui, de ce qu'Hufeland a encore des idées toutes matérielles de la maladie, parce qu'il n'a pas encore pu se représenter la maladie comme une altération dynamique de l'essence (*Seyn*) de l'organisme par la force vitale pathologiquement désaccordée. La critique prend un tour idéologique de mauvais aloi.

Au § 59, il reprend l'exemple de la digitale, et sa critique acerbe de la publication d'Hufeland sur l'homéopathie, pour montrer la nocivité des médicaments antipathiques à doses répetées. Mais il l'attribue non pas à la masse pondérable de la digitale, mais à son effet secondaire (la tachycardie ou tachyarythmie qui s'oppose à la bradycardie initiale recherchée) par la réaction (en quelque sorte toujours plus forte et anarchique) de la force vitale contre des doses croissantes et répetées.

---

1 Sturdza, *op. cit.* p. 237-238

CHAPITRE VIII :
Les dernières œuvres et la maladie finale (1831-1836)

1. L'autobiographie (juin 1831)

Comme beaucoup d'auteurs romantiques, tel Goethe, Hufeland a rédigé une autobiographie. Non publiée de son vivant elle fut trouvée dans ses papiers après sa mort. Hufeland la destinait lui-même à une publication tardive ou posthume. Elle parut d'abord en 1863 en treize volets dans la *Deutscher Klinik* de l'éditeur Göschen, puis en ouvrage la même année. Comme il semblait n'en subsister que relativement peu d'exemplaires Brunn désira en fournir une nouvelle édition, à l'occasion du centenaire de la mort d'Hufeland. Elle parut en 1937.

Brunn, trouvant cette autobiographie admirable et se suffisant à elle-même, n'en donne qu'un résumé introductif qui, néanmoins, apporte quelques informations complémentaires. On y apprend qu'un descendant d'Hufeland, W. Friedrich, lui a transmis des notes et des informations inédites, ainsi que des gravures, portraits peints ou photos, qu'il a reproduits dans son édition. On y voit par exemple une peinture de Begas représentant Hufeland, son buste par Rauch, sa maison *Friedenthal* de Berlin, les portraits de ses ancêtres, le portrait peint de sa première femme Juliane par W. Tibschein, le peintre qui a réalisé le célèbre portrait de Goethe à Rome. On y contemple aussi d'autres portraits peints, de son fils Eduard, de ses différentes filles, et un tableau représentant sa fuite avec la reine Louise. Brunn souligne le fossé déjà profond entre l'époque d'Hufeland, qui appartient à l'*Aufklärung* (Lumières allemandes) et au romantisme de la seconde moitié du XVIIIe siècle, et son propre temps.

Il loue le rôle important d'Hufeland après son retour à Berlin en tant que médecin fonctionnaire, d'abord dans l'implantation de la nouvelle université à Berlin, puis dans ses multiples missions, dont son décanat. Il rapporte plusieurs faits qu'Hufeland ne mentionne pas dans son autobiographie, certainement par volonté d'humilité. Ainsi, Hufeland finança l'extension de la faculté de médecine presque entièrement grâce aux droits d'inscription. Après avoir créé une fondation pour médecins dans le besoin, il en créa une seconde pour les veuves et les orphelins des médecins. Il fit établir une polyclinique pour les malades pauvres, grand bienfait pour Berlin ruiné par la guerre. Il publia aussi une « pharmacopée des pauvres » qui servit comme fondement au décret du 19 août 1813 et fut introduite dans les hôpitaux publics et dans la pratique des indigents. Elle fut aussi importée dans l'académie militaire médico-chirurgicale. Il créa en 1810 la société hufelandienne, association médico-chirurgicale en vue de discuter des problèmes médicaux présents et des méthodes d'enseignement, que Brunn dit encore prospère et se prévalant d'un comité scientifique d'assistance aux cliniques les plus importantes de Berlin.

Brunn souligne aussi l'énergie avec laquelle Hufeland s'efforça de créer une chaire d'histoire de la médecine, instaurée pourtant seulement en 1834, soit deux ans avant sa mort. J.F.K. Hecker (1795-1850) en fut le premier titulaire. Il fut nommé dans un premier temps professeur extraordinaire, puis ordinaire en 1834. En 1822, il avait publié le premier volume de son *Histoire de la médecine. Rédigée d'après les sources.* (Geschichte der Heilkunde. Nach den Quellen bearbeitet.) Le second volume sortit en 1829. Hahn le considère, par ses travaux sur l'épidémiologie, comme le fondateur de la pathologie historique.[1] La chaire fut ensuite tenue par August Hirsch (1817-1894) jusqu'en 1893. Brunn déplore sa vacance jusqu'en 1930.

Au total, sans avoir le brio de l'autobiographie de jeunesse de Goethe celle d'Hufeland est très intéressante pour un médecin car elle décrit très clairement et sobrement son parcours médical, et sa vie comme médecin à la cour de Weimar et surtout à la cour de Prusse. Bien que dédiée essentiellement à ses activités comme médecin praticien et à ses ouvrages médicaux son contexte historique est très séduisant. Si Hufeland ne porte aucun jugement historique ou politique on peut se passionner pour le récit, parfois détaillé, de ses relations avec la royauté prussienne pendant trente-six ans, surtout avec la reine Louise qu'il a accompagnée pendant trois ans dans son exode face à Napoléon. On apprécie aussi son récit de sa cure contre le typhus qui sauva un des princes et la relation de sa visite auprès de Louis Bonaparte. Il reste néanmoins toujours discret sur les malades célèbres qu'il a soignés, discrétion sans doute imposée par le secret médical. Il se montre plus prolixe sur ses propres maladies qu'il décrit de manière précise et attachante.

Il fait état de ses gains comme médecin fonctionnaire et comme professeur, et ne masque pas les faveurs du roi à son égard. Sa production littéraire l'a vite rendu célèbre, ce qui lui a permis d'être distingué par le duc de Weimar puis d'être appelé par le roi de Prusse. La famille royale semble l'avoir beaucoup apprécié, et il paraît s'être montré toujours consciencieux et dévoué dans sa pratique, et appliqué à faire progresser la médecine et à œuvrer pour l'assistance publique.

Malgré la sincérité manifeste de ses souvenirs, il est peu disert sur sa vie étudiante à Iéna réprouvée par son père, et la vie libérale weimarienne, qui semble avoir davantage marqué sa femme et entraîné son divorce. Il se tait sur son engagement dans la franc-maçonnerie et comme Illuminé de Bavière. S'il reconnaît l'influence de Bode sur lui il se défend de toute action immorale.

Il s'exprime beaucoup plus sur sa foi chrétienne, protestante et initialement adversaire des Jésuites. Elle résulte sans doute de son éducation, et des circonstances historiques, des souffrances amenées par les guerres napoléoniennes, de la lecture complète de la Bible lors de son exil, et peut-être de la fréquentation du couple royal.

---

1 *Dictionnaire encyclopédique des sciences médicales*, dirigé par A. Dechambre et L. Lereboullet, Masson, Asselin et Houzeau, Paris, 1886, quatrième série, Tome douzième, p. 551-552

Il y parle assez longuement de sa polémique avec les adeptes du système de Brown, mais pas du tout de celle engagée avec l'homéopathie en 1826, qu'il respecta toujours.

2. Une rétention aiguë d'urine (juin 1831)

Hufeland, malgré ses préceptes et ses conseils pour prolonger la vie, ne fut pas épargné par les problèmes de santé. Selon Sturdza, il avait un penchant naturel à la mélancolie, qu'il sut combattre par l'étude et la foi. Il souffrait, selon lui, de fréquentes palpitations cardiaques et d'une extrême sensibilité des systèmes sanguin et nerveux. Sa perte d'un œil contribua sans doute à sa mélancolie, vivant dans l'appréhension d'une cécité complète.

En novembre 1832, il publia dans son *Journal de médecine pratique* un article traduit en français sous le titre *Rétention d'urine de douze semaines qui fut néanmoins guérie et suivie d'une blennorrhée de la vessie. Grande utilité de l'eau minérale de Wildungen dans les maladies de la vessie.*[1] Cette traduction fut éditée après 1835 sans nom de traducteur par la maison Favreux-Poulard, seule agréée par le propriétaire de cette source à la distribuer à Paris et en France. La brochure visait à promouvoir cette eau en présentant l'article d'Hufeland comme *Avis important*.

L'article reproduit l'observation de pathologie et de thérapeutique faite par Hufeland sur lui-même : *Une partie de ma vie a été marquée par des douleurs pénibles qui m'avaient conduit aux bords du tombeau ; mais grâce à la providence, j'ai subi avec un heureux succès cette dure épreuve, et je regarde comme un devoir de communiquer au public ce que l'histoire de mes maux offre de remarquable et d'intéressant pour la science et pour la pratique.*[2] Il déclare qu'il venait d'atteindre sa soixante-dixième année lorsqu'il devint l'objet de ces observations, d'autant plus extraordinaires pour lui qu'il n'avait jamais éprouvé aucun mal de vessie. Il décrit son état de santé général jusqu'à cette époque. Il rapporte avoir surtout été sujet aux rhumatismes et aux hémorroïdes. Il dit avoir un tempérament sanguin, se faire tirer du sang une fois l'an et s'appliquer quelquefois des sangsues.[3] La faiblesse croissante de sa vue l'avait forcé dans les

---

1 Le titre original complet est : *Zwölfwöchentliche und dennoch glücklich beseitigte Harnverhaltung mit darauf folgender Blennorrhoe der Blase. Grosser Nutzen des Wildunger Wassers in Blasenkrankheiten.* (*Journal der practischen Heilkunde*, LXXV Band, novembre 1832, Reimer, Berlin, p. 17-24)

2 Maison Favreux-Poulard, *Grande utilité de l'eau minérale de Wildungen dans les maladies de la vessie*, trad. de l'allemand, Paris, p. 1-2

3 *Doué d'une constitution moyenne qui, sans être robuste, jouit d'une santé qui sort rarement de son équilibre, j'avais, à la faveur d'une activité soutenue et d'une vie tempérée, atteint ma 70e année sans avoir été sujet à aucune maladie sérieuse ou marquante. Il est vrai que j'avais une disposition héréditaire aux rhumatismes et aux hémorroïdes ; la première me rendait sujet aux refroidissements et celle-ci à différentes douleurs hémorrhoïdales* (molimina hoemorrhoidalia), *particulièrement à des congestions vers le cœur qui produisirent souvent de violentes douleurs de dos et un pouls intermittent qui dura plusieurs années et disparut totalement dans les dernières ; mais jamais je*

dernières années à réduire son activité ordinaire et à mener une vie sédentaire qui, assure-t-il, augmentait sa pléthore abdominale et la stagnation de ses hémorroïdes.

Il raconte avoir souffert, au printemps 1831, de dorsalgies si violentes qu'il ne put pendant quatorze jours trouver nulle part du repos. Il se fit tirer du sang et usa de différents remèdes antiphlogistiques, ce qui le soulagea sans enlever le mal. Celui-ci prit un caractère (*Typus*) périodique par la constitution épidémique qui régnait alors, qui fut entièrement dissipé par l'usage de la quinine (*Chinin*). Au début du mois de juin, il ressentit des accès de vertiges qui disparurent complètement par l'application de ventouses à la nuque.

Il se trouvait alors parfaitement bien hormis que depuis quelques mois il avait remarqué devoir pousser plus souvent (*öfteres Drängen*) et sentir des douleurs lors de la miction (*Abgange*). Brutalement, le lendemain d'une très belle journée où il se sentit en bonne santé et fut sobre à tous égards, il se réveilla dans la nuit du 28 juin 1831 du fait d'impériosités urinaires (*Drängen zum Urinlassen*) sans pouvoir émettre aucune goutte. Il crut, certainement à tort, que la cause la plus probable de cet accident si inattendu résidait dans une congestion hémorroïdaire ayant entraîné une compression subite de la vessie. Le besoin d'uriner devint de plus en plus urgent et violent, la vessie se remplit toujours plus. En outre la peur la plus terrible et l'affolement s'y joignirent, l'empêchant de trouver un quelconque repos et le menant dans un état presque désespéré.

Tous les remèdes tentés furent inefficaces, et l'emploi plusieurs fois d'une sonde (*Katheter*) demeura toujours vain à cause des douleurs violentes qu'il provoquait. Ses souffrances devinrent extrêmes. Seul l'opium mêlé au *Hyoscyamus* (jusquiame) le calma, sans cependant permettre le moindre écoulement d'urine. Il resta ainsi six jours en état de rétention aiguë d'urine. Il se retint de boire le plus possible, mais la vessie se remplit jusque deux pouces au-dessus du nombril. La situation devenait de plus en plus critique, à cause du risque de plus en plus grand d'inflammation, de lipyrie (*Brandes*) ou de rupture de la vessie. Ses amis Gräfe et Rust[1] qui s'occupaient de lui jugèrent que la ponction de la vessie (*Blasenstich*) était inévitable pour écarter ces dangers. Il crut en sa constitution et à la providence, et au septième jour la sonde put être introduite. Il ressentit un immense soulagement par la vidange de plusieurs quartes (*Quart*) d'urine. Il se vit renaître et se crut pleinement rétabli.

Mais la distension longue et énorme de la vessie lui avait fait perdre son tonus et sa force de contraction, et il ne pouvait uriner une seule goutte sans la sonde. Il attribue cette rétention complète à un spasme continu du col vésical, du fait de la

---

n'avais eu d'écoulement hémorrhoïdal. Le système sanguin domine en moi tous les autres, et dans les dix dernières années j'avais été obligé de me faire tirer du sang une fois l'année, et d'appliquer quelquefois des sangsues. (Ib., p. 2-3)

1 Johann-Nepomuk Rust (1775-1840) fut reçu docteur en chirurgie à Prague en 1799. Il fut nommé professeur de chirurgie à Olmutz puis à Cracovie, devint chirurgien en chef de l'Hôpital général de Vienne en 1809. Il entra au service de la Prusse en 1815 comme chirurgien général de division, puis comme professeur de médecine et de chirurgie à l'Académie militaire et, en 1818, à l'Université.

douleur qu'il ressentait à cet endroit à chaque introduction de la sonde. Ainsi, on la laissa en place, la changeant tous les dix ou quatorze jours. Il loue avec reconnaissance les sondes flexibles de la fabrique de M. Segin à Heidelberg. Il passa ainsi douze semaines en tentant de rétablir le tonus vésical et de lever le spasme du col par différents remèdes, dont de légères commotions électriques conseillées par Gräfe. Finalement il observa un retour de l'excitation à uriner et un passage d'urine à côté de la sonde, qui s'expulsa d'elle-même et permit pour la première fois un écoulement libre d'urine.

L'équilibre entre la vessie et son col étant rétabli un an après le début de ses symptômes il constata ensuite un effet secondaire de la maladie, une blennorrhée vésicale (*Blennorrhoea vesicae*) ou catarrhe vésical (*Catarrhus vesicae*). À l'urine se mêlait une liqueur visqueuse avec plus ou moins de douleur. Cette pituite devint gélatineuse, le fit maigrir et le mit dans une lassitude continuelle. Les remèdes ne produisaient plus aucun effet. Il se souvint alors avoir lu un petit écrit de Wichmann, publié quarante ans auparavant, sur l'utilité particulière des eaux minérales de Wildungen dans les maladies de la vessie. Il avait employé cette eau à la suite de cette lecture, et l'utilisa à nouveau ici combinée avec une infusion froide de casse (*Quassia*), ce qui guérit presque tous ses symptômes et son écoulement gélatineux en quatre semaines. Il se dit jouir d'un bien-être parfait depuis une année qu'il en use, sans aucun autre remède. Il juge spécifique son activité par le natron et le fer qu'elle contient, et remercie le Tout-Puissant de son don si précieux.

Après ce récit d'Hufeland, le fournisseur français reproduit une analyse chimique de cette eau publiée à Göttingen en 1835. Wildungen est située près de Francfort. Rotureau indique que son action et sa composition sont proches des eaux de Contrexéville et de Vittel. Diurétique, elle a, selon lui, une activité incontestable sur l'expulsion de petits calculs ou de graviers d'acide urique et d'urate. Il la juge lithotriptique par ses bicarbonates sodiques et calciques, et active avantageusement sur les catarrhes chroniques de la vessie et du poumon grâce à son acide carbonique en liberté.[1]

Malgré son état de santé précaire, Hufeland parvint à la date de son jubilé, le 24 juillet 1833, que ses disciples et ses amis préparèrent à l'avance. Le Dr Sachs publia une brochure pour avertir ses collègues de l'évènement. On lui adressa de partout des vœux et des hommages, et on se concerta pour frapper une médaille en son honneur. Tous les cercles de Prusse y participèrent. On le nomma membre d'honneur de la ville de Berlin.

---

1 *Dictionnaire encyclopédique des sciences médicales*, dirigé par A. Dechambre et L. Lereboullet, Masson, Asselin et Houzeau, Paris, 5e série, Tome 3e, 1889, p. 840

3. Les nouveaux articles d'Hufeland sur le choléra durant l'année 1832

Durant l'année 1832, Hufeland publia plusieurs articles sur le choléra. Nous ne les détaillerons pas, mais nous marquerons son évolution.

Le premier, en janvier, s'intitule *Sur quoi l'on se dispute. Que signifie infection ? Que signifie contagionniste et non-contagionniste à propos du choléra ?*[1] Il y assure que tous les médecins à des degrés divers sont contagionnistes. Il voit la cause d'erreur et de toutes les incompréhensions dans les différents usages et conceptions du mot *Ansteckung* (infection ou contagion). Il reproduit en partie son article d'avril 1831 sur la différence entre constitution épidémique, épidémie et contagion. Les médecins se querellent, selon lui, non sur le caractère contagieux du choléra que personne ne nie, mais sur les différentes façons et voies selon lesquels la contagion se produit. En effet, les uns la conçoivent s'effectuant par l'intermédiaire seulement de personnes, et les autres grâce à un miasme (atmosphérique). Il pose de plus la question si la contagion peut arriver des deux manières en même temps, ce qui divise les protagonistes en défenseurs de la contagion soit uniquement par des personnes, soit uniquement par des miasmes, soit par les deux à la fois, les miasmes contagieux étant dans ce cas d'origine atmosphérique tout en étant transmissibles par des personnes. Du fait que personne n'a encore vu de *contagium* il exprime le vœu de rester bons amis en laissant chacun croire en la contagiosité ou à la non-contagiosité du choléra, comme on laisse chacun croire ou non aux revenants.

Son second article, en février, traite de la différence, et de ses causes, dans les proportions de morbidité et de mortalité du choléra.[2]

Son troisième article, en mars, fait la synthèse de sa position sur le choléra. Celle-ci figure dans son titre même : *Résultat final : Le choléra, une maladie nouvelle, étrangère, transplantée d'Asie vers l'Europe, contagieuse sous condition, à la progression irrésistible ; son germe toujours le même, sa cause toujours une transmission, mais pas seulement par les personnes.*[3]

Dans une lettre au président de l'Académie des sciences publiée par la *Gazette Médicale de Paris* le 21 avril 1832, Moreau de Jonnès a fait l'éloge de cet article, parce qu'il y voit un soutien à ses idées (notamment que le choléra est une maladie contagieuse dont la cause est un principe particulier), qui s'oppose à l'opinion de la majorité des médecins français. Dans cette lettre il traduit quasiment mot à mot les conclusions d'Hufeland : *M. le président, le savant professeur Hufeland, de*

---

1 Hufeland, *Worüber streitet man. Was heisst Ansteckung. Contagionist u. Nichcontagionist bei der cholera.* (*Journal der practischen Heilkunde*, LXXIV Band, I. Stück, janvier 1832, p. 109-116)

2 Hufeland, *Erkrankungs- und Mortalitätsverhältnisse bei der orientalischen Cholera, und ihre Ursache.* (Ib., LXXIV Band, II Stück, février 1832, p. 88-95)

3 Hufeland, *Schlussresultat : Die Cholera, eine neue, ausländische, aus Asien nach Europa verpflanzte, bedingt ansteckende, aber nicht sperrbare, Krankheit ; Ihr Keim immer derselbe, ihre Ursache immer Uebertragung, aber nicht bloss persönliche.* (Ib., LXXIV Band, III Stück, mars 1832, p. 3-10)

Berlin, vient de publier une dissertation sur le choléra et il conclut de ses observations sur cette maladie, pendant l'irruption qu'elle a faite en Prusse : 1° Que le choléra oriental est une maladie nouvelle ; 2° Que c'est une maladie étrangère à l'Europe, et la même qui a été observée dans l'Inde, et qui y a pris naissance ; 3° Que sa cause est un principe particulier, et que c'est le même qui l'a engendrée et qui l'engendre encore au Bengale ; 4° Que le choléra se propage par importation et par infection, en prenant ce mot dans son sens le plus étendu ; 5° Et enfin qu'attendu sa transmissibilité, il appartient au nombre des maladies contagieuses.[1] Il poursuit en revendiquant la priorité de ces idées, par les mémoires qu'il avait lus auparavant devant l'Académie des sciences de Paris, en particulier celui lu dès le 16 avril 1821.[2] Malgré ces vues communes Hufeland s'était révélé quelques mois auparavant opposé aux cordons sanitaires qu'il recommandait.

Dans son article Hufeland déclare que la cause du choléra est un germe morbide particulier (*ein eigenthümlicher, und zwar der nehmliche Krankheitskeim (Krankheitssaame)*). Il conçoit la substance morbide (*krankmachende Stoff*) comme une semence (*Saame*), un *contagium*, parce qu'il a l'énergie de se reproduire pour engendrer son semblable, ce qui est la notion fondamentale d'un *contagium* (*sich zu reproduciren, seines Gleichen zu erzeugen, welches der Grundbegriff eines Contagiums ist.*) Autrement dit, il conçoit bien le miasme cholérique comme un être vivant, toutefois sans encore l'affirmer très explicitement, à la différence d'Hahnemann.

Dans le numéro d'avril de sa revue, Hufeland donne son jugement sur le traitement homéopathique du choléra oriental.

4. Nouvelle préface d'Hufeland de *L'Art de prolonger la vie* (octobre 1833)

Le 27 octobre 1833, trois ans avant sa mort, Hufeland écrivit une nouvelle préface lors d'une édition remaniée de son *Art de prolonger la vie*. Elle fut traduite dans l'édition française de 1871 établie et annotée par Pellagot. On y apprend qu'il se mit très jeune à rédiger les idées de cet ouvrage sans volonté de les publier : *Cette nouvelle édition relie d'une façon miraculeuse ma vieillesse à ma jeunesse, et une émotion profonde et reconnaissante s'empare de moi, quand je rapproche l'origine de ce livre du succès inespéré qu'il a obtenu. Peut-être n'est-il aucun écrit, qui vienne autant du fond du cœur que celui-ci ; peut-être n'est-il aucun livre, qui ait été écrit avec moins d'intentions d'en publier un. L'idée m'en a*

1 *Gazette médicale de Paris*, tome 3e, n° 22, 21 avril 1832, p. 187

2 *En appréciant comme je le dois le travail du célèbre professeur de Berlin, je crois pouvoir rappeler que ses conclusions sont identiquement les mêmes que les résultats de plusieurs mémoires que j'ai lus à l'académie et dont la première date remonte à plus de dix ans. Ces mémoires ont été publiés dans plusieurs recueils périodiques, et l'analyse en est consignée dans les précis annuels des travaux de l'académie. Il en est un que j'ai lu dans sa séance du 16 avril 1821, et un autre qui a fourni la matière d'un rapport fait au conseil supérieur de santé le 11 décembre 1823.* (Id.)

préoccupé dès ma première jeunesse ; je la portais partout avec moi, et, dès l'année 1785, [il avait alors vingt-deux ou vingt-trois ans et pratiquait la médecine depuis un an ou deux à Weimar] *une de mes occupations favorites de chaque jour était de chercher à élucider sur ce point mes idées, et de les écrire, quand j'y étais parvenu. Mais c'étaient les tranquilles matinées, que je consacrais à ce travail. C'était ma prière du matin, et je n'avais pas l'intention d'écrire un livre, mais seulement d'épancher mes convictions et mes sentiments les plus intimes, en les présentant à la lumière de l'éternelle Vérité, en les soumettant à son examen, et en les lui consacrant, pour qu'ils contribuassent au bonheur des hommes. Plus tard, l'idée me vint de mettre en ordre ces travaux épars, et après neuf années d'un nouveau travail, ce livre parut, pour la première fois, en 1796.*[1] Au crépuscule de sa vie, il fait ressortir ici surtout l'utilité éthique de son ouvrage, et sa foi chrétienne : *Dieu l'a béni. Par des exemples certains, je sais qu'il a servi à maintenir beaucoup de jeunes gens dans le chemin de la vertu et de la modération. Que le Seigneur reçoive seul nos actions de grâces, qu'il continue de protéger ce livre, et que celui-ci puisse encore, après que je n'y serai plus, faire un peu de bien, propager la pureté, l'innocence, la modération, le sens religieux, au physique comme au moral, dans le cœur des jeunes gens, et contribuer ainsi à leur procurer en ce monde la santé et la longévité, et à faciliter leur salut éternel.*[2]

5. L'*Enchiridion medicum* ou *Traité de manuel pratique* (1836)

Hufeland travailla à cet ouvrage durant les dernières années de sa vie.[3] Il ne fut publié que deux mois avant sa mort, et annoncé comme le legs de cinquante ans d'expérience. Il eut conscience que ce serait son dernier livre. Il le révisa peu de jours avant sa mort. Six mois après la première édition allemande on en publiait une troisième, une quatrième en 1838, et une dixième en 1857. Autant dire le succès de l'ouvrage, admiré pour sa clarté et sa concision.

Une première traduction française par Ernest Didier parut en 1838 en deux volumes sur la quatrième édition allemande sous le titre *Manuel de médecine pratique.*[4] Elle comprend un avant-propos d'Hufeland datant de mai 1836.

A. L'avant-propos d'Hufeland (mai 1836)

Hufeland ne veut retenir dans son livre que ce qui *est réellement utile, fondé sur des bases solides, inébranlables, et ce qui peut servir de guide sûr et fidèle*

---

1 Hufeland, *L'Art de prolonger la vie ou la macrobiotique*, nouvelle édition française augmentée de de notes par J. Pellagot, 1871, p. XIII-XIV

2 Ib., p. XIV-XV

3 J'ai cru antérieurement qu'il s'agissait d'un ouvrage remanié de son *Système de thérapeutique pratique*, publié en 1800-1802. Mais il s'agit bien d'un nouveau et dernier livre publié pour la première fois en 1836, l'année de sa mort.

4 Hufeland, *Manuel de médecine pratique, legs d'une expérience de 50 ans*, trad. de l'allemand sur la 4e éd. par Ernest Didier, Fossone, Paris, 1838

aux jeunes gens, à leur première entrée dans la pratique médicale.[1] Il veut y proposer des méthodes de traitement sûres et des médicaments éprouvés, d'une manière dégagée de toute hypothèse, et comme le résultat de sa longue expérience. On croirait qu'il juge la pratique médicale sûre et ne devoir subir aucune révolution notable, ce qui s'avérera une douce illusion.

Il nous informe que son livre ne devait paraître qu'à titre posthume, mais que Dieu ayant prolongé son existence au-delà de son attente il avait cédé aux instances de ses amis. Il voulait aussi destiner le produit de l'ouvrage à une fondation en faveur des nécessiteux.

Conçu pour les jeunes médecins l'ouvrage veut présenter l'histoire et le traitement des affections avec la plus grande simplicité et sur la base de l'observation. Hufeland ne veut donner que les signes pathognomoniques les plus essentiels des maladies, de la même façon qu'on détermine les espèces des plantes et des animaux. De la partie théorique de la pathogénie et de l'analyse, il veut conserver seulement ce qui est fondé sur les faits, ce que le raisonnement réclame impérieusement, en évitant toutes les idées spéculatives et hypothétiques.

Il veut fournir les principes et les indications thérapeutiques fondamentales, tout en se dispensant d'énumérer toutes les méthodes de traitement et les remèdes, ceux-ci se multipliant tout en rentrant promptement dans l'oubli. Il vise à n'offrir que des remèdes à action réelle et bien constatée, et qu'on puisse employer avec une confiance pleine et entière. Pour classer les maladies, il procède de l'extérieur vers l'intérieur, de l'image sensible de la maladie à la recherche de sa nature, de son siège et de ses rapports intimes. Il veut généraliser la pathogénie et la thérapeutique selon chaque classe mais en les particularisant d'après leur division selon les sièges, systèmes et organes affectés.

Pour terminer, il certifie que son livre ne vise en rien la gloire et la renommée, mais uniquement l'utilité par l'action, répétant la sentence latine exprimée au début de sa carrière dans son *Traité des scrophules* : *Nisi utile est, quod agimus, vana est gloria nostra.*

B. La nature et l'art

Pour rendre compte du manuel d'Hufeland, nous utiliserons la traduction de Jourdan réalisée sur la quatrième édition allemande (1838) et publiée une première fois en 1841. Ne possédant que cette traduction et ne disposant pas d'une édition allemande nous citerons les textes avec toutes les réserves nécessaires. On sait que Jourdan prend des libertés, traduisant par exemple *Gift* par « virus » alors que son sens habituel est « poison ».

L'ouvrage comprend quatre parties. La première s'intitule « La nature et l'art » et concerne la connaissance du malade puis celle de la maladie. La seconde, qui forme la part majeure du livre, traite de la thérapeutique des différentes maladies disposées en treize classes. Il s'y adjoint un chapitre spécifique pour les

---

1 Ib, p. III

maladies des femmes, et un autre pour celles des enfants. La troisième partie expose ses formules de médicaments, et la dernière, sous forme d'appendice, expose d'une part les trois moyens héroïques de la médecine à savoir, pour lui, la saignée, l'opium et les vomitifs, d'autre part, les relations des médecins avec les malades, avec le public, puis entre eux-mêmes.

Bien sûr nous n'aborderons que quelques idées de ce volume de huit cents pages, celles qui nous paraissent les plus intéressantes conceptuellement ou historiquement.

Hufeland affirme tout d'abord que la nature seule guérit, l'art ne faisant qu'aider la faculté médicatrice. Même la cure directe par les spécifiques en dépend, selon lui. Étrangement il en trouve la meilleure preuve dans l'homéopathie.[1] Aujourd'hui une action de la nature médicatrice, conçue comme une action finaliste ou volontaire de celle-ci, paraît discutable, puisqu'une action chimique entre deux molécules par leur simple affinité pourrait guérir sans faire intervenir cette nature, même si l'on peut faire dépendre tout phénomène de la nature. Les phénomènes chimiques ou physiques n'excluent pas une action propre des cellules, mais celle-ci n'est pas forcément nécessaire pour guérir. Les crises, ou modifications subites des états morbides, lui paraissent manifester avec évidence cette force curative intérieure ; de même, les guérisons qui surviennent malgré les méthodes et les traitements les plus variés et les plus absurdes. Il se dit même intimement convaincu qu'un bien petit nombre de malades doit leur guérison à la seule assistance du médecin, même rationnel. Il se réclame des médecins fidèles observateurs de la nature, non aveuglés par les systèmes, tels Hippocrate, Sydenham, F. Hoffmann et Boerhaave.

En vitaliste il ne veut voir que des actions vitales dans tous les phénomènes organiques, dans le travail curatif et l'effet des médicaments. Par « nature médicatrice » il veut désigner la médecine agissant d'après les inspirations de la nature, la seule vraie selon lui, celle d'Hippocrate, sous la bannière de laquelle il se range.

Il décrit sept situations où l'art est utile, et deux fausses routes que le médecin doit éviter. La première fausse route consiste à en faire trop peu et à tout laisser à la nature. Il accuse ici l'homéopathie.[2] Dans la seconde on veut trop en faire. Il

1 *Sous ce rapport, l'homoeopathie, malgré les prétentions qu'elle affiche, fournit la meilleure preuve de la haute puissance de la nature, car elle n'est elle-même qu'une manière de guérir par des spécifiques, et en choisissant pour médicaments les substances qui produisent des effets analogues à ceux des maladies, elle agit précisément sur l'organe souffrant, y sollicite la réaction de la nature, et y fait naître le travail intérieur qui amène la guérison.* (Hufeland, *Enchiridion medicum ou manuel de médecine pratique* (1836), trad. sur la 4e éd. allemande par A.-J.-L. Jourdan, Paris, 1841, p. 2)

2 *C'est une faute que commet surtout l'école homoeopathique, et qui peut entraîner les plus tristes conséquences, lorsqu'il y a réellement quelque chose de positif à tenter pour sauver le malade. L'inaction ne convient que quand on n'aperçoit aucune indication précise d'agir, quand le traitement exige du temps et de la patience, ou quand, les forces étant en parfait équilibre, la nature opère la crise entière au bout d'un laps de temps déterminé, comme par exemple dans la variole bénigne, la rougeole, etc.* (Ib., p. 5)

cite l'abus des émissions sanguines ou d'autres moyens puissants, qui pourraient nuire plus que la maladie elle-même.

Il passe ensuite au diagnostic pratique de la maladie. Il le fait consister, non pas seulement dans la connaissance du nom de la maladie, mais dans la reconnaissance de l'état morbide intérieur et de son siège, ce qui détermine l'objet de la guérison. Outre la connaissance de la maladie il faut aussi connaître l'individu malade dans son individualité, ce qui distingue le praticien habile et heureux. Il recense ainsi douze constitutions, par exemple la constitution pléthorique, phlogistique et sthénique. On remarque aussi la constitution nerveuse, la constitution psorique, et la constitution phtisique. Il décrit celle-ci, y trouvant une grande disposition aux maladies pulmonaires, au crachement de sang et à la phtisie pulmonaire.

Parmi les caractères importants de l'individu il figure son hérédité, son sexe, son âge et la période de sa vie, son tempérament, son idiosyncrasie, sa partie faible, ses habitudes, genre de vie et occupation, ses maladies et crises ordinaires, et le climat dans lequel il vit.

Il reconnaît bien le rôle de l'hérédité, que *la génération transmet, non seulement les maladies réelles, mais encore, et surtout, la prédisposition à des maladies qui n'éclatent que pendant le cours de la vie, à certaines époques du développement, ou sous l'influence de circonstances propres à en favoriser la manifestation.*[1] Il cite la phtisie pulmonaire, la goutte, l'affection calculeuse, la maladie scrofuleuse, et les hémorroïdes. La syphilis lui paraît même passer quelquefois d'une génération à l'autre. Ceci témoigne de la confusion existant encore entre la transmission héréditaire par les gènes et celle transmise par voie congénitale, placentaire ou, rarement, spermatique.

La connaissance de la maladie a, selon lui, quatre sources : la pathogénie, ou ensemble des influences morbifiques antécédentes et actuelles, internes et externes ; la symptomatologie, ou collection des phénomènes morbides présents ; l'analogie, ou comparaison de cas ; et le tâtonnement, ou essais pratiques sur le malade pour évaluer ses réactions et son état. Il estime les deux premières les plus importantes.

Parmi la symptomatologie le pouls lui paraît fondamental parce qu'il indique la force du cœur, centre de la vie, et du sang, véritable siège de la force vitale. Le pouls permet aussi de déterminer, d'après sa célérité, si la maladie s'accompagne de fièvre, son caractère intermittent ou rémittent, et son danger. Il permet aussi de déterminer si une crise est complète ou non, le caractère sthénique ou asthénique de la maladie, l'indication ou non de la saignée. Il croit néanmoins à tort que la contraction du cœur dépend de la stimulation du sang sur ses parois internes, même s'il la rapporte aussi à l'irritabilité nerveuse. Il distingue cinq espèces de pouls, chaque espèce possédant telle qualité ou la qualité inverse.

---

1 Ib., p. 8-9

Après le pouls il place la respiration comme la source la plus significative pour tirer des inductions sur le diagnostic, car elle a une liaison immédiate avec la vie. Il la juge le seul signe diagnostic dans un grand nombre de maladies. Il recense les huit données qu'elles fournissent et en trouve sept espèces. Il utilise en outre la percussion et le stéthoscope.

Il indique ensuite, comme utiles au diagnostic, l'examen du sang, de la digestion, des sécrétions et excrétions, des affections morales et nerveuses. Il termine par des signes : complexion, faciès, maintien, qui servent au diagnostic, mais aussi à déceler des prédispositions aux maladies. Il sait que l'analyse chimique des évacuations, surtout celle de l'urine, peut servir à découvrir le caractère chimique d'une maladie, tel le diabète.

Enfin la reconnaissance de l'état de l'électricité animale, positive ou négative, et les investigations par le stéthoscope lui semblent s'appliquer plus à l'état physique et matériel de l'organisme qu'à son état dynamique, et donc servir plus la physiographie que la pratique. On peut voir là une nuance importante entre la médecine française, attachée surtout alors à la méthode anatomo-clinique, et la médecine allemande qui s'efforce de détecter les causes dynamiques des maladies et les signes de la réaction dynamique de l'organisme.

C. La thérapeutique

Hufeland aborde ensuite la thérapeutique. Il définit la maladie comme une aberration de l'état normal de la vie, un changement intérieur de la vie elle-même. La vie normale ou la vie anormale (maladie) est la manifestation d'une force intérieure ou force vitale, qui ne tombe sous aucun sens. Chaque individu en possède une propre. Toutes ses parties constituantes sont ramenées à l'unité et ont pour seul but la formation de cette unité, par la force plastique ou créatrice de l'organisme, et sa conservation, par la force médicatrice dans les maladies. Il prétend que la vie suspend ou modifie les lois chimiques de la nature, qui se spécifieraient sous forme d'une chimie vivante ou organique (la biochimie d'aujourd'hui) du fait de la vitalité de la matière organique (les cellules vivantes). Pour lui, les liquides de l'organisme, notamment le sang, sont vivants, et l'action d'un médicament une action vivante.

Il entend par cause prochaine de la maladie, sa condition immédiate, le changement intérieur de la vie à la base des symptômes. Sa disparition fait cesser la maladie. Les causes éloignées, externes ou internes, sont celles qui peuvent amener ce changement intérieur sans que leur présence détermine nécessairement la maladie. Il les divise en prédisposantes et occasionnelles. Il reprend sa distinction entre le traitement symptomatique ou palliatif de la maladie, et son traitement rationnel ou radical, par destruction de sa cause prochaine. On peut effectuer celui-ci de deux manières : en enlevant la cause éloignée qui occasionne le changement intérieur, par exemple en ôtant un corps étranger, ou bien en agissant directement sur le changement intérieur (traitement direct ou spécifique).

Il fait aussi une place au traitement préservatif, par combat de la prédisposition ou par éloignement des causes si on le peut, ainsi qu'aux moyens qui embrassent la nature non seulement physique mais aussi morale. Pour choisir les médicaments, il fait appel à la théorie et aussi à l'empirisme. À celui-ci il rattache la méthode homéopathique.[1]

Il décrit ensuite l'ordre à suivre dans le traitement rationnel en cinq étapes.

D. Des aphorismes destinés aux jeunes médecins

À propos de la pratique Hufeland fournit d'abord trente-trois aphorismes et règles générales de conduite pour le praticien débutant. Relevons-en quelques-uns.

I. L'art est éternel, les systèmes sont périssables.

III. [...] *pour devenir un grand médecin, il faut encore aujourd'hui les mêmes qualités qu'au temps d'Hippocrate.*

V. Nous avons eu jusqu'à ce jour assez de systèmes pour savoir que la médecine ne réside point en eux. L'histoire, celle surtout des trente[2] *dernières années, en a donné l'irrécusable preuve.* [...] *Il continuera d'en être ainsi jusqu'à la fin du monde.*

VI. [...] *Il y a toujours eu une église de vrais médecins, qui demeuraient fidèles à la nature* [...] *; il y a toujours eu des hommes comme Hippocrate, Aetius, Aretée, Baglivi, Sydenham, Huxham, Boerhaave, Werlhof, Brendel, Zimmermann, Lentin, Frank.*

XVIII. Distingue bien la maladie et le malade, et ne perds jamais de vue ni l'un ni l'autre dans le traitement. La même maladie exige souvent qu'on la traite, chez un homme, tout autrement que chez un autre.

XX. Il vaut mieux laisser mourir le malade que de le tuer.

XXI. Si tu ne peux pas soulager, sache au moins ne point nuire.

XXII. Que le traitement n'entraîne pas des inconvénients supérieurs à ceux de la maladie.

XXVII. N'entreprends rien sans raison suffisante. Il vaut mieux laisser la nature agir seule, que de faire quelque chose qui ne convient pas, ou qui est intempestif.

XXX. Ne néglige jamais de bien régler le régime du malade. Plus d'une guérison n'est due qu'à la sévérité avec laquelle on écarte tout ce qui pourrait nuire, ou fomenter la maladie, tandis que le meilleur traitement médical peut être frappé de nullité par des excès ou des écarts de régime. Il ne s'agit pas seulement ici de la quantité, mais encore de la qualité des aliments, dont toutes les nuances exigent une étude approfondie.[3]

---

1 *Ici se rapportent les spécifiques, pour la découverte desquels on peut mettre à profit le principe* similia similibus, *c'est-à-dire, la connaissance des moyens propres à faire naître chez l'homme bien portant des symptômes analogues à ceux d'une maladie quelconque.* (Ib., p. 62)

2 La traduction de 1848 indique cinquante au lieu de trente.

3 Ib., p. 63-67

Si certains de ses aphorismes semblent désuets, ceux que nous avons cités nous paraissent encore très pertinents, notamment celui qui touche à la quantité et à la qualité des aliments. On sait qu'aujourd'hui le surpoids et l'obésité engendrent des millions de diabétiques et autres morbidités, et que la mauvaise qualité des aliments, trop gras ou trop sucrés, et leur ultra-transformation par les lobbies industriels, sont responsables d'une multitude de cancers et d'autres maladies qui pourraient être évités, tout en reconnaissant que nous ne sommes pas égaux face aux conditions environnementales qu'on nous impose ou que l'on choisit mal à propos.

E. La nosologie d'Hufeland

Nous ne résumerons pas bien sûr toutes les analyses et les traitements des maladies qu'Hufeland étudie dans son vaste traité, nous limitant à quelques points.

Hufeland range les maladies en treize classes. Les fièvres aiguës, et les fièvres intermittentes et chroniques, forment les deux premières. Les suivantes comprennent successivement : les inflammations et congestions sanguines, les rheumatoses, les gastroses, les névroses, les émaciations, les hydropisies et pneumatoses, les flux, les suppressions, les exanthèmes, les dyscrasies, et enfin la désorganisation, pseudomorphoses et parasites.

a/ La théorie d'Hufeland des maladies contagieuses

Hufeland inscrit dans les fièvres aiguës contagieuses le typhus contagieux, la peste, la fièvre jaune, le choléra asiatique, la rage, le charbon contagieux, la variole, la rougeole, la scarlatine, la miliaire, les pétéchies contagieuses, et la toux convulsive. Elles sont spécifiques en ce que *la cause prochaine, dans toutes ces fièvres, est la communication et l'action d'un principe étranger, qui a cela de particulier qu'il donne lieu à la même maladie chez tous les individus, et qu'il se régénère, soit qu'il ait été produit par un organisme malade (principe contagieux), soit qu'il ait été formé dans l'atmosphère, dans la nature inorganique (*miasme, *principe contagieux des maladies épidémiques).*[1]

Il conçoit cette fois explicitement ces principes contagieux comme des êtres vivants parasites : *Tout principe contagieux doit donc être considéré comme une semence, qui possède en propre la faculté de vivre et d'engendrer, et qui donne lieu, dans l'organisme, à une génération parasite, dont le résultat est la production d'une semence semblable, du même principe contagieux. Sous ce point de vue donc toute maladie contagieuse est une sorte de végétation pathologique, qui tantôt a une durée de vie déterminée, des périodes fixes de floraison et de fructification (les exanthèmes et autres produits sécrétoires, et comprend alors les principes contagieux fébriles aigus, comparables aux plantes annuelles) ; tantôt, au contraire, végète et se reproduit continuellement dans l'organisme, et*

1 Ib., p. 100

embrasse ainsi les principes contagieux permanents (analogues aux plantes vivaces). Cette vue a de l'importance pour la pratique, car elle nous montre qu'on n'a pas tant à s'occuper du venin communiqué, que de sa multiplication et de sa reproduction dans l'organisme.[1]

Hufeland est donc parvenu à la toute fin de sa vie à concevoir les agents des maladies contagieuses comme des êtres vivants parasites capables de se reproduire, même si leur genèse n'est pas conforme à la théorie pastorienne de l'impossibilité d'une génération spontanée des vivants.

b/ La fièvre contagieuse selon Hufeland

Il décrit la progression des fièvres contagieuses selon quatre périodes : l'incubation ; l'irritation ou fièvre ; l'efflorescence ou fructification, puis le déclin. Il considère la fièvre comme un effort de la nature tendant à élaborer et éliminer le principe morbifique. Donc, quand elle est bénigne et simple il prône l'abstention thérapeutique.

Mais quand elle est forte il faut, selon lui, éviter *la grande et funeste erreur dans laquelle les anciens médecins étaient tombés, en s'imaginant pouvoir expulser le venin par la chaleur et les sudorifiques échauffants, qui ne faisaient que le multiplier et exaspérer la maladie.* Car, selon lui, *toute fièvre contagieuse est un empoisonnement, un travail de reproduction et de multiplication du poison.* Aussi, prône-t-il de ne jamais perdre de vue que *plus la fièvre est intense et la chaleur forte, plus aussi il se produit de venin dans le corps même du malade.* Il en tire *l'importante règle, qui est un des principaux avantages de la pratique moderne, de modérer le plus possible la fièvre et la chaleur, car c'est le meilleur moyen de diminuer la reproduction du venin* [...][2]

Ceci semble discutable, et je crois que nous avons trop tendance aujourd'hui à réprimer ou supprimer la fièvre alors que nous savons qu'elle favorise la destruction des virus et que certaines bactéries sont inefficientes lors d'une hausse de la température de l'organisme. Pasteur l'avait bien démontré pour le choléra des poules.

Une autre règle d'Hufeland paraît plus judicieuse : *La principale règle, dans toutes les fièvres contagieuses, est de purifier l'air, de le renouveler sans cesse, de tenir les malades proprement, et de les isoler.*[3]

c/ De quelques particularités de la contagion de certaines maladies contagieuses

À propos de maladies contagieuses particulières, il croit à tort que la peste ne se transmet jamais par l'air mais seulement par contact immédiat. On sait en effet qu'un malade atteint de peste pulmonaire, une des trois formes de la peste, peut la transmettre par la toux à un sujet qui en inhale les bacilles.

---

1 Ib., p. 101
2 Ib., p. 103
3 Id.

Pour le choléra il croit que la contagion d'individu à individu est beaucoup plus rare que dans la peste. À son début les principaux moyens thérapeutiques sont pour lui la saignée et un vomitif, si la faiblesse ne l'interdit pas.

Signalons qu'il croit que le venin de la rage peut s'engendrer non seulement dans un organisme atteint de rage, mais encore par une colère excessive.

Remarquons aussi qu'il admet, au fil des différentes maladies qu'il examine, la contagiosité par des principes contagieux spécifiques de la coqueluche, de la phtisie pulmonaire, de la dysenterie, de la lèpre orientale, de la plique, de la syphilis et de la gale. Pour celle-ci il croit que les cirons trouvés dans les pustules ne sont point la cause mais l'effet de la gale, ce qui prouve qu'il croit à la génération spontanée de ces insectes.

Pour la maladie vénérienne, il sait que quelques écrivains ont admis deux virus essentiellement différents pour la gonorrhée et le chancre, mais il croit que *ces deux prétendus virus ne sont que les produits d'un seul et même principe contagieux, mais diversement modifié.*[1] Il suit donc à tort la doctrine de John Hunter (1786), s'inscrivant en faux contre la théorie du danois J.C. Tode (1736-1806) qui avait soutenu leur distinction dès 1774, et contre les expériences positives en 1793 de l'écossais B. Bell (1749-1806) la démontrant. Il était cependant moins dans l'erreur que Broussais et son école, qui niaient l'existence même d'un virus vénérien.

Voici comment Hufeland conçoit le virus vénérien : *Nous ne connaissons pas plus la nature du virus vénérien que celle des autres principes contagieux. Nous savons seulement qu'il appartient à la catégorie des virus fixes (insolubles dans l'air), et chroniques (excitant non pas une réaction fébrile, mais une réaction chronique), qu'il affectionne surtout le système lymphatique et glandulaire, les membranes muqueuses et les os,* [...] *qu'il finit par infiltrer l'organisme entier, et se combiner avec lui d'une manière si intime qu'on parvient difficilement à l'en séparer. La maladie doit donc être considérée, dans son essence, comme un empoisonnement, non pas uniquement dynamique, mais en même temps chimico-organique.*[2]

F. Les trois remèdes cardinaux de la médecine

Ce texte reprend un article qu'Hufeland avait publié dans son journal en juillet 1829 et janvier 1831.[3] Il croit que trois moyens thérapeutiques priment tous les autres : la saignée, les vomitifs et l'opium, qui remplissent les trois méthodes fondamentales de la thérapeutique : l'antiphlogistique, la gastrique, et l'excitante, correspondant aux trois systèmes fondamentaux de l'organisme : ceux de

---

1 Ib., p. 532

2 Ib., p. 533-534

3 Hufeland, « Die drei Heroen der Heilkunst », *Journal der practischen Heilkunde*, LXX Band, juillet 1829 ; LXXII, janvier 1831, p. 1-65, Reimer, Berlin

l'irritabilité, de la nutrition, et de la sensibilité. Il constate que le privilège accordé à l'une d'entre elles a varié selon les époques.

a/ La saignée

Il débute par la saignée qu'il juge avoir le pas sur tous les autres remèdes, car seule elle agit sur la vitalité. Il met en exergue la sentence de Moïse que « la vie de l'homme est dans son sang ». Il rapporte avoir dit vingt-cinq ans auparavant que le sang est animé, et constitue un organe sous forme liquide, ce qui est très juste.

Il assure donc que la soustraction du sang a pour effet premier et fondamental l'affaiblissement de la vie. Aussi, il croit que *la saignée est et sera toujours le plus puissant des moyens dans toutes les maladies où la vie du sang devient surabondante, dans celle qu'on nomme inflammatoires.*[1] Voici une première méprise car l'inflammation peut faire partie du processus de guérison, même s'il peut être douloureux. On utilise beaucoup aujourd'hui les anti-inflammatoires mais surtout comme antalgiques, anti-œdémateux. Les corticoïdes agissent plus profondément, sont très efficaces, mais leur effet est souvent symptomatique et temporaire. Ils n'agissent pas toujours sur les causes les plus primitives.

Le second effet important de la saignée consiste à relâcher la fibre, sa contraction et le spasme, par exemple dans des affections nerveuses, dans des suppressions d'évacuations du fait de spasmes.

Le troisième effet est la diminution de la quantité de sang, qu'il juge donc fort utile dans la pléthore sanguine, et un état morbide très réel et non imaginaire responsable d'une foule de maladies. Il récuse l'importance du lieu corporel de la saignée ou de son époque au profit de la seule proportion.

Le lieu est seulement important quand on cherche à opérer une révulsion, quatrième effet de la saignée, notamment dans les congestions et les affections locales.

Il veut ensuite démontrer son importance comme dérivatif et surtout comme moyen éminemment prophylactique. Il veut revenir à son usage dans une multitude de cas où les Anciens la pratiquaient, guidés selon lui par l'expérience. Il attribue la fréquence croissante depuis vingt ans des maladies du cœur à la négligence de la saignée dans tous les cas d'excitation du sang.

Il énumère ensuite les sept indications qu'il trouve à la saignée :

1/ La grossesse, état plus analogue, pose-t-il comme un axiome, à la pléthore qu'à la faiblesse. Il assure aussi que l'accouchement est analogue à une lésion grave, et que les bons chirurgiens ont pour règle de saigner avant toute opération grave, quand l'état du sujet l'admet.

2/ L'arrêt des menstrues, qu'il attribue justement non pas à un défaut de production du sang, mais à la mort des organes sexuels. Il est pour lui source de pléthore.

---

1 Hufeland, *op. cit.* p. 694

3/ La disposition à la phtisie pulmonaire. Il distingue deux genres ou modifications de cette disposition, l'atonique et l'inflammatoire. Selon lui, dans la première les saignées nuiraient, mais dans la seconde, où l'on trouve souvent des tubercules dans les poumons, il préconise un régime antiphlogistique et de petites saignées de temps en temps. Il croit que les menstrues préviennent le développement de la phtisie pulmonaire chez les femmes qui y sont le plus prédisposées.

4/ La disposition à l'apoplexie. Il décrit la constitution apoplectique et des symptômes qui évoquent très bien l'hypertension artérielle. On ne niera pas que les saignées pouvaient souvent être bénéfiques dans cette pathologie. Il dit connaître bon nombre de personnes qui ont atteint quatre-vingts ans avec une saignée annuelle.

5/ Les hémorragies. Il justifie le paradoxe de la saignée dans ces cas par l'existence possible d'une pléthore et parce qu'elle peut éviter ou faire cesser une hémoptysie, ainsi que des métrorragies.

6/ Les commotions. Celles-ci combinent une stase du sang et un état inflammatoire congestif local qui légitiment la saignée. Notons qu'il prescrit, s'il n'existe plus de tendance inflammatoire, une infusion de fleurs d'arnica du fait de ses propriétés spécifiques de procurer la prompte résorption des stases et des extravasations provoquées par les commotions.

7/ La pléthore par manque d'espace pour le sang. Il donne les exemples d'une limitation mécanique lors d'une scoliose de fort degré, d'une malformation corporelle, de l'amputation d'un membre, ou de la ligature de gros vaisseaux dans les anévrysmes.

b/ L'opium

Nous allons en donner un large résumé car l'opium, ses alcaloïdes (morphine, codéine), et les morphiniques de synthèse sont encore largement utilisés, bien que d'indication restreinte.

Hufeland place en exergue une phrase latine, éternellement vraie selon lui, de l'*Opiologia* (1674) de Wedel[1] signifiant que l'opium est une épée à double tranchant, un don divin dans la main du maître, un poison redoutable dans celle de l'homme sans expérience. Il constate que ce remède a traversé toutes les phases de l'art médical, que les plus grands maîtres, Galien, Sydenham, F. Hoffmann, Werlhof le vénéraient, et qu'il y a peu la plupart des médecins portaient une petite bouteille d'opium dans leur poche.

Il indique que pour déterminer l'effet fondamental d'un médicament il faut reconnaître ses effets prochains ou immédiats et ses effets éloignés ou secondaires, mais en ayant *égard qu'aux effets prochains, immédiats, essentiels,*

---

1 G.W. Wedel (1645-1721) fut nommé professeur de médecine à Iéna en 1673. Il acquit les honneurs les plus grands, premier médecin du duc de Saxe-Weimar en 1679, et fait comte palatin par l'empereur Leopold en 1694. Dans la *Biographie médicale* (1825) Jourdan cite plus d'une centaine de dissertations, et son ouvrage *Opiologia* édité en 1674 et 1682. Wedel eut deux fils médecins qui tinrent une chaire professorale.

constants, et non à tous les phénomènes qui suivent l'emploi du médicament, comme le fait l'homoeopathie, puisqu'une foule de circonstances accidentelles, qui dépendent uniquement de l'individu ou des conditions extérieures ou intérieures du moment, peuvent entrer simultanément en jeu, et contribuer pour leur part à modifier les effets.[1]

Il juge ce problème épineux par la masse de données historiques, mais les derniers temps du brownisme lui semblent une des périodes les plus fécondes. Fidèle à sa méthode presqu'obsessionnelle de clarté au moyen de classifications il comptabilise d'abord huit phénomènes constants de l'opium : 1/ Élévation du pouls, qui devient plein et fort. 2/ Turgescence ou expansion du sang. 3/ Accroissement de la chaleur vitale. 4/ Affection du système nerveux, particulièrement du *sensorium.* 5/ Constipation et sécheresse de la gorge. 6/ Accroissement de la sécrétion cutanée, de la sueur. 7/ Stimulation des parties génitales et des voies urinaires. 8/ Dissolution du sang, à hautes doses. Il juge ce dernier effet, bien que secondaire, un des plus constants. L'abus de l'opium peut, selon lui, transformer toutes les fièvres aiguës en fièvres putrides, et faire passer toutes les inflammations à la gangrène.

Il résume son effet fondamental et singulier comme la combinaison d'une vertu excitante à une autre sédative, d'une puissance vivifiante à une autre mortifère. Il trouve réellement positif et primaire son effet comme plus grand excitant cardiaque, connu depuis longtemps, et que Brown a reconnu justement. Il reproche cependant à celui-ci son oubli de son effet sédatif sur le système nerveux de telle sorte qu'à la stimulation succède très facilement et promptement une débilitation extrême, si bien qu'on ne peut lui attribuer une propriété fortifiante véritable et durable. Pour lui cet effet délétère n'est pas purement secondaire, comme on le croit généralement, mais réellement primitif. Par ses deux effets spéciaux, jusqu'à un certain point contraires, quiconque l'emploie manie la vie et la mort.

Il relate ensuite l'histoire des conceptions de l'effet de l'opium par les médecins : les médecins de l'antiquité, les galénistes, Sylvius, van Helmont, l'école mécanique, F. Hoffmann, Haller, Cullen. Il distingue surtout la théorie *fort ingénieuse* imaginée par Louis Hoffmann, celle du *trop fameux Brown*, puis l'hypothèse plus récente se rattachant au système de la polarité créé par les partisans de la philosophie naturelle et tenant de près, selon lui, à l'école iatrochimique. Il s'oppose à la conception la plus fréquente de ses confrères contemporains, qui voient dans les effets narcotiques de l'opium un effet indirect consécutif à son effet irritant sur le système entier.

Lui y voit avec justesse un effet immédiat et spécifique sur le cerveau et le système nerveux. Son effet concomitant sur le système vasculaire le distingue de celui des autres narcotiques, ce qui lui semble apporter la plus forte preuve de la

1 Ib., p. 708

séparation entre la sensibilité et l'irritabilité comme forces organiques fondamentales (Haller).

Il fait état des recherches de la chimie moderne, qui a permis, reconnaît-il, de grandes découvertes, sur l'opium. Pour lors elle en a reconnu quatre matériaux : la morphine, la méconine, la narcotine, et l'extractif, qu'il tient pour l'extrait restant de nature inconnue. L'opium contient en fait une vingtaine d'alcaloïdes. Il assure à tort que la morphine agit fort peu, sinon combinée avec un acide. Il s'accorde avec Orfila (1787-1853) pour attribuer l'action de l'opium à la réunion de ces substances, prenant en compte en outre leur mode de combinaison.

Pour lui, l'opium agit à la fois sur le sang et le nerf, qu'il conçoit respectivement comme le *substratum* et le régulateur de la vie, le nerf ayant besoin lui-même de sang pour vivre. L'irritabilité lui apparaît comme une force indépendante, fondamentale et spéciale, inhérente aux organes. Il remarque que les végétaux, êtres organiques vivants, bien que sans nerfs, ont des indices irrécusables de vitalité, et même d'un certain degré d'irritabilité. Il rejoint ici la théorie de Glisson, plus générale que celle d'Haller, le premier conférant l'irritabilité à tous les organes et non seulement aux muscles.

De sa conception de l'effet de l'opium Hufeland tire ses indications dans l'éréthisme exalté du système nerveux et l'énergie déprimée du système sanguin, dans la vraie faiblesse vitale, dans le danger imminent de la vie, comme dans la variole maligne, la gangrène et le typhus. Il affirme son succès dans l'affaiblissement causé par les pertes abondantes d'humeurs, les émissions sanguines, et les évacuations gastriques. Il lui accorde une indication spéciale dans les douleurs, les évacuations intestinales débilitantes, et comme sudorifique. Il trouve ses contre-indications dans la pléthore sanguine et la diathèse inflammatoire, les accumulations de saburres dans l'estomac, et la tendance du sang à la dissolution et à la putrescence.

Concernant son emploi il l'admet pouvoir s'utiliser dans toutes les maladies. Il en sélectionne plusieurs.

En premier il le préconise dans les inflammations locales, par exemple les pleurésies ou les pneumonies douloureuses, non au début comme les browniens, ce qui risquerait de déclencher une phtisie pulmonaire mortelle, mais après les antiphlogistiques. Il le donne aussi, associé au mercure, dans le choléra, même asiatique. Il l'utilise aussi dans le croup et l'encéphalite.

Il l'emploie ensuite dans la fièvre nerveuse et le typhus. Il a été selon lui le seul remède efficace dans le typhus qui ravagea la Prusse en 1806 et 1807. Son troisième emploi se rapporte à la fièvre intermittente, surtout pernicieuse, usage qu'il attribue principalement à L. Hoffmann. Son quatrième usage, le plus fréquent, concerne les affections spasmodiques. On doit cependant sélectionner celles où il se montre utile, c'est-à-dire là où elles reposent sur une véritable faiblesse.

Ensuite viennent les affections nerveuses traumatiques, notamment le tétanos où on peut donner l'opium même en doses énormes. Son sixième usage concerne certains cas de folie, le septième les toux et les affections de poitrine. Il croit même qu'il peut guérir une toux d'espèce phtisique, tout en reconnaissant qu'il l'aggrave le plus souvent et peut provoquer une inflammation du poumon et la phtisie pulmonaire. Son huitième profit figure dans la dysenterie, après usage de l'ipéca comme vomitif. Son neuvième emploi est le diabète dont la cause prochaine est pour lui un éréthisme morbide des reins produit par des causes éloignées variant à l'infini, parmi lesquelles il cite la pléthore, la congestion, les métastases et les obstructions abdominales.

Il trouve un des effets des plus remarquables de l'opium dans son action anti-miasmatique et antivénéneuse. Il résiste aux poisons et à la contagion. Mithridate et Marc-Aurèle utilisaient la thériaque, composée d'opium, contre les poisons. Il croit que son action d'émoussement sur les nerfs diminue la réceptivité de l'économie aux poisons et aux miasmes contagieux et épidémiques, comme on le remarque chez les hypocondriaques et les hystériques.

Cependant, il distingue son effet sur les poisons inanimés et celui sur les miasmes ou poisons animés. Il condamne son abus dans les maladies aiguës, mais lui trouve un rôle important dans les miasmes chroniques, par exemple dans la syphilis, où il ne remplace pas l'effet spécifique du mercure mais régularise la maladie mercurielle et la réaction d'élimination critique du miasme permettant la guérison que les mercuriaux déterminent. Il assure, contrairement à l'opinion courante, qu'il n'est pas seulement correctif, mais détruit l'aptitude du miasme à se reproduire. On mesure encore sa croyance à la formation spontanée du miasme, en ce qu'il croit que *le poison peut être détruit, mais l'aptitude à le reproduire persister encore dans l'organisme.*[1] Il attribue cette aptitude aux nerfs, d'où l'action bénéfique de l'opium, meilleur adjuvant du mercure. Le poison peut aussi exister, subsister sous une forme latente, et l'opium pourrait ainsi contribuer à l'éveiller, à le libérer, à l'élaborer et à l'éliminer de manière critique.

Il trouve aussi un rôle à l'opium dans les empoisonnements inorganiques, surtout métalliques, mercurielles, saturnines et arsenicales, tout en accordant le premier rôle au soufre, le *grand neutralisant chimique de tous les poisons métalliques.* Il juge aussi son influence décisive dans les empoisonnements par des venins animaux.

Son onzième emploi de l'opium exploite la vertu qu'il y trouve de stimuler le système cutané, manifeste dans deux cas, ceux de la variole et de la gangrène. Il s'en est convaincu lors de l'épidémie variolique qui sévit à Weimar en 1786. Dans la gangrène il favoriserait la suppuration d'un pus de bonne qualité.

L'opium serait aussi efficace en usage externe pour guérir des « fausses organisations » telles que les polypes.

Il examine pour terminer une treizième vertu de l'opium, son effet palliatif pour *apaiser les souffrances, calmer les douleurs, tranquilliser le malade, relever*

1 Ib., p. 736

son courage, et lui rendre la mort plus facile.[1] Il dit avoir observé mille fois le changement complet de mine d'un malade auquel il avait donné la veille au soir de l'opium dont l'effet dure en général vingt-quatre heures. Il cite les exemples du phtisique incurable, d'un cancer dévorant, de l'agonie d'un hydropique de poitrine. Il anticipe largement, et tranche sans état d'âme, le débat actuel sur l'euthanasie qui préoccupe aujourd'hui nos députés et nos concitoyens : *L'un des effets les plus précieux de cette propriété calmante, est celui qui consiste à rendre la mort plus douce dans les cas difficiles, à procurer cette euthanasie qui est aussi un devoir sacré pour le médecin, et son plus beau triomphe, quand il ne peut plus retenir les liens de la vie.*[2] Il relate l'exemple d'un trépas vécu affreusement par un malade transformé par l'opium en mort douce.

Il termine son exposé sur l'opium par ses inconvénients et ses dangers. Il admet qu'on aurait du mal à décider s'il n'a pas causé autant de mal que de bien, comme la saignée, la poudre à canon ou le feu. Comment renoncer aux agents puissants de la nature, se demande-t-il, parce que leur abus peut entraîner des maux ? Il voit le premier danger de l'opium dans les illusions qu'il fait naître, son second dans la production d'une apoplexie du cerveau surtout chez les enfants de moins d'un an, avec même une seule goutte de laudanum. Son troisième risque est d'exaspérer l'inflammation et d'accélérer la survenue de la suppuration et de la gangrène ; le quatrième se rattache à l'incarcération des saburres, la fixation des stases abdominales, et l'accroissement de la congestion sanguine dans la veine porte ; le cinquième inconvénient réside dans l'augmentation de la colliquation et de la putrescence dans le sang, dans toutes les fièvres si on l'emploie mal.

Le dernier danger, et non le moindre, réside dans l'habitude, nommée aujourd'hui toxicomanie, causée par l'effet addictif que possèdent toutes les drogues en créant une dépendance chez ceux qui les consomment. Hufeland décrit parfaitement cet état.[3] De tout temps l'homme s'est complu aux drogues, tel le Chinois pour l'opium, les Occidentaux pour l'alcool, ou les musulmans pour le cannabis. Le plaisir simplement récréatif est souvent dépassé et non maîtrisé. L'addiction est devenue un fléau épidémique dans le monde entier, qui témoigne de l'état médiocre de notre civilisation, de la valeur accessoire de la santé pour la frange importante de la population consommatrice, et du souci nul des producteurs de telles substances. En ce qui concerne l'opium, son principal principe actif, la morphine, avait été isolé en 1805 par le chimiste et pharmacien

1 Ib., p. 740

2 Id.

3 *On peut finir, dans les affections chroniques, par s'accoutumer tellement à l'opium, qu'il devienne, même après la cessation de la maladie, un besoin journalier pour amener la sensibilité générale au degré qui constitue le bien-être, pour vivifier l'économie entière, pour rendre les facultés physiques et morales aptes à s'exercer. Les buveurs s'habituent de même à l'eau-de-vie, qui devient enfin un impérieux besoin. Or, les résultats sont semblables dans l'un et l'autre cas ; il faut accroître sans cesse les doses, ce qui affaiblit de plus en plus les nerfs, et amène le tremblement, la destruction des forces digestives et de la nutrition, le delirium tremens, l'émoussement des sens et de l'intelligence, des hémorragies, la dissolution du sang, le marasme.* (Ib., p. 742)

allemand F.W.A. Sertürner (1783-1841), qui lui donna ce nom en 1817 en raison de son action somnifère. Le clinicien allemand K.L.A. Fiedler (1835-1921) décrira la morphinomanie en 1876.

Nous voyons que pour Hufeland l'opium est presque une panacée, alors qu'aujourd'hui il ne sert que comme antalgique de niveau deux ou trois, sous forme de poudre (Lamaline, Izalgi) ou d'extraits morphiniques. Il se montre donc fort optimiste sur son usage, même si son analyse comporte de bonnes réflexions.

c/ Les vomitifs

Il veut parler des vomitifs comme un moyen curatif employé par la nature elle-même, contraire cependant à l'ordre naturel. Il estime que les Anciens avaient établi la théorie de leur utilité et de leur emploi sur les bases de l'humorisme et de la mécanique et que, vers le milieu du siècle précédent, Cullen, Tissot, Schaeffer et Stoll commencèrent à les envisager d'un point de vue dynamique, mais qu'on alla trop loin dans cette direction. Il déplore que Brown et son école les aient restreints presque complètement et les considérèrent comme de purs débilitants. Ensuite, il condamne à la fois deux nouveaux adversaires des vomitifs, Broussais et Hahnemann.[1] Il assure avoir toujours proclamé la loi de réunir les deux ordres de considérations, matériel et dynamique, pour expliquer la production des maladies et l'action des médicaments.

Il prétend établir le mode d'action des vomitifs sous la dictée de l'expérience, et leurs indications à partir de la pratique. Il les juge posséder des effets locaux et d'autres généraux.

Parmi leurs effets locaux utiles figurent l'évacuation des matières gastriques, mais aussi de la bile duodénale, et même des principes infectieux, ce dont témoignerait leur efficacité dans les cas d'infection ou au début des fièvres contagieuses. Cependant, il les juge capables d'une action nerveuse sur le plexus solaire entier, d'un changement total du mode d'action des nerfs de l'estomac, du foie et des parties voisines, faisant cesser l'état morbide local.

Il fait tenir les effets généraux des vomitifs à la sympathie des nerfs de l'estomac et de la région précordiale, et à la connexion de ceux-ci avec tous les systèmes de l'économie. Il distingue trois effets, excitant par leur action sur les poumons et le cœur, révulsif et dérivatif par une contre-irritation sur le cerveau et le centre du système ganglionnaire, et un effet d'activation sur les sécrétions et les résorptions, efficaces dans les rhumatismes et les exanthèmes. Il les croit capables, par leur second effet, de calmer toutes les espèces de spasmes, et surtout les affections morales du cerveau et les aliénations mentales.

---

1 *Aujourd'hui nous sommes de nouveau placés entre deux écoles, d'un côté celle de Broussais, qui voit partout inflammation et n'a soif que de sang, de l'autre celle de Hahnemann, qui se borne à temporiser et qui rejette tous les moyens héroïques. L'une et l'autre repoussent les vomitifs, qui sont pour elles des moyens uniquement propres à troubler et même dangereux au plus haut degré.* (Ib., p. 745)

Il traite ensuite de leurs indications et contre-indications. Il trouve leur indication principale dans celle qu'exige la nature, reconnue par Hippocrate, consistant à évacuer quelque chose de nuisible, à condition que des signes de saburres dans l'estomac existent. Il reprend la formule *vomitus vomitu sanatur* ou *vomitus vomitu curatur*. Nous, modernes, prescrivons souvent des antiémétiques pour le confort immédiat des malades, ce qui n'est pas toujours opportun. Hufeland reconnaît bien cependant que le vomissement peut dépendre d'une foule d'autres causes, d'une irritation d'autres organes digestifs, du cerveau, ou des reins à cause surtout de calculs. Il juge les vomitifs inutiles ou même dangereux dans ces cas.

Il les contre-indique dans toutes les vraies inflammations de l'estomac ou d'autres viscères qu'ils exaspéreraient. Il considère une erreur moderne d'appeler inflammation tout spasme gastrique. Sa seconde contre-indication est la constipation. On doit d'abord ici vider les intestins par un lavement. Il les contre-indique aussi dans les suites immédiates des accès de colère.

De là il décrit l'art d'exciter le vomissement, méconnu du grand nombre de médecins qui ont de ce fait discrédité ce moyen. Il détaille ensuite cet art dans les cas particuliers. Il en recense dix-huit : 1° les fièvres aiguës ; 2° la fièvre intermittente ; 3° les fièvres contagieuses ; 4° l'angine, le croup ; 5° la pneumonie ; 6° l'érysipèle de la face ; 7° les aphtes ; 8° la toux ; 9° la coqueluche ; 10° la phtisie pulmonaire ; 11° l'asthme, le catarrhe suffocant ; 12° la dysenterie, le choléra ; 13° les rhumatismes ; 14° la folie ; 15° l'apoplexie, la paralysie ; 16° l'asphyxie, surtout des nouveau-nés ; 17° les maladies des enfants ; 18° les empoisonnements. Ses indications sont donc très larges. Elles n'ont plus cours aujourd'hui, sauf dans les cas d'autolyse par des médicaments pris oralement. Hormis dans ceux-ci on peut donc douter de leur nécessité, sinon de leur utilité à cette époque. Nous résumerons simplement ses idées et ses raisonnements dans les cas particuliers qu'il décrit.

Dans les fièvres aiguës, il recommande la poudre de James, un oxyde d'antimoine. Selon la matière à évacuer, il distingue les fièvres saburrale, bilieuse, muqueuse, vermineuse, et, selon la forme, les fièvres gastrique inflammatoire, nerveuse et putride. S'il existe une inflammation il la dompte au moyen des saignées avant l'emploi du vomitif. En cas de complication nerveuse et putride il vise à soutenir les forces vitales au moyen des nervins, excitants, toniques et antiseptiques.

Il se dit persuadé, par les excellents effets des vomitifs dans la fièvre intermittente, que celle-ci a son foyer dans les nerfs de la région précordiale et dans le grand sympathique. Il les juge des alliés nécessaires du quinquina.

Il croit que les miasmes fébriles pénètrent souvent dans l'économie par la voie digestive et agissent d'abord sur les nerfs de l'estomac et de la région précordiale. Il voit les premiers signes de l'infection ordinairement dans le vomissement et d'autres symptômes gastriques, comme dans la petite vérole, la rougeole et surtout le typhus contagieux. Dans celui-ci il espère par les vomitifs expulser, détruire l'action, et empêcher la reproduction du principe contagieux et même sa contagion. Par contre, il les contre-indique le plus souvent au stade de fièvre exanthématique.

Les vomitifs lui paraissent un des moyens les plus actifs et utiles dans les inflammations de la gorge, action qu'ils attribuent à l'irritation exercée sur les nerfs et la muqueuse du pharynx (ignorant l'effet de l'acidité gastrique sur les microbes). Il n'exclut pas les saignées dans l'angine inflammatoire pure. Il recommande surtout les vomitifs dans cinq situations morbides : a/ l'angine proprement gastrique ; b/ le croup ; c/ l'angine parotidienne épidémique ; d/ l'angine gangréneuse ; e/ le stomacace (ulcération fétide de la bouche).

Certains cas de pneumonies sont, selon lui, rebelles à toutes les méthodes et à tous les traitements, dont la pure saignée, sauf aux vomitifs. Il rapporte que Schroeder, Tissot, Stoll et Richter, quarante ans auparavant, employaient déjà le tartre émétique dans la péripneumonie, et que cette méthode était la même que celle de Peschier devenue si célèbre ces derniers temps. Il appelle ces pneumonies, gastriques ou fausses, car non purement inflammatoires.

Dans les érysipèles, surtout celui de la face, il considère les vomitifs comme un spécifique.

Dans la phtisie pulmonaire, il admet qu'ils ne sont point propres à la guérir malgré les éloges qu'en fait l'anglais Reid (1808-1849). Il les déconseille s'il existe une tendance au crachement de sang, les trouvant seulement utiles dans la phtisie purulente et la phtisie muqueuse.

Dans la dysenterie il préconise de commencer par l'ipécacuanha, toujours préférable à l'émétique. Il juge indispensables les vomitifs dans certaines circonstances du choléra.

Ceux-ci lui semblent les moyens physiques les plus puissants, avec les affusions froides, pour combattre l'aliénation mentale, par la dérivation énergique qu'ils déterminent. Il évoque la réussite en ce domaine d'un médecin berlinois F.H.L. Muzel (1715-1784). Il dit avoir lui-même eu, avec les vomitifs, des effets extraordinaires dans la mélancolie, même suicidaire, les manies les plus furieuses, et le délire des ivrognes.

Il les contre-indique dans l'apoplexie et les paralysies sauf dans trois cas qu'il précise.

Dans l'asphyxie des nourrissons, et même des adultes, les vomitifs permettent de se débarrasser de l'engouement des bronches et de réveiller l'action des organes respiratoires. Il les préconise aussi dans beaucoup de maladies d'enfants, à dose légère et répétés seulement trois ou quatre fois.

Dans les empoisonnements on imite la nature qui tend à expulser le poison par la même voie. La règle absolue est donc de faciliter le vomissement au plus tôt, si on présume que le poison se trouve encore dans l'estomac, ou de le provoquer avec des vomitifs violents, dans les cas de diminution de la sensibilité gastrique par des substances narcotiques. L'usage mécanique d'une pompe stomacale lui semble moins propre à évacuer les poisons que la contraction des parois gastriques.

Au total, il est difficile aujourd'hui d'évaluer l'efficacité des méthodes et des remèdes principaux d'Hufeland. De fait, ses trois remèdes cardinaux possèdent très peu d'indications aujourd'hui. Il paraît probable qu'ils pouvaient à l'époque se prévaloir de quelques ou nombreux succès. Dans quelle mesure furent-ils délétères et iatrogènes ? Sans doute beaucoup d'essais thérapeutiques échouèrent et entraînèrent la mort de façon imprévue. Hufeland a-t-il fait mieux que beaucoup d'autres comme il le dit en confiance ? On notera en tout cas qu'il s'efforça toujours de rationaliser et d'expliciter sa pratique, qui paraît assez cohérente.

6. L'intervention chirurgicale et la mort (août 1836)

La dernière maladie d'Hufeland dura vingt-six jours. Il avait atteint l'âge de soixante-quatorze ans quand il subit une ponction de vessie. Il mourut le 25 août 1836 à 74 ans et 13 jours. Je ne connais pas les circonstances exactes de sa mort, mais Pellagot déclare qu'*ayant voulu se débarrasser d'une affection fort incommode de la prostate, il succomba, en 1836, aux suites de l'opération qu'on lui avait faite.*[1] L'intervention chirurgicale a donc provoqué probablement sa mort qu'une abstention aurait peut-être retardée. Cette fin était alors courante, le risque opératoire étant à l'époque élevée en l'absence d'asepsie ou simplement d'antisepsie. Napoléon III mourra en janvier 1873 à l'âge de 64 ans, suite à deux tentatives du chirurgien anglais Henry Thomson, sept et trois jours avant sa mort, de briser un calcul vésical volumineux.[2] Comme on pouvait s'en douter après sa rétention aiguë d'urine quatre ans auparavant Hufeland souffrait d'une hypertrophie de la prostate, confirmée, selon Pellagot, par l'autopsie.

Dans son testament il demandait de procéder à son inhumation lorsqu'on constatera les signes certains de la mort. Il exprimait sa croyance en une existence *post-mortem* dans la région des choses invisibles, en une vie éternelle près du Seigneur et en union avec sa famille.

7. Une notice biographique sur Hufeland

Dans son numéro du 26 août 1837, la *Gazette Médicale de Paris*, dans sa rubrique *Feuilleton*, retraça la vie et la carrière d'Hufeland, dont les détails, d'après l'auteur anonyme, sont extraits d'une biographie d'Hufeland par un dénommé Augustin, inconnu des historiens.[3] Nous n'en relèverons que les jugements sur l'œuvre d'Hufeland, et certaines données que nous avons méconnues.

Pour l'auteur, Hufeland est *un de ces hommes remarquables dont le génie exerce une influence puissante sur la direction des idées scientifiques d'un pays.* [...] *Peu d'hommes ont fourni une carrière plus longue, plus belle et plus utile ;*

1 Hufeland, *L'Art de prolonger la vie ou la macrobiotique*, nouvelle édition française augmentée de notes par J. Pellagot, 1871, p. XXII

2 Milza P., *op. cit.* p. 612-613

3 La *Gazette Médicale de Paris*, Tome V, 1837, n° 34 du 26 août 1837, p. 529-533

sa vie scientifique résume, en quelque façon, toutes les phases de développement que la médecine a parcourues en Allemagne depuis la fin du dernier siècle ; son nom a été mêlé à toutes les grandes questions qui ont été agitées dans la science, et jamais sans qu'il ait apporté quelque nouvelle lumière à leur solution.

Son jugement exquis, selon l'auteur, lui interdisait tout dogmatisme exclusif et lui a toujours fait prendre pour guide et appui l'observation. Il défendait les principes des Anciens conformes à la nature et à l'expérience, sans l'orgueilleuse prétention de reconstruire la science *ab ovo*. Pour l'auteur *Hufeland peut donc à juste titre être considéré comme le représentant de la médecine expérimentale de l'Allemagne, et c'est dans cet esprit qu'il lutta avec avantage contre les doctrines révolutionnaires de Brown, de M. Broussais, de Hahnemann.*

À Iéna les leçons d'Hufeland visaient l'utilité pratique : *elles tendaient à former de bons médecins plutôt que des disciples enthousiastes des doctrines du maître.* L'auteur trouve que dans son ouvrage de 1795 *Idées sur la pathogénie* Hufeland chercha à démontrer toute l'insuffisance des doctrines exclusives alors existantes, chercha la vérité en chacune d'elles, et tenta de concilier les idées de l'humorisme avec celles des praticiens de la doctrine de l'innervation.

Il souligne le rôle important des revues fondées par Hufeland, et de sa *Makrobiotik* ouvrage *que chaque famille allemande garde précieusement dans sa bibliothèque.* Il raconte la lutte d'Hufeland contre les sectateurs de Brown, et sa défense dans les fièvres nerveuses de la méthode antiphlogistique entièrement bannie par ceux-ci. Il note qu'il utilisa les mêmes armes victorieuses pour abattre vingt-quatre ans plus tard la doctrine de Broussais qui, du reste, n'avait que des partisans isolés en Allemagne. Les deux doctrines reposant, selon l'auteur, sur le même principe dichotomique de la sthénie et de l'asthénie, Brown trouvant dans la plupart des maladies un manque d'irritabilité et Broussais l'inverse, Hufeland, après avoir combattu l'abandon de la saignée par les browniens, lutta tout autant contre les excès contraires des disciples de Broussais. Il rapporte aussi son entrée en lice en 1826 dans la critique de l'homéopathie. Son entière bonne foi, sa sagacité ordinaire, et son intérêt pour toutes les questions scientifiques, se révèlent aussi, selon l'auteur, dans ses mémoires sur le magnétisme animal, la cranioscopie de Gall, la dothiénentérite considérée comme cause de la fièvre typhoïde.

Il défend ensuite son *Système de médecine pratique* (1800-1802), qui aurait été critiqué comme trop condescendant envers les opinions de l'époque (Sprengel) et pour sa tendance à vouloir concilier les doctrines qui se disputaient le domaine de la science. Il ne trouve pas son syncrétisme aveugle. Il explique qu'Hufeland pensait que toute maladie était à la fois matérielle et dynamique, toute cause morbide et tout médicament exerçant une double action sur l'organisme, matérielle, et sur son irritabilité, ce qui provoque sa réaction dynamique. Il juge belles ses idées sur la force médicatrice de la nature et sur la pathogénie, et à l'origine de toutes les méthodes thérapeutiques fondamentales qu'il établit. Il juge cette publication importante, un bon guide pratique, qui restera toujours un des ouvrages classiques de la médecine allemande.

Soulignant son zèle infatigable pour le progrès de la science et sa fécondité comme écrivain il signale ses écrits sur le typhus, les eaux minérales d'Allemagne, les maladies fœtales, et donne les références de quelques-unes de ses publications, celles sur la matière médicale, la nosologie, les maladies épidémiques et contagieuses (1825), et sur la thérapeutique ou iatrognomique (1829). Il rapporte l'immense succès, bien mérité, de son *Enchiridion medicum*, fruit de cinquante années d'expérience et qui *restera dans la science comme un des plus beaux titres de Hufeland à la reconnaissance du monde médical.*

Il décrit son œuvre, exprimée dans une infinité de mémoires intéressants, dans le domaine de la matière médicale et de la thérapeutique spéciale, dont *un mémoire remarquable sur les vomitifs, l'opium et la saignée*, et ses observations sur le traitement de la syphilis, de la rage, de la phtisie, etc.

Il signale enfin son rôle administratif et social, par son poste à la tête du conseil médical des États prussiens qui lui fit réorganiser presque complètement les institutions médicales de la Prusse. Il créa la polyclinique de Berlin, l'institut pour la propagation de la vaccine, fonda la société médico-chirurgicale, et la société de médecins destinée à soulager les confrères infortunés. Au total, cette monographie est une bonne synthèse de la vie et de l'œuvre d'Hufeland.

CONCLUSION

La vie d'Hufeland nous a permis de mesurer l'évolution de la médecine en Allemagne durant cinquante ans, et de décrire la vie d'un professeur de médecine et d'un médecin de la royauté prussienne entre 1800 et 1836.

Hufeland a pu vivre dans des milieux privilégiés, d'abord dans le milieu intellectuel de Weimar, puis d'Iéna et de Berlin comme professeur, et dans l'entourage de la famille royale prussienne pendant trente-cinq ans. Sa bonté, sa tolérance, et son intelligence semblent s'exprimer toute sa vie.

À un proche, qui le questionnait vers la fin de sa vie sur les services qu'il croyait avoir rendus à la science médicale, il répondit avoir fait œuvre en quatre points : la pathogénie, ou doctrine de la genèse des maladies ; la macrobiotique, ou hygiène préservative de la vie ; l'étude et l'emploi des eaux minérales de sa patrie ; et la physiatrique, ou application des procédés curatifs de la nature à la guérison des maladies par le secours de l'art.[1]

Atteint lui-même d'un handicap oculaire grave et d'une pathologie prostatique sérieuse qui grevèrent son avenir, affecté par ses difficultés conjugales, il pouvait comprendre aisément les souffrances des malades et compatir à la misère du peuple. Son œuvre philanthropique se révèle constamment, dû sans doute à sa foi chrétienne sincère et peut-être aussi en partie à son adhésion à la franc-maçonnerie.

Sur le plan médical il a manifesté largement sa philanthropie, par son hygiénisme environnemental et comportemental pour préserver la santé, qui sera toujours une base de la médecine malgré son faible respect par la population générale, et même par beaucoup de médecins, tant la science curative et la guérison priment sur la science préventive. Beaucoup de mesures hygiéniques qu'il recommande demeurent pertinentes comme l'allaitement maternel, l'exposition au bon air, l'exercice physique, la propreté, etc. L'hygiène corporelle, morale et écologique devrait être enseignée dès le plus jeune âge dans les écoles, mais sans dogmatisme ni contrainte idéologique ou violente.

Sur le plan médical théorique, beaucoup des idées d'Hufeland peuvent paraître obsolètes. Elles témoignent pourtant de réflexions profondes, poussées, et cohérentes. Par son activité professorale et littéraire, par les revues médicales qu'il a fondées, il fut au courant de toutes les idées, opinions, et références médicales circulant au niveau international. Beaucoup de concepts qu'il utilise relèvent d'une époque où la science médicale et chirurgicale, surtout thérapeutique, demeure dans son enfance, les causes morbides étant largement méconnues.

Il a eu le grand mérite d'avoir exprimé complètement dans son dernier livre, publié l'année de sa mort en 1836, la théorie parasitaire et vivante des maladies contagieuses, même s'il semble n'avoir conçu que la formation spontanée de ces causes vivantes, et avoir admis la contagion du choléra plus aérienne que par

1 Sturdza, *op. cit.* p. 250-251

contact cutané et oral. Cette théorie demeurait alors loin d'être admise en France comme nous l'avons montré dans notre ouvrage sur les combats de Pasteur. Sur ce plan la France resta en retard et cette théorie ne fut généralement acceptée qu'à partir des années 1870 ou même 1880. Une minorité seulement l'a défendue à son époque.

Même si Hufeland n'a pas manifesté de génie particulier son labeur inlassable, dévoué, son attention aux autres, son pragmatisme, le bon sens toujours exprimé dans ses livres, lui ont permis de superviser la médecine de son temps avec objectivité et réflexion critique, contre les systèmes, les doctrines fumeuses, le charlatanisme. Il a jugé avec circonspection Paracelse, Mesmer et le mesmérisme, Cagliostro, Gall et la phrénologie, ainsi que l'homéopathie d'Hahnemann, condamnables en tant que prophètes de systèmes thérapeutiques généraux. Il s'est cependant montré ouvert et a parfois atténué ses critiques, car tout n'était pas à rejeter dans ces systèmes. Paracelse, par sa thérapeutique par les semblables, peut être considéré comme un précurseur de l'immunité prophylactique ou thérapeutique ; Mesmer a révélé la puissance de l'effet placebo et de la suggestion, et a annoncé l'hypnose à nouveau en vogue aujourd'hui ; Gall a approfondi les recherches anatomiques cérébrales et a développé un nouveau regard sur le cerveau et des idées sur les localisations des propriétés cérébrales ; l'homéopathie a séduit les malades par son écoute, son attachement à l'individualité, et l'innocuité de ses remèdes, médecine qu'il faut considérer comme une sorte de psychothérapie ou de psychanalyse[1], dangereuse surtout si l'on fait trop confiance en ses remèdes, ce qui n'est toutefois pas rare, ou si l'on ignore les autres méthodes thérapeutiques.

Attaché que nous sommes à l'histoire de la médecine nous nous réjouissons que, dans son souci d'évaluation objective de la médecine, Hufeland ait bien perçu l'importance de cette discipline, même si elle ne remplace pas bien sûr l'activité pratique, et la plus grande valeur et utilité de la thérapeutique. Elle permet, je crois, de relativiser la pertinence et l'efficacité des procédés médicaux, et donc de mieux évaluer sa propre pratique.

Nous terminerons en ajoutant que l'art de prolonger la vie ne se restreint pas à l'hygiène ou à la médecine. Il inclut aussi la lutte pour la paix, le combat contre les homicides, les féminicides, les causes des suicides, les accidents domestiques ou de la voie publique, et certainement aussi un choix de vie plus proche ou plus à l'écoute de la nature, parfois plus simple, mais sans désirs nuisibles ou risqués pour soi ou pour l'environnement.

---

1 Un des meilleurs homéopathes et historiens de l'homéopathie, René Allendy (1889-1942), était psychiatre et psychanalyste.

ANNEXE I : L'exposé de Kant commentant *L'Art de prolonger la vie humaine* d'Hufeland (février 1798)

Hufeland envoya à Kant son ouvrage *L'Art de prolonger la vie humaine* en décembre 1796. Kant, alors âgé de 73 ans, en prit des notes dont il fit un brouillon[1], et écrivit deux lettres à Hufeland où il lui soumet le projet de lui adresser un texte sur le pouvoir du mental sur les sensations corporelles maladives tiré de sa propre expérience. Hufeland l'encouragea et se montra enthousiaste à le publier dans sa revue. C'est ainsi qu'en février 1798 Kant lui adressa sa contribution sous le titre *Du pouvoir du mental d'être maître de ses sentiments maladifs par sa seule résolution*[2] qu'Hufeland fit paraître en avril 1798 dans sa revue et qui fut ensuite rééditée, corrigée et augmentée, sous forme d'opuscule accompagné de son propre commentaire.[3]

Kant, interrogé par Hufeland, lui répond que sa tentative de traiter moralement le physique de l'homme, de faire voir que la culture morale est indispensable au perfectionnement physique de la nature humaine, trahit le philosophe et non le simple artiste (technicien) de la raison qui exécute sans légiférer de manière universelle. Pour Kant, la diététique, même universelle, ne se réduit pas de façon seulement négative à un art d'empêcher les maladies. Il vise une diététique suprême que seul le philosophe, prétend-il, peut fournir. En fait partie le thème qu'il expose du pouvoir du mental qu'il a observé sur lui-même et qui peut servir à d'autres.[4]

Il remarque d'abord que par l'art de prolonger la vie Hufeland exprime le désir le plus ardent des hommes *bien qu'ils aient sans doute tort d'accorder tant de valeur à ce souhait. Ils pourraient, à la vérité, faire les deux vœux suivants à la fois :* vivre longtemps *et* en bonne santé *; mais le premier souhait n'a pas le second pour condition nécessaire.*[5] En effet, il remarque bien que certains malades peuvent vivre longtemps, ce qu'on observe souvent aujourd'hui. Il croit que, même malade, l'homme cherche d'instinct un sursis à sa mort, et que le suicide ne résulte que d'une passion délirante.[6]

---

1 Ce manuscrit a été retrouvé en 1983 et édité en 1992. Il a été traduit en français en 1997 par Grégoire Chamayou (Kant, *Écrits sur le corps et l'esprit*, trad. et présentation par G. Chamayou, GF Flammarion, Paris, 2007, p. 165-170)

2 Kant, *Von der Macht des Gemüths durch den blossen Vorsatz seiner krankhaften Gefühle Meister zu seyn.*

3 La seconde édition, améliorée et augmentée, parut à Leipzig en juillet 1824 chez Lauffer pour honorer son jubilé.

4 Kant, *Écrits sur le corps et l'esprit*, trad. et présentation par G. Chamayou, GF Flammarion, Paris, 2007, p. 141-142

5 Ib., p. 143

6 *À l'hôpital, il arrive qu'un malade endure pendant des années la souffrance et les privations ; si vous l'entendez souhaiter souvent une mort rapide pour être enfin délivré de la maladie, ne le croyez pas ; il ne parle pas sérieusement. Il est vrai que c'est sa raison qui le lui souffle, mais son instinct naturel en veut autrement.* (Id.)

Il trouve délicat le second vœu de jouir d'une bonne santé, parce qu'on peut la ressentir sans en avoir la connaissance réelle. Une mort naturelle témoigne d'une maladie, mais il a lui-même observé que beaucoup de personnes sont maladives sans jamais tomber vraiment malades, et peuvent vivre longtemps, tandis que d'autres meurent malgré une vie parfaitement régulière. Le sentiment d'être sain ne trompe pas en lui-même, mais l'entendement peut faillir sur la nature de la cause morbide ou mortelle.[1]

Il veut distinguer la diététique et le confort. Il juge que la chaleur, le sommeil, les soins attentifs lorsqu'on n'est pas malade constituent des mauvaises habitudes du confort. D'après son expérience il conteste le précepte qu'il faut garder la tête et les pieds chauds. Il croit que le lit, et une somnolence trop longue, sont le nid d'une foule de maladies. En vieux célibataire il conteste que le mariage favorise la longévité, et note qu'un couple parvient rarement côte à côte à un très grand âge. Aujourd'hui, ceci n'est pas rare, même si la grande majorité des pensionnaires des maisons de retraite sont des dames veuves.

En philosophe, il croit que philosopher, ou toute activité ouvrant de nouvelles perspectives pour étendre ses connaissances, peut dans une certaine mesure compenser les faiblesses corporelles de l'âge. Il remarque cependant que certaines personnes aux activités bornées et insignifiantes peuvent vivre très vieux.

Il traite ensuite de l'hypocondrie qu'il appelle aussi maladie de la fabulation. Il croit que l'hypocondriaque appelle le médecin à la rescousse en vain, parce que lui seul peut surmonter sa maladie. Non pas par sa simple résolution, puisque l'angoisse l'en empêche, mais par la diététique du jeu de ses pensées. Kant croit avoir une disposition naturelle à l'hypocondrie qui, il y a quelques années, l'a amené au bord du dégoût de la vie. Il l'attribue bizarrement à sa poitrine faible et étroite laissant peu de place aux mouvements du cœur et des poumons. Réfléchissant que l'oppression cardiaque qu'il ressentait n'était peut-être que mécanique il parvint, par les travaux de l'esprit et en détournant son attention de ce sentiment malgré sa persistance, à maîtriser son influence sur ses pensées et ses actions.

Il discute ensuite de l'insomnie et de la sienne propre. Le conseil du médecin à l'insomniaque de chasser de sa tête toutes les pensées apparaît insuffisant puisque celles-ci ne tardent pas à revenir. Le conseil diététique réside pour lui

---

1 *À combien de mes amis ou de mes connaissances n'ai-je survécu, qui se faisaient pourtant fort d'avoir une santé parfaite grâce à un mode de vie régulier adopté une fois pour toutes, alors que le germe* [Keim] *de la mort (la maladie), prêt à se développer, gisait en eux inaperçu, et tel qui se sentait bien-portant ne savait pas qu'il était malade* ; [...] *c'est donc seulement lorsqu'on se sent malade, que l'on parle de maladie. Mais même lorsqu'on ne se sent pas malade, le germe peut néanmoins être en l'homme de façon dissimulée, prêt à se développer bientôt. C'est pourquoi l'absence de ce sentiment ne permet pas d'employer d'autre expression à propos d'un homme pour évoquer son bien-être que celle-ci : il est apparemment en bonne santé. Ainsi, c'est seulement la longévité, si l'on n'y réfléchit bien, qui peut attester la santé dont on a joui, et la diététique aura à faire la preuve de son habileté ou de sa science avant tout dans l'art de prolonger la vie (et non d'en jouir), comme l'a si bien dit M. Hufeland.* (Ib., p. 145)

dans l'action positive de détournement de l'attention à la survenue d'une pensée consciente ou agitée jusqu'au jeu involontaire de l'imagination analogue au rêve, pendant lequel le corps se détend. Avec la faiblesse due à l'âge et source d'insomnie il ressentait depuis un an des accès spasmodiques et des irritations vives des membres sans mouvements objectifs, faisant suspecter des crises de goutte. Il n'appela pas pour autant le médecin, mais résolut cette contrariété chronique de son sommeil en recourant à son remède stoïcien consistant à fixer sa pensée sur un objet quelconque, par exemple sur les nombreuses représentations associées au nom de Cicéron, l'assoupissement prenant alors le dessus. Cette méthode réussissait à chaque fois à calmer ses douleurs, non imaginaires puisqu'il pouvait constater la rougeur des orteils de son pied gauche. Il croit ainsi, de manière optimiste, que le mental, la fermeté et la force dans la résolution pourraient réfréner et surmonter les crises de goutte, la podagre, les spasmes, et même les accès épileptiques.

Il aborde ensuite la nourriture. Dans la jeunesse on doit consulter simplement son appétit si on est en bonne santé. Dans la vieillesse il estime salutaire et favorable à une longue vie une nourriture éprouvée à laquelle on s'est accoutumé, avec des exceptions quand l'appétit se refuse. Il recommande de consommer avec l'âge des aliments plus solides et des boissons plus excitantes comme le vin. Moins pertinent est sa résolution de boire moins d'eau dans la vieillesse, l'instinct naturel s'y refusant, sauf avec des mets solides. Quant aux repas il opte dans l'âge mûr pour un seul repas à midi, moins copieux à un âge avancé mais associé à une alimentation le soir.

Il applique aussi la diététique à la pensée en prônant l'alternance du travail de l'esprit avec l'action mécanique de la digestion gastrique ou de la marche qui, simultanés, provoqueraient l'hypocondrie et le vertige. Lors de ces actions mécaniques on peut simplement s'abandonner au libre jeu de l'imagination.

Il se flatte ensuite d'avoir vaincu les rhumes et la toux qui gênaient son sommeil par la simple résolution d'aspirer l'air intégralement par le nez, en fermant hermétiquement les lèvres. Ce remède uniquement mental lui permettait de se passer du médecin et d'une action pharmaceutique.

Il conclut que le mental et la volonté peuvent maîtriser seulement des maladies de nature spasmodique mais non toutes d'entre elles. Il cite un cas, décrit comme un catarrhe épidémique, qu'il attribue à une goutte tombée sur le cerveau, où cette méthode a eu l'effet inverse et désorganisé ou affaibli ses travaux intellectuels. Il constate que l'art de prolonger la vie mène à une simple apparence de bonne santé pour l'âge par le maintien de la partie végétative animale, car il fait apparaître l'invalidité des fonctions supérieures humaines. Il s'interroge ainsi sur le pourquoi faire traîner en longueur une faible vie à travers les privations, et soumettre à sa résolution ce qu'on appelait la destinée. Il admet que la fermeté de la résolution, en tant que moyen curatif par la force de la raison, ne pourra jamais être admise comme règle diététique générale, et ne chassera jamais les formules thérapeutiques des officines.

En post-scriptum il exhorte Hufeland non seulement à prolonger la vie mais à prolonger celle littéraire en ménageant les yeux des lecteurs, qui risquent de devenir aveugles par les manières misérables des imprimeurs et la mode actuelle abusive d'imprimerie qu'il décrit en quatre points. Il propose comme remède de prendre pour modèle le *Journal de Berlin*.

En note il raconte avoir fait l'expérience d'un phénomène maladif des yeux, qu'il a ressenti pour la première fois à la quarantaine, lequel lui arrivait maintenant plusieurs fois par an. À la lecture d'une feuille il lui advenait que les caractères se brouillent soudainement, accident qui ne durait pas plus de six minutes. Ceci ne le gênait pas pour ses cours de logique ou de métaphysique, mais le souciait en ce qu'il pouvait annoncer une cécité totale. Car il rapporte qu'il ne voyait plus de son œil gauche depuis cinq ans (donc depuis 1793). Il se dit rassuré du fait que la clarté de sa vue ne diminuait pas bien que cet accident se reproduisait plus souvent qu'avant. Par l'occlusion de l'œil durant ce phénomène il percevait une figure d'une clarté blanche comme tracée sur une feuille par du phosphore dans l'obscurité, qui restait immobile malgré le mouvement de l'œil, et dont la luminosité s'éteignait progressivement. Il en appelle à d'autres observateurs pour expliquer ce phénomène.[1]

Ironie du sort Hufeland perdit la vision de son œil gauche au mois de novembre de cette même année après une lecture intensive et continue d'un roman de Goethe.

Interprétations :

La philosophe E. Aziza-Shuster, dans *Le médecin de soi-même* (1972), commente les propos de Kant suite à sa réception de l'ouvrage d'Hufeland.[2] En le citant elle souligne *la condamnation implicite qu'ils contiennent de tout* Médecin de soi-même *prétendant substituer totalement son sentiment au savoir de la Médecine.*[3]

1 Ib., p. 164

2 *Lorsque Hufeland (1762-1836) adressera à Kant son traité de* Makrobiotik *(1796), le destinataire destinataire ne manquera pas de souligner l'aspect de panacée morale que présente la diététique. La troisième section du* Conflit des facultés *(1798) peut être dite indifféremment une philosophie de l'hygiène ou une hygiène philosophique. Kant la conclut sur la constatation de l'insuccès de la raison dans le projet de parvenir, par la diététique, à « soumettre tout ce qu'on appelait jadis destin » et à évincer « les formules thérapeutiques de l'officine ».* (Aziza-Schuster E., *Le médecin de soi-même*, puf, Paris, 1972, p. 88)

3 Voici cette citation de Kant extraite du *Conflit des Facultés*, dans la traduction de Gibelin de 1935 : 1935 : *« On peut se* sentir *bien portant (juger d'après son sentiment de bien-être vital), mais l'on ne peut jamais* savoir *que l'on est bien portant… on ne saurait sentir la* causalité, *à cela l'entendement est nécessaire, dont le jugement peut être erroné. Tandis que le sentiment est infaillible, mais ne porte ce nom que quand on se sent malade. Or si l'on ne se* sent *pas tel, cependant le sentiment peut se trouver caché dans l'homme et prêt à se développer dans un avenir prochain ; c'est pourquoi l'absence de ce sentiment ne permet pas à l'homme d'exprimer qu'il se porte bien autrement qu'en disant qu'il va bien* en apparence. » (Id.)

Chamayou, dans sa présentation des textes de Kant sur la médecine, dit qu'il définit une véritable diététique philosophique, consistant à maîtriser ses sentiments maladifs par une résolution ferme. Cette maîtrise doit être immanente au sujet lui-même. Il remarque qu'elle consiste moins en la maîtrise du corps qu'en celle du sentiment de celui-ci, et que le sujet de la maîtrise de soi n'est ni l'esprit ni l'âme, mais le mental. Il lui semble que la diététique philosophique n'étudie pas les relations entre l'esprit et le corps, mais celles entre les sentiments du corps et le mental. Il y voit un changement de concepts.[1]

Donnons ici notre propre commentaire de la lecture de Kant !

Pour un médecin d'aujourd'hui ce texte de Kant ne paraît présenter rien de remarquable ni d'utile, la pharmacologie ayant pris largement le dessus, même en psychiatrie. On peut le voir comme une anticipation de la dialectique de Hegel appliquée au domaine médical. L'« en soi » de la maladie serait son essence causale inconnaissable, le « pour soi » le vécu du malade, et l'« en soi et le pour soi » les symptômes du patient objectivés par la science médicale. Kant distingue bien en effet l'être de la maladie et ses symptômes, parce qu'un sujet peut se sentir en bonne santé et être profondément malade et près de mourir. Ceci est très fréquent aujourd'hui, notamment dans le cas des cancers, qui se révèlent soudain chez des individus en bonne santé apparente.[2]

Si Kant apprécie l'aspect moral de la diététique d'Hufeland on perçoit une critique du simple art de prolonger la vie humaine car, d'une part, la vie durable ne témoigne pas forcément d'une bonne santé. On le voit aujourd'hui dans beaucoup de maladies chroniques comme les maladies neuro-dégénératives ou les maladies auto-immunes. Alors pourquoi prolonger une vie de grandes souffrances ou une vie sans conscience ? On rejoint la problématique actuelle de la fin de vie. L'intention de prolonger la vie, comme l'a Hufeland, ne suffit donc pas, même si à son époque l'espérance de vie était bien moindre qu'aujourd'hui.

Plus important encore est le fait que pour le philosophe des Lumières tel que Kant une vie végétative qui se prolonge n'est pas digne de l'homme qui doit pour être vraiment humain satisfaire au principe « oser penser par soi-même ». Ceci nous paraît encore valoir aujourd'hui où nous sommes inondés d'informations et où beaucoup se reposent sur les idées et les opinions d'autrui. Si l'on ne peut penser et juger sur tout à notre époque, où les connaissances sont énormément plus vastes qu'à l'époque de Kant, sa philosophie peut au moins nous aider à garder un esprit critique, toujours nécessaire face aux opinions, jugements, modes, *fake news*, publicités, divulgués par les médias ou les réseaux sociaux.

Kant montre de plus que le mental peut influencer notre ressenti de la maladie, pallier à des douleurs, nous permettant d'éviter les médicaments ou le recours aux médecins. Le mental peut donc avoir une certaine utilité pour contrer les symptômes ou vivre mieux, s'il exprime une résolution forte. Kant ne va pas du

---

1 Ib., p. 33-34

2 Kant refuserait à coup sûr la définition que donne la doctrine homéopathique de la maladie comme ensemble de ses symptômes, objectifs et psychiques.

tout jusqu'à déconsidérer la pratique médicale et la pharmacie puisqu'il reconnaît lucidement que la diététique ne supplantera jamais l'usage de remèdes mécaniques, en l'occurrence les formules thérapeutiques, pharmaceutique pourtant bien peu révolutionnaire et qui deviendra obsolète au XXe siècle. On ne peut donc dire qu'il défend une thérapeutique naturopathique, et qu'il se veut médecin de soi-même à la manière de Descartes.

Kant a vécu jusqu'à 80 ans, âge très respectable pour l'époque mais non exceptionnel.

ANNEXE II : *Remarques d'Hufeland sur la doctrine de Gall à propos de L'*Exposition de la doctrine de Gall sur le cerveau et le crâne par le Dr. C.H.E. Bischoff *(1805-1806)*

1. L'exposé de Bischoff

Christoph Heinrich Ernst Bischoff (?-1861) avait été un élève intime d'Hufeland en l'aidant pour ses lectures et la rédaction de ses écrits après sa perte d'un œil. D'ailleurs il avait soutenu sa thèse latine en 1801 à Iéna, où Hufeland avait enseigné jusque-là, sur un sujet qui intéressait celui-ci. Il s'agit de son *Commentatio de usu galvanismi in arte medica, speciatum vero in morbis paralyticis* (Commentaire sur l'usage du galvanisme dans l'art médical, spécialement dans les maladies paralytiques). Grâce probablement à Hufeland, il fut, pendant plusieurs années, professeur extraordinaire au Collège médico-chirurgical de Berlin.

En 1803, il traduisit en allemand le *Traité des maladies goutteuses* de Barthez, célèbre médecin de Louis XV, promoteur du vitalisme de l'école de Montpellier. Il traduisit également en 1805 un traité d'un autre médecin montpelliérain, Jean-André Chrestien (1758-1840), connu pour ses travaux sur la variole, et sur une méthode de soigner nommée iatraleptique, qui consiste à traiter les maladies internes par voie externe. Il l'appliqua notamment dans le traitement de la syphilis et des affections scrofuleuses par l'or.[1]

En 1805, Bischoff fit paraître à Berlin son exposé sur la doctrine de Gall, qui fut réédité quelques mois plus tard. Il fut traduit en français à Berlin cette année-là sur la seconde édition par le médecin bordelais G. Barbeguière.

Barbeguière, qui dédit son livre au prince Antoine Radziwill, adepte de la doctrine de Gall, en fait une assez longue préface datée de novembre 1805. Il rapporte que *les cours publics que Mr. le Dr. Gall a faits à Berlin, les écrits nombreux qu'ont provoqués ces mêmes cours, l'exposé fidèle qu'a donné de la doctrine de Gall Mr. le Pr Bischoff, les observations judicieuses de Mr. Le conseiller – privé Hufeland sur des découvertes dont quelques-unes, selon lui, immortalisent leur auteur, tandis que d'autres laissent encore beaucoup à désirer, les conversations fréquentes que j'ai eues avec ces deux médecins, sont les sources dans lesquelles j'ai puisé pour communiquer à la France les idées de Gall.*[2]

---

1 Chrestien J.-A., *De la méthode iatroliptice ou observations pratiques sur l'administration des remèdes à l'extérieur dans le traitement des maladies internes*, Montpellier, 1804, trad. par Bischoff, Berlin, 1805

2 *Exposition de la doctrine de Gall sur le cerveau et le crâne par le Dr. C.H.E. Bischoff, suivie de Remarques sur cette doctrine par le Dr. C.W. Hufeland et d'un Rapport de la visite de Gall dans les prisons de Berlin et de Spandau*, trad. de l'allemand sur la seconde édition par Germain Barbeguière, Berlin, Quien, 1806, p. VIII-IX

Il fait état que la doctrine de Gall occupe depuis quelques années, par sa nouveauté et son importance, les anatomistes, les physiologistes, les philosophes et même les gouvernements. Il décrit leurs sentiments respectifs. Il estime que l'exposé de cette doctrine par Bischoff est, outre le plus étendu, le plus exact de ce qui a été écrit et que *comme examen critique, je ne crois pas qu'il y ait paru rien de plus fort, rien de mieux raisonné, que les remarques ajoutées par Mr. le docteur G.W. Hufeland.*[1] Il dit avoir soumis aux deux auteurs sa traduction pour ne pas altérer leurs idées, et y avoir ajouté le rapport des deux visites de Gall aux prisons de Berlin et de Spandau, outre quelques réflexions personnelles.

Dans son avant-propos d'août 1805, Bischoff déclare que depuis la première édition parue quelques mois auparavant l'intérêt pour la doctrine de Gall s'est accru remarquablement suite aux cours que Gall a prononcés à Dresde, à Leipzig, à Halle et à Iéna. Il notifie avoir parcouru depuis tous les écrits sur le sujet sans en trouver qui mérita d'être rapporté dans cette nouvelle édition. Il cite Reil, qui fait l'éloge de Gall, puis Loder qui, à Halle, avait disséqué avec Gall neuf cerveaux humains et quatorze cerveaux animaux.

Il reproduit un long extrait d'une lettre adressée par Loder à son ami Hufeland, où Loder se dit d'accord en très grande partie avec son correspondant sur la doctrine des organes de Gall, tout en ne la croyant pas contredite par les principes adoptés en anatomie. Loder croit le fond de sa doctrine tout à fait vrai. Il prône seulement des rectifications, et estime abusive l'application que beaucoup en font, l'ensemble étant encore dans l'enfance. Il admet que des facultés de l'âme et des esprits, lorsqu'elles dominent fortement, s'aperçoivent au crâne par des indices. Il donne des exemples de délinquants dont les crânes possédaient de tels signes conformes à la théorie de Gall, parmi lesquels une jeune fille qui volait dont Gall avait reconnu lui-même à l'aveugle le vice.

Loder estime les découvertes de Gall sur le cerveau de la plus grande importance et les décrit, passant sur d'autres moins claires. Il juge qu'elles suffisent pour rendre le nom de Gall immortel. Il se repent de les avoir méconnues et d'avoir découpé comme les autres des centaines de cerveaux comme du fromage depuis trente ans sans avoir vu l'aspect de forêt et d'arbres qu'ils avaient. Il juge avec Reil y avoir trouvé plus que ce qu'il croyait possible à un homme de faire dans sa vie. Il se promet de publier, pour faire avancer les connaissances, un ouvrage sur le cerveau à partir de ces découvertes et de nouvelles recherches anatomiques propres, quand elles lui seront évidentes. Bischoff a fait lire son ouvrage à Loder pour en vérifier l'absence d'erreur. L'anatomiste l'attesta d'après ce qu'il savait de la doctrine.

Nous ne résumerons pas en détail l'exposé par Bischoff de la doctrine de Gall, parce qu'on peut trouver ailleurs un résumé de celle-ci. Nous en soulignerons quelques points qui intéressent l'histoire et la philosophie.

---

1 Ib., p. XXI-XXII

La première partie, anatomique, est divisée en plusieurs têtes de chapitre : *doctrine du cerveau* ; *des nerfs & des masses de nerfs, qui se dirigent vers la périphérie du cerveau* ; *des nerfs & des masses de nerfs qui reviennent de la périphérie du cerveau vers le centre.*

La seconde partie est physiologique. Bischoff explique que, selon Gall, par l'observation du crâne nous ne pouvons découvrir si telle action de l'âme a lieu ou si des facultés sont réellement perfectionnées chez un individu. Gall reconnaît donc que la connaissance des qualités d'un sujet par l'examen du crâne est limitée : *Nous découvrons seulement les* dispositions*, seulement la possibilité de telle ou telle faculté de l'âme. Nous ne sommes pas même en état de reconnaître au crâne toutes ces dispositions, parce que, par rapport à leur position, tous les organes ne peuvent pas agir sur le crâne, de manière à y former des saillies.* [les fameuses bosses].[1]

Gall croit que tous les organes, donc toutes les dispositions, sont innés chez les hommes et les animaux. On peut y voir aujourd'hui le pressentiment que leur formation est gouvernée par le matériel génétique de la cellule initiale. Pour Bischoff cette idée de Gall n'implique pas le matérialisme ou la disparition du libre-arbitre.[2]

Bischoff rapporte ensuite tous les arguments prouvant que le cerveau et les hémisphères contiennent les facultés de l'âme, et réfute les objections contre cette assertion.

Il cite les auteurs qui ont précédé Gall dans l'idée que chaque faculté de l'âme avait son organe particulier, et en donne des preuves, selon lui, certaines et convaincantes. Le cerveau n'est pas pour Gall un organe unique mais un lieu de réunion d'organes.

Bischoff énonce ensuite les propositions qu'il faut démontrer permettant de reconnaître les dispositions de l'âme et leur force. Il admet comme une loi que plus le volume d'un organe sain est considérable plus son énergie est grande. On en déduit que la forme du cerveau décide de celle de la table intérieure des os du crâne et que de la forme de celle-ci on peut conclure celle du cerveau, tant que la table externe est parallèle à la table interne (ce que l'expérience et l'observation prouvent dans l'état de santé jusqu'à quarante ans, assure-t-il plus loin.). En effet, la façon dont s'ossifient les os du crâne dépend du cerveau dans les premiers temps de sa formation.

Il examine et réfute sept objections contre cette idée. Il prétend que le cerveau donne au crâne sa forme même dans l'état de maladie, ce qui permettrait de faire le diagnostic de maladies, comme les hydrocéphalies. Le délire chronique, la folie ancienne, ou l'imbécillité modifieraient le crâne. Gall a trouvé également différent le crâne des suicidés, et en conclut que le suicide dépend d'une maladie générale

---

1 Ib., p. 22

2 *Autant il est évident que les notions que nous venons de donner sur l'organe, ne conduisent point au matérialisme, autant il seroit ridicule de penser que la perte du libre arbitre en est la suite. Nous reviendrons sur cette objection.* (Id.)

du cerveau. On mesure ici la faiblesse du système et son « matérialisme », par sa négligence des facteurs psychologiques extérieurs.

Gall récuse l'hypothèse d'un siège à l'âme, en particulier celle de Sömmering qui le trouve dans la sérosité du quatrième ventricule. Il distingue l'homme des animaux par la faculté de penser, par son intellect raisonnant distinct de l'instinct animal, mais dont le fondement est une même force. Il croit que l'intellect dépend d'organes particuliers absents chez l'animal. Il distingue les facultés et les penchants qui dépendent d'un organe cérébral particulier de ceux communs aux différents organes et donc inutiles à rechercher comme, par exemple, la conscience.

Il assure que l'homme, malgré ses facultés ou ses penchants innés, garde son libre-arbitre car ses motifs d'agir sont gravés dans son âme par l'éducation et contrebalancent l'effet de l'organe qui n'est qu'une disposition à telle action sans s'accomplir nécessairement.

Gall assure que la source de ses découvertes réside uniquement dans l'observation des sens et dans l'expérience fondée sur elle. Bischoff expose les différents moyens dont Gall s'est servi, issus de l'observation pure et simple, pour fixer sur le crâne les endroits correspondant aux « organes » (nom donné aux zones cérébrales) des facultés et des penchants de l'âme. Ces lieux, selon Gall, se révèlent par des saillies ou, à l'inverse, en cas d'absence de ces facultés, par des creux au même endroit, mais seulement chez des sujets doués de caractères marqués.

Gall a, entre autres moyens, comparé les crânes d'hommes en santé et en état de maladie, et a constaté très fréquemment des changements crâniens, par exemple chez les sujets à idées fixes, les maniaques orgueilleux, les fanatiques religieux. Cependant, la disproportion d'un organe peut être innée ou bien provoquée par son activité excessive. D'autre part, il admet que déterminer les organes à partir des lésions du crâne et de l'influence de celles-ci sur les facultés de l'âme est très trompeur.

Sa vision du cerveau reste archaïque car, ignorant évidemment la théorie cellulaire, il dit que la force de régénération chez l'homme se borne presque aux os, aux poils et aux ongles et que le cerveau ne prend aucune part à la vie organique. Il peut néanmoins paraître plus moderne quand il déclare que *la force vitale n'est rien de réel, ne peut point être trouvée, & par conséquent ne peut avoir aucun organe.*[1] Il fait une grossière erreur en imaginant que, si la plupart des organes sont doubles, un seul est actif, le droit, tandis que l'autre est passif, en réserve.

Ici, le traducteur a inséré les critiques de J.-L. Moreau de la Sarthe (1771-1826) exprimées dans plusieurs numéros du *Moniteur* de 1805 contre la doctrine de Gall aux corollaires selon Moreau funestes. Moreau veut réfuter la supposition de l'indépendance des différentes facultés intellectuelles et des penchants. Retenons-

1 Ib., p. 60

en quelques idées pertinentes. Il critique la définition que Gall donne de l'organe.[1] Il conteste l'exactitude de ses idées sur le siège de la force vitale.[2] Le foyer de l'amour physique ne peut résider dans le cerveau puisque les flammes d'amour chez les castrats ne s'allument point. Chez certains malades graves de l'esprit, le cerveau n'a rien offert de particulier. Le physiologiste a, comme les mathématiciens, ses infiniment petits, ses quantités incommensurables, non reconnaissables par nos moyens d'observation.

Les objections de Moreau, conclut Barbeguière, ébranlent et renversent la doctrine de Gall si celui-ci n'y répond pas de manière satisfaisante. Il attache beaucoup d'importance à ces objections, mais récuse l'idée que cette doctrine tend à établir et à propager le matérialisme, et peut être nuisible à la religion ou aux États.

Il signale que Charles de Villers (1765-1815), suite aux critiques du système de Gall par Moreau, a écrit au rédacteur du *Moniteur* en défendant Gall sur les conséquences immorales de sa doctrine. Il reproche à Moreau d'avoir cité en partie une lettre[3] qu'il avait adressée trois ans auparavant à Cuvier sans dire qu'il avait anticipé cette objection et sans citer sa réponse. Il reproduit un extrait de sa lettre où il indique que la cour de Vienne avait prohibé d'enseigner la théorie de Gall parce qu'elle tendait, selon elle, à établir le matérialisme. De Villers juge qu'*en cela, le gouvernement autrichien s'est montré assez mauvais métaphysicien*[4] parce qu'on deviendrait alors matérialiste en pensant que l'âme en général est unie au corps. Il suffit de renverser la doctrine pour avantager la spiritualité, dire que nos facultés ne procéderont pas de nos organes mais ceux-ci de celles-là *ce qui est sans contredit le véritable point de vue de toute théorie psychologique de l'organisation.* [...] *Nul corps n'est vivant, parce qu'il est organisé ; mais bien organisé, parce qu'il est vivant. C'est au principe vital qu'appartient la priorité, & tout ce qui s'ensuit n'est que la manifestation de son efficace présence...*[5]

---

1 *Mr Gall a négligé de donner une idée de ce que les physiologistes entendent par organe. En effet, un organe n'est pas seulement une région ou une partie quelconque du corps d'un animal ; c'est un assemblage d'éléments organisés, un appareil dont on connoît la structure, les propriétés vitales & les fonctions : l'estomac, le foie, le cœur, le poumon sont, dans ce sens, des organes, mais rien de semblable ne se découvre dans le cerveau, qui se présente lui-même sous l'aspect d'un seul organe & d'un appareil* [...] (Ib., p. 68-69)

2 *Ses idées sur le siège de la force vitale ne sont pas exactes. Cette force n'est point affectée à une partie quelconque, ni à un organe privilégié ; elle est répandue dans toutes les parties, dans tous les organes inhérens à leur structure, animant le végétal ainsi que les animaux dépourvus de cerveau, & se manifestant dans toute la nature organisée par la sensibilité générale, la chaleur & le mouvement.* (Ib., p. 69)

3 *Lettre de Ch. Villers à George Cuvier, de l'Institut national, sur une nouvelle théorie du cerveau ; ce viscère étant considéré comme l'organe immédiat des facultés morales*, Metz et Paris, 1802 ; reproduite dans Gall F.J., *Sur les fonctions du cerveau*, Tome 3, Encyclopédie psychologique, L'Harmattan, 2006, p. 19-54

4 Bischoff, *op. cit.* p. 74

5 Ib., p. 75

Contre Moreau il dément que la doctrine de Gall justifie les penchants vicieux. Sur le plan physiologique, il ne se prononce pas sur les arguments de Moreau et déclare n'avoir donné le système de Gall que comme une ingénieuse conjecture. Il fait néanmoins remarquer que Gall ne prétend pas déterminer le siège de la force vitale.

Bischoff expose ensuite la partie physiognomonique de la doctrine. Il rappelle que les organes (du cerveau) ne sont que la condition matérielle des différentes opérations de l'âme. Il classe les organes, donnés de manière confuse par Gall, en trois ordres.

Le premier comprend les organes qui donnent à l'homme la faculté d'agir immédiatement sur les objets qui l'environnent. Le second fournit la faculté d'un rapport encore plus intime avec ceux-ci que celui conféré par le seul sens extérieur. Le troisième contient les organes correspondant aux opérations les plus distinguées de l'âme, aux facultés intellectuelles qui caractérisent l'homme. Bischoff en trouve onze dans chacun des deux premiers ordres, et quatre dans le dernier, dont la pénétration métaphysique et la théosophie.

Il détaille ensuite les différents organes selon la théorie de Gall, et les réponses de celui-ci aux objections. Ces projections crâniennes des organes cérébraux paraissent, compte tenu de ce qu'on sait aujourd'hui, vraiment farfelues. Il croit que la correspondance crânienne des facultés intellectuelles se trouve sur le front parce que l'organe frontal du cerveau est absent ou peu développé chez les animaux.

Après cet exposé des différents organes, Bischoff fait quelques réflexions sur les sources qui pourraient faire progresser la théorie de Gall. Il nie qu'on puisse déterminer une ligne de démarcation des différentes nations par la forme du crâne. Il récuse aussi le cerveau comme déterminant la physiognomonie, car s'il agit sur le crâne il n'agit sur aucune autre partie et ne forme pas les traits naturels du visage. Aussi, croit-il plus sûre la recherche à partir des crânes que la physiognomonie de Lavater, laquelle n'a donné aucune loi invariable. La pathognomonie, c'est-à-dire l'étude du rapport du cerveau avec les expressions ou les traits acquis, lui paraît plus prometteuse, et il souligne l'aide que la mimique a apportée à Gall dans la détermination des organes.

Barbeguière reproduit ensuite le rapport de la visite de Gall dans les prisons de Berlin et de Spandau rédigé par un membre de la justice de Berlin et inséré dans le journal berlinois *Der Freymüthige* (Le Sincère). Gall visita d'abord le 17 avril les prisons de Berlin en présence du Dr Flemming et du Pr Wildenow.

Le rapport note qu'une différence très grande fut remarquée surtout au toucher entre les crânes des voleurs et de ceux mis en prison pour d'autres causes. On rassembla les enfants voleurs de douze à quinze ans et on constata que leurs crânes avaient une ressemblance parfaite. Gall sut discriminer très facilement les voleurs très dangereux. L'organe du vol était parfois uni avec d'autres organes, comme celui de la théosophie. Tout ce que dit Gall sur le caractère des prisonniers concordait avec les pièces du procès.

Le 20 avril, la même société de visiteurs se rendit à Spandau avec quelques autres dont Hufeland. Se trouvaient également le Pr Reich et le Dr Meyer. Quatre cent soixante-dix têtes furent examinées par Gall et leur forme ressemblait à celles de Berlin, la grande majorité des prisonniers étant des voleurs. Gall détecta différents organes chez certains criminels particuliers, de manière souvent juste d'après le rapport. Il trouva par exemple l'organe de l'amour physique chez un condamné pour pédérastie.

2. Les *Remarques* d'Hufeland

Hufeland considère Gall comme un des phénomènes les plus remarquables de ce siècle (donc depuis cinq ans seulement) et sa doctrine un des progrès dans la connaissance de la nature les plus importants et les plus hardis. Pour l'avoir vu et entendu il le juge sans préjugés, sans fanatisme, charlatanisme ou fausseté. Il refuse de considérer sa doctrine comme un système, parce que Gall suit la nature et ses variations, et que les vrais naturalistes ne fondent pas de système.

Il ne veut pas donner ici une critique complète de la doctrine, qui serait trop précipitée, mais faire quelques observations et proposer quelques doutes. De sceptique et adversaire il en est devenu un partisan non totalement satisfait : *Personne ne fut, autant que moi, antagoniste de la doctrine de Gall. Ce n'est qu'après m'être convaincu par moi-même de la solidité des procédés de l'auteur & de son amour pour la vérité, que j'ai commencé à devenir son partisan. Je me suis rendu à des vérités frappantes ; mais il s'en faut de beaucoup que je sois entièrement satisfait. La doctrine qui nous occupe laisse beaucoup à désirer. Elle contient des propositions douteuses, des preuves insuffisantes. Il s'y trouve de grandes lacunes.*[1]

Dans son examen critique, il distingue la partie anatomique qui traite d'objets réels observables par les sens, de la partie physiologique qui nous donne des résultats par induction à partir des observations faites par les sens. Il ne considère ces résultats que comme des hypothèses, vérifiables seulement par l'examen de leurs conséquences et des raisonnements qu'elles supposent.

Sur le plan anatomique, il s'est convaincu par lui-même de la vérité de la plus grande partie des choses qu'avance Gall. Il lui accorde qu'il a répandu une lumière toute nouvelle sur la structure interne du cerveau et sur les connexions de ses parties, qui suffit à immortaliser son nom. Il approuve sa méthode de dissection qui lui a permis ses découvertes.

Il s'accorde avec lui sur la manière d'agir de l'âme par le moyen d'organes et que le cerveau intervient dans les opérations du sens externe mais aussi, avec beaucoup de vraisemblance, dans ceux du sens interne, comme l'indiquent la conformation variée du cerveau et les différences qu'on aperçoit dans les substances qui le composent. Il assure que cette opinion n'est pas du tout neuve,

---

1 Ib., p. 145

et fut souvent énoncée par les médecins. D'ailleurs Gall le reconnaît en citant surtout Mayer, le professeur d'anatomie de Berlin.

Pour le prouver Hufeland reproduit en note un passage écrit par lui quinze ans auparavant. Il s'agit d'une note, traduite ici par Barbeguière, du chapitre 7 de la seconde édition de l'*Art de prolonger la vie humaine* (1798), que nous avons déjà citée, où il distingue l'âme du corps et se prémunit contre l'accusation de matérialisme. Elle devrait donc dater de sept ans et non de quinze ans. Il cite aussi en note quatre extraits du traité de Mayer de 1779.[1]

Il veut distinguer nettement *l'intellectuel*, en tant qu'il se rapporte au monde extérieur et aux relations avec lui, et *l'intellectuel*, en tant qu'il a la conscience de ces opérations, y soumet la réflexion raisonnée et libre, la décision, et porte l'unité dans cette variété. Il croit que ces hautes fonctions de l'âme ne sont pas liées à des organes et modifiées par eux, et approuve Gall de dire : *Je ne connois aucun organe pour la raison, la volonté, la conscience, la mémoire. Ces facultés appartiennent à tous les organes, & ne sont liées en particulier à aucun.*[2] Il l'approuve aussi d'avoir énoncé que les organes ne constituaient que des dispositions à agir, mises en mouvement par un premier mobile. Pour lui, ce mobile est l'âme.

Il examine ensuite sa théorie des saillies osseuses reflétant les dispositions intérieures de l'âme. Il émet plusieurs doutes ou objections :

- La loi de correspondance ne se vérifie pas toujours. Il cite deux contre-exemples.
- On ne peut la vérifier car on ne peut comprimer ou détruire une saillie d'un organe du cerveau sans une blessure qui risque beaucoup de donner la mort. Il comprend bien que la théorie de Gall suppose qu'une telle opération, ou un accident, pourraient faire disparaître telle faculté ou tel penchant de l'âme, mais n'en connaît aucun cas. Cette voie sera pourtant prometteuse.
- L'énergie d'un organe ne dépend pas toujours de sa grandeur. Il conteste ce pilier de la doctrine de Gall. La qualité peut prédominer sur la quantité et le développement. Il en donne des exemples. Philippe Charlier, dans son documentaire sur le crâne de Descartes (2021), a révélé la petitesse du crâne et donc du cerveau de celui-ci.

Une autre preuve réside dans le fait que dans beaucoup d'états pathologiques les organes grossissent, ce qu'il attribue, non à une plus grande perfection, mais bien plutôt à des accumulations pathologiques du suc nourricier, qui diminuent en réalité l'énergie de l'organe. La structure d'un organe lui semble au moins aussi importante que son développement.

- L'intérieur d'un organe peut s'altérer sans changer de volume et même, selon lui, se remplir d'une substance osseuse. Aussi, la saillie du crâne peut persister malgré un organe déficient.

---

1 Il s'agit du traité *Anatomisch-physiologische Abhandlung vom Gehirn, Rückenmark und Ursprung der Nerven* (Traité anatomique et physiologique du cerveau de la moelle épinière, et de l'origine des nerfs), Berlin, 1779

2 Bischoff, *op. cit.* p. 150

- S'il admet que la forme du crâne épouse bien dès la naissance celle du cerveau par la force formatrice et réparatrice, comme on le voit par les empreintes des vaisseaux cérébraux sur la surface interne du crâne, il ne veut pas regarder toutes les élévations du crâne comme des produits de cette force expansive intérieure. Il en donne plusieurs raisons :
1. les deux tables du crâne ne sont pas parallèles dans toute leur étendue.
2. il peut exister à certains endroits des accumulations de substance diploïque entre les deux tables, qui forment alors une éminence qui ne correspond à aucun enfoncement interne par le cerveau.
3. Les muscles peuvent déformer les os et y provoquer des élévations par la tension qu'ils exercent où ils s'attachent (comme on le voit sur les os longs : épiphyses, trochanters). Hufeland suppose que cela vaut aussi pour le crâne, par exemple, par l'exercice de la mastication.
4. Les éminences de la partie inférieure de l'os frontal proviennent bien moins du cerveau que du développement des sinus frontaux, qui contiennent des cavités vides.
5. Des traumatismes, la goutte, le virus syphilitique produisent des tumeurs osseuses, ce qui doit entraîner des erreurs physiognomoniques. Il voudrait aussi qu'on admette que la pression extérieure sur les os exercée depuis l'enfance lors de certains travaux provoque des déformations, même si la pression du cerveau peut l'emporter sur la première.
6. Des facultés ou leur défaut ne peuvent s'expliquer seulement par la présence ou l'absence d'organes. Il en existe différents degrés, et certaines sont intermédiaires entre deux facultés opposées. Par exemple, l'indifférence se situe entre le manque de bonté et la méchanceté ; il existe un milieu entre l'amour et la haine. Comment aussi expliquer les changements de personnalité, le renversement des caractères ? Par exemple qu'un homme libéral devienne avare après avoir acquis une grande fortune. On peut difficilement supposer la formation d'un nouvel organe.
Si toutes les qualités avaient des organes leur espace serait restreint et on ne pourrait plus les distinguer au toucher.
7. On ne peut distinguer empiriquement les nerfs qui se rendent à la superficie du cerveau et les nerfs qui en reviennent.
8. On ne distingue pas non plus le centre d'où la masse de nerfs se dirige vers la superficie et en revient.
9. Il décrit une expérience simple qui prouve contre Gall qu'on voit avec les deux yeux en même temps et non avec un seul.
10. Il refuse les propos de Gall sur la conscience, hors sujet selon lui car elle n'aurait pas d'organe. Il refuse sa définition par Gall comme rapport de nos penchants à nos actions. Pour lui, elle est un principe de notre esprit plus sublime, et le gage le plus noble de notre origine céleste, qui nous distingue des animaux, et nous lie au monde spirituel. Il la conçoit comme l'instinct

moral. Il croit aussi que *l'homme a l'instinct du monde spirituel qu'il n'apprendra à connaître, à pénétrer, que dans une autre sphère.*[1]

Il conclut de tous ses arguments : *J'adopte la Doctrine de Gall, en tant qu'elle attribue aux fonctions intellectuelles le cerveau pour organe, & qu'elle assigne à celui-ci différentes organisations particulières pour les diverses fonctions. Mais je nie que ces différens organes se prononcent toujours à la superficie du cerveau par des élévations ; & je nie encore plus fortement, que les saillies que nous voyons au crâne puissent avoir été formées uniquement par la pression de ces organes, de manière à faire conclure de l'existence de ces saillies à des dispositions intellectuelles internes. – La doctrine est donc vraie théoriquement, mais elle est loin de l'être phénoméniquement ; ou, en me servant d'autres mots : l'Organologie est en totalité vraie ; mais l'organoscopie est douteuse.*[2]

Après cette conclusion il ajoute à ses remarques une étude destinée au public sur l'*Influence et application de la Doctrine de Gall*, en premier lieu ses conséquences utiles et nuisibles.

Il défend d'abord la doctrine de Gall de l'accusation de matérialisme en ce qu'il représenterait l'âme comme quelque chose de corporel, ne faisant qu'un avec l'organisation, et s'éteignant avec le corps. Il dénonce les progrès de cette imputation, et s'inscrit en faux contre cette interprétation, comme on l'a vu. Gall admet simplement que le corps exerce sur l'âme une certaine influence et *vice versa*, ce qu'Hufeland juge certain tout en considérant l'âme comme non matérielle. Ce qui n'explique en rien ce rapport de l'âme avec le corps car, pour Hufeland, il sera éternellement impénétrable. Il croit que la volonté libre est de nature spirituelle. Pour affirmer la nature inorganique de cette volonté il invoque la différence entre le sommeil et les songes, où le cerveau est actif mais la volonté absente, et la veille, durant laquelle s'exerce la volonté.

Il défend ensuite Gall de l'accusation de détruire le libre arbitre car pour Gall les organes témoignent de la disposition aux actions et non de celles-ci. Il admet que les organes peuvent évoluer en fonction de leur exercice et de l'éducation. D'où l'importance de l'éducation morale dans les premières années de la vie quand les organes se forment.

Il en vient à l'application particulière de la doctrine de Gall à la physiognomonie, à la morale, à l'éducation, à la jurisprudence, puis à la médecine. Contrairement à son application générale il la trouve prématurée, hasardée, injuste et dangereuse pour les individus.

Il dénie à la physiognomonie de Gall de pouvoir juger les personnes puisqu'elle devine les penchants mais non les actions. Il juge aussi hasardeux et abusif d'orienter l'éducation morale et scientifique des enfants d'après la forme de leur tête. Cependant, elle peut permettre de fixer l'attention des hommes sur l'importance de leur éducation, et pourrait contribuer à éradiquer le préjugé

---

1 Ib., p. 169
2 Ib., p. 169-170

éducatif généralement reçu, très nuisible selon lui. Il est en effet partisan d'éduquer les enfants mécaniquement, par le moyen d'une croyance et d'une éducation aveugles, plutôt qu'en tentant de les convaincre et de leur inculquer des principes, alléguant que l'enfant ne peut beaucoup les saisir, en particulier l'utilité des vertus. Il prône ainsi de former, dès l'enfance, par des moyens physiques et moraux, un homme bon et religieux, plutôt que d'en faire des chefs-d'œuvre de l'art par l'éducation démonstrative en vogue. Il ouvre ou perpétue ici un débat intarissable.

Concernant la morale il trouve la doctrine de Gall plus utile que nuisible. Il loue l'enseignement religieux, seule capable, selon lui, de surmonter les mauvais penchants par l'influence de motifs surnaturels et par son point de vue sublime.

Il estime de la plus haute importance l'application de la doctrine à la jurisprudence. Il juge moins punissables ceux qui possèdent les organes du crime. On doit les considérer comme des malades, et leurs peines comme des remèdes. Dans les cas incurables par les châtiments, le travail et les conseils de la morale, il prône la prison à vie, ou bien la mort, car un prisonnier peut s'évader ou constituer un danger pour ses camarades. Il invoque Moïse pour lequel on doit retrancher un tel individu de son peuple et l'exterminer, par la même raison qu'un chirurgien coupe un membre dont il désespère pour éviter qu'il infecte tout le corps.

Ces mesures de justice s'appliquent en général et non aux cas particuliers et aux individus, le juge ne devant avoir égard qu'à leurs actions et non au toucher de leurs crânes. Il en est de même de la médecine judiciaire, l'individu qui possède des organes criminels étant moins coupable moralement, mais plus dangereux politiquement.

Il termine par le rôle médical que peut avoir la doctrine de Gall. Si elle agrandit nos connaissances médicales elle lui paraît peu utile dans la pratique. Il y voit une application possible dans le diagnostic et le pronostic des maladies de l'esprit, dans la localisation des facultés de l'âme lésées et par là dans l'appréciation de la possibilité de les guérir.

Cependant, elle ne lui paraît pas apporter une source thérapeutique nouvelle et essentielle. Il estime connu que, pour guérir les exaltations et les anomalies des actions de l'âme dans la manie ou les fièvres, il faut user des douches d'eau froide et des saignées locales, que dans le manque d'énergie et d'activité du cerveau on doit appliquer sur la tête des moyens irritants, et que dans l'inaction des nerfs on doit de même les frotter avec ces moyens. Par les localisations de Gall on pourrait mieux savoir où appliquer les remèdes dans les maladies particulières des organes, mais il juge cette utilité limitée et même sa pratique risquée par le manque de maîtrise des effets des remèdes, qui peuvent se diffuser à toute la tête ou l'encéphale, et par la localisation insuffisamment précise de ces organes. Il prône plutôt, comme on le fait toujours, de choisir pour les saignées locales les endroits où les vaisseaux céphaliques internes se réunissent en gros troncs où s'anastomosent avec les vaisseaux externes.

Au total, les commentaires d'Hufeland sont judicieux et il a bien vu les faiblesses de la théorie de Gall et ses faibles conséquences sur la thérapeutique, retenant surtout sa nouvelle anatomie du cerveau et sa méthode pour le disséquer.

À l'occasion de la publication à Berlin en 1834 d'un nouveau choix de ses petits écrits, Hufeland a fait un *addenda* à la reproduction de son texte allemand. Il y déclare que son jugement sur la doctrine de Gall est resté le même qu'il y a trente ans. Il remarque qu'en Allemagne elle a été traitée et reçue avec sérieux et respect envers le spirituel, avec esprit philosophique et en partie critique, et a trouvé sa juste place. Il trouve que, malheureusement, ce ne fut pas ainsi dans d'autres pays où elle a conduit à plusieurs erreurs. Il juge qu'en France, où elle a trouvé un sol déjà préparé au matérialisme, elle a contribué à nourrir et à développer le matérialisme le plus cru, et à y conforter le grand nombre. En Angleterre, les charlatans n'ont pas manqué, selon lui, d'abuser de la doctrine.

Il ne croit toujours pas que le tempérament (tendances, dispositions, instincts), et surtout l'esprit ou la raison, même s'il trouve probable que leurs représentants ou organes se trouvent dans le cerveau, dépendent exclusivement de l'organisation physique animale. Il cite par exemple le tempérament colérique qu'il croit dépendre autant de l'organisation particulière du système hépatobiliaire et de ses nerfs, et l'instinct sexuel autant de l'organisation du système sexuel. Il conteste le pouvoir de ces organes, même s'ils se manifestaient à la surface du cerveau, de modifier et déformer la calotte crânienne et de permettre de les distinguer par la sensation. Celle-ci étant soumise à tant de hasards il juge hautement problématique de fonder sur elle une cranioscopie ou organognomie sûre.

Notons que Renneville ne cite pas Hufeland, mais donne quelques extraits du texte de Bischoff, à propos de l'approche physiologique de Gall et de l'insuffisance de l'Idéologie pour l'étude des individus particuliers.[1]

1 Renneville, *op. cit.* p. 66-67 et p. 97-98

ANNEXE III : Petite histoire du typhus et de la typhoïde

En 1536, Cardan (1501-1576) consacra un ouvrage au typhus sous le nom de « *morbus pulicaris* » (la maladie des puces), qu'il distingua de la rougeole. Thomas Jordan (1539-1585), médecin et religieux de Transylvanie établi en Moravie, décrivit la maladie en 1576. Ce fut Boissier de Sauvages (1706-1767) qui, en la caractérisant, lui donna en 1760 le nom définitif de « typhus exanthématique ».

On a souvent confondu le typhus avec la typhoïde, au moins nominalement. Jusque fort tard on a nommé celle-ci « typhus » à cause de leur *tuphos* (état stuporeux) similaire. Par exemple, Huxham (1694-1768), en 1750, nommera « typhus » la maladie pour laquelle il reconnut l'hypertrophie des plaques lymphoïdes de Peyer caractéristiques de la typhoïde.

D'après Théodoridès[1], Coytard ou Coyttar, en 1578, distingua le premier, cliniquement, le typhus d'une autre maladie reconnue plus tard comme la typhoïde, et il fut suivi par Willis (1659), Baglivi (1699), Lancisi (1718) et F. Hoffmann (1748).

En 1813, deux médecins français, M.-A. Petit (1762-1840) et E.-R.-A. Serres (1788-1866), firent une première bonne description anatomo-clinique de la typhoïde, reconnurent sa spécificité, et la nommèrent « fièvre entéro-mésentérique ».[2]

En 1818 et 1819, Bretonneau (1778-1862) fit une description des lésions de la typhoïde, qu'il appela d'abord « dothiénentérite », à l'occasion d'une épidémie dans les casernes de Tours. Dès cette date il certifiait la présence de lésions spécifiques dans l'appareil organique de l'iléon (les plaques de Peyer). Il affirma en 1828 la spécificité anatomo-pathologique et clinique de la dothinentérie, et sa contagiosité. Il lut le 7 juillet 1829 à l'Académie royale de médecine sa *Notice sur la contagion de la dothinentérie* qui sera publiée en septembre dans les *Archives générales de médecine.*[3] Cependant, dans cet article, il ne résout pas la question de l'identité ou non du typhus des camps avec la dothinentérie. À partir des cas de typhus qu'on lui a rapportés, il assimile plutôt les deux maladies.

Le nom « typhoïde » fut conçu seulement en 1829, en reconnaissance d'une entité nosologique spécifique, par le clinicien français Pierre Louis (1787-1872), qui utilisa le terme dans le titre de son ouvrage *Recherches anatomo-pathologiques et thérapeutiques sur la maladie connue sous les noms de gastro-entérite, fièvre putride, adynamique, ataxique, typhoïde, etc.* Pour la première fois, il parla de « fièvre typhoïde », et il décrivit les taches rosées cutanées spécifiques de cette maladie.

---

1 Bischoff, *op. cit.* p. 197

2 Petit M.-A. et Serres E.-R.-A., *Traité de la fièvre entéro-mésentérique*, Paris, 1813

3 Bretonneau, *Archives de médecine*, 7e Année, Tome XXI, Paris, 1829, p. 57-78

Pourtant, le typhus et la typhoïde ne furent pas encore bien différenciés. En 1829, pour la première édition de son livre sur la typhoïde, Louis n'avait pu distinguer la typhoïde du typhus, n'ayant pu rencontrer des cas de celui-ci. En 1837, deux de ses confrères américains, ayant suivi pendant plusieurs mois ses visites et ses leçons à la Pitié, W.W. Gerhard et C. Pennock, lui envoyèrent un article où ils retraçaient l'histoire d'une épidémie de *typhus fever* survenue à Philadelphie : *On the typhus fever which occured at Philadelphia in the spring and summer of 1836*. Ils y prouvaient que la typhoïde et le typhus étaient deux affections différentes.[1]

Ce furent apparemment les médecins britanniques et américains qui différencièrent le mieux la typhoïde du typhus. Sur ce problème Théodoridès cite plusieurs articles, souvent publiés dans des revues médicales nationales, dont celui de l'écossais R. Perry, qui rendit compte en 1836 d'une épidémie qui sévit dans les hôpitaux de Glasgow[2] ; celui de H.C.S. Lombard, qui publia, aussi en 1836, à Dublin, un article comparant les autopsies effectuées à Dublin, à Paris et à Genève de sujets décédés de *typhous fever*[3]. Il cite aussi les articles de 1837 et 1838 de W.W. Gehrard (1809-1872), parus dans une revue médicale américaine, sur l'épidémie de typhus de Philadelphie. Il mentionne encore l'article de l'écossais A.P. Stewart (1840), dont le titre pose explicitement la question de l'identité des deux maladies[4], la description classique de la maladie par l'américain N. Smith dans son ouvrage de 1842[5], et plusieurs articles qui posent à nouveau la question de la distinction des deux maladies : celui en 1846 et 1847 de l'anglais C. Ritchie[6] et celui du clinicien et pharmacien anglais William Jenner (1815-1898) de 1849.[7]

En France, l'indétermination nominale entre typhus et typhoïde perdura malgré les travaux des Anglo-Saxons et de P. Louis. Par exemple, de 1836 à 1839, Trousseau (1801-1867) publia avec C.-H. Pidoux (1808-1882) une première édition de leur *Traité de thérapeutique et de matière médicale*, qui eut un fort succès puisque neuf éditions se succédèrent. Dans l'index thérapeutique des quatrième (1851) et sixième éditions (1858) on ne trouve pas « Typhoïde » mais seulement « Typhus ». On trouve par contre « Dothinentérie », nom que Bretonneau avait donné à la maladie. À ce nom l'index renvoie aux expressions

---

1 Dubuisson Michel, *Pierre-Charles-Alexandre Louis (1787-1872)*, Coll. « Acteurs de la science », L'Harmattan, Paris, 2022, p. 165-167

2 *Observations on continued fever, as it occurs in the city of Glasgow hospitals.*

3 *Observations suggested by a comparaison of the post-mortem appearances produced by typhous fever in Dublin, Paris and Geneva.*

4 *Some considerations on the nature and pathology of typhus and typhoid fever, applied to the solution of the question of the identity or non-identity of the two diseases.*

5 *A practical essay on typhus fever.*

6 *Practical remarks on the continued fevers of Great Britain, and on the generic distinctions beetween enteric fever and typhus, 1846 et 1847*

7 *On typhoid and typhus fevers, - an attempt to determine the question of their identity or non-identity...*

« fièvre putride » et « fièvre typhoïde » qui n'ont pas de rubriques propres, mais sont seulement noyées dans la rubrique « fièvres ». Par contre, dans l'index de la huitième édition (1869) on trouve distingués « typhoïde » et « typhus ».

Le typhus exanthématique est une rickettsiose dont le seul réservoir est l'homme. Un an après que C. Nicolle apporta la certitude du rôle du pou en 1909 le microbiologiste américain H.T. Ricketts (1871-1910) en découvrit la bactérie responsable. Elle fut nommée *Rickettsia prowazekii* en son hommage et en celui d'un autre chercheur autrichien, S.J.M. Prowazek (1875-1915), mort comme Ricketts du typhus, d'où aussi le terme de « rickettsioses » donné aux maladies provoquées par la famille de ces petites bactéries intracellulaires. Outre le typhus exanthématique font partie de ce groupe la fièvre des tranchées, décrite durant la guerre de 1914-1918, transmise par le pou du corps, le typhus murin, la fièvre boutonneuse méditerranéenne, et la maladie de Lyme.

La typhoïde est une salmonellose due à un bacille à Gram négatif, une bactérie du genre *Salmonella*. Son agent sera reconnu beaucoup plus rapidement que celui du typhus, puisque le bactériologiste allemand K.J. Eberth (1835-1926) l'identifiera dès 1879 et publiera sa découverte en 1880. Il sera cultivé en 1881 par son compatriote bactériologiste Gaffky (1850-1918), élève de Koch. Auparavant, en 1873, l'anglais William Budd (1811-1880) avait parfaitement défini la nature, le mode de propagation, et la contagion de la typhoïde, dans son ouvrage qui concluait ses recherches *Typhoid fever ; its nature, mode of spreading and prevention.*

La typhoïde est une toxi-infection, les germes libérant une endotoxine, provoquant une septicémie d'origine lymphatique. Comme pour le typhus l'homme est le seul réservoir de germes. Les malades guéris, comme ceux du typhus, peuvent devenir des porteurs sains chroniques pendant des mois ou même des années. La transmission directe (5 %) a lieu par les selles ou, accessoirement, par les urines, ou par du linge souillé. La transmission indirecte, par de l'eau ou des aliments contaminés, notamment autrefois à partir des fosses d'aisances, est beaucoup plus fréquente. Les mouches peuvent aussi, en transportant les bacilles, transmettre la maladie.

Le tableau symptomatique de la typhoïde est similaire à celui du typhus, avec aussi des rechutes possibles, mais il existe des formes cliniques atypiques. On peut la distinguer du typhus par ses petites macules rosées caractéristiques, et son pouls peu accéléré, dissocié de la température.

Ce dernier signe semble démontrer que l'épidémie observée par Hufeland représentait bien un typhus, car il insiste plusieurs fois sur la tachycardie rapide des malades, atteignant parfois 150 battements par minute.

ANNEXE IV : Le jugement d'Hufeland sur l'homéopathie (1826-1831)

En 1826, Hufeland publia dans sa revue, qu'il codirigeait alors avec son neveu E. Osann[1], un premier article sur l'homéopathie intitulé « *Die Homöopathie. Vorerinnerung von Hufeland* » (L'homéopathie. Souvenir d'Hufeland), de vingt-six pages.[2] Dans le numéro de février 1830 de sa revue il publiera une seconde étude *Die Homöopathie*, qui paraîtra en 1831 à Berlin sous forme d'un opuscule. Nous citerons des extraits de ces deux textes non traduits en français dans notre propre traduction en tentant d'améliorer celle que nous avons proposée antérieurement.

1. *L'homéopathie. Souvenirs d'Hufeland.* (janvier 1826)

En introduction il constate qu'après la longue expérience brownienne on se serait cru prémuni contre de nouveaux systèmes médicaux. Or, on en était plus riche que jamais, avec, en France, les disciples de Broussais qui soignent toutes les maladies au moyen de saignées, en Italie, les contre-stimulistes qui utilisent les irritants les plus forts en doses énormes et, en Allemagne, l'apparition de l'homéopathie déclarant qu'on peut et doit l'utiliser avec assurance et avec fruit au moyen seulement de millionièmes parties d'un grain.

En préambule il veut apporter quelques réflexions pour défendre la médecine contre les attaques, et pour alerter ceux qui aiment tant suivre les nouvelles modes et se laissent duper par des expériences frappantes et aveuglantes.

Il souligne notamment que la nature bienfaisante, ce pouvoir interne de guérir, peut, outre annihiler un grand nombre de maladies naturelles, redresser et guérir la maladie artificielle provoquée par le traitement impropre du médecin. De telles cures ne dépendent donc que de la nature et non du médecin. Ainsi, une foule de cas morbides peuvent guérir quelle que soit la méthode utilisée, et donc constituer des exemples en faveur de celle-ci. D'autre part, il constate que de très nombreux médecins, à l'instar des malades, s'enthousiasment pour une manière de penser ou une opinion dominante, souvent fondée sur un système philosophique, ou issue de nouvelles découvertes touchant la nature, qui leur fait adopter telle ou telle façon de soigner. Il existe ainsi de véritables épidémies, ou constitutions, des esprits.

Il considère ensuite que chaque nouveau système doit être examiné de manière triple. Il veut le faire pour Hahnemann, car il admet pour sa part avoir des liens cordiaux et littéraires avec lui depuis plus de trente ans. Il reconnaît même l'apprécier encore comme un des médecins les plus extraordinaires, spirituels et

1 Emil Osann (1787-1842) était professeur de médecine à l'Académie médico-chirurgicale militaire de Berlin depuis 1814, fut nommé professeur ordinaire de médecine à l'université de Berlin en 1826 et en devint doyen durant les années 1832-1833 et 1840-1841.

2 Hufeland, *Journal der practischen Heilkunde*, LXII Band, janvier 1826, Reimer, Berlin, p. 3-28

originaux. Il lui attribue les découvertes du test du vin (avec le fer et le plomb), du mercure soluble, qu'il juge encore comme la préparation mercurielle la plus efficace, du préservatif contre la scarlatine[1], et d'autres. Il lui apparaît avoir donné, dans beaucoup de ses premiers écrits, la preuve d'une grande sagacité philosophique et d'un rare don pour la recherche. Il raconte comment son journal a fait connaître, il y a plus de trente ans [en 1796], l'idée homéopathique exposée par Hahnemann, comment la doctrine, dans les dernières années, a trouvé de plus en plus de médecins la prenant comme règle de conduite. Il assure que tout ce qui touche au procédé de guérison concerne son journal, dont l'homéopathie, d'autant qu'elle s'annonce comme le principe général de la guérison et comme la réforme de tout l'art de guérir. Il prétend cependant que son journal n'est pas théorique mais seulement pratique, et que des contre-expériences peuvent seules juger et corriger une expérience nouvelle. Son but consiste à juger et à examiner les faits sans parti pris. Il expose son point de vue en trois parties.

Dans la première partie, il commence par distinguer le médecin rationnel qui se base sur la connaissance et l'éloignement des causes du médecin empirique qui ne tient compte que des symptômes. La seule vraie cure réside dans la cure causale, qui seule enlève la cause du mal. Il donne l'exemple d'une inflammation provoquée par une écharde enfoncée dans la chair. Si on cherche et extirpe l'écharde, l'inflammation disparaît bientôt, tandis que si l'on cherche à affaiblir simplement celle-ci, tel le médecin empirique, l'irritation perdure tant que l'irritant persiste. Ce qui vaut pour un tel corps étranger vaut pour toutes les causes occasionnant des maladies.

Il distingue deux classes de causes : les causes éloignées, qui engendrent la maladie dans certaines conditions, et la cause prochaine qui opère directement la maladie, une modification de l'organisme qui coïncide avec la nature de la maladie. On comprend habituellement, ajoute-t-il, par la cure causale celle des causes éloignées. Il donne à nouveau un exemple. Lors d'une inflammation des yeux, en laquelle consiste la maladie apparente, sans encore aucune indication correcte on utilise les saignées ou les antiphlogistiques qui, dans beaucoup de cas, n'aident en rien et sont dommageables. Or, nous devons rechercher et tenir compte des causes éloignées de cette inflammation des yeux (conjonctivite), si elle est rhumatismale, scrofuleuse, gastrique, syphilitique ou atonique. Ce qui vaut pour cette inflammation externe vaut aussi pour celles internes. Il se demande ainsi combien de malades ont péri accidentellement, soignés sur les seuls noms de la maladie tels ceux de pleurite, ou de néphrite (*Phrenitis*).

Il discerne trois cas : soit on ne peut découvrir les causes éloignées, soit on ne peut les supprimer, soit la cause prochaine est déjà si enracinée qu'elle est devenue autonome et persiste malgré la suppression des causes éloignées.

---

1 Hufeland avait publié dans son journal, en novembre 1825, un article d'observations intitulé *Die Schutzkraft der Belladonna gegen das Scharlachfieber* (Le pouvoir de protection de la belladone contre la fièvre scarlatine) dans lequel il créditait Hahnemann de la découverte de ce remède contre la scarlatine.

Dans tous ces cas il ne reste au médecin qu'à diriger la cure contre la cause prochaine et à abolir le changement interne de l'organisme sous-jacent. Cette cure est pour lui vraiment causale du moment qu'elle ne vise pas seulement les symptômes morbides. Cependant, elle est aussi symptomatique car la reconnaissance de ce changement interne se reconnaît grâce aux symptômes morbides essentiels. La cure est purement empirique et palliative si on ne cherche à supprimer qu'un seul symptôme, sans égard au fondement du mal, et, selon lui, en partie causale si on considère les symptômes essentiels comme l'expression de l'essence (*Wesen*) de la maladie, et qu'on traite et enlève la cause prochaine. Il donne l'exemple d'une fièvre intermittente. Il imagine comme causes éloignées de la fièvre intermittente une indigestion ou un refroidissement, et comme prochaine le symptôme de fièvre. Il appelle indirecte la cure des causes éloignées respectivement par des vomitifs ou des purgatifs et empiriques ceux-ci, et directe la cure de la cause prochaine, la fièvre, par le china, remède spécifique.

Il recense quatre points qui différencient essentiellement cette méthode de guérir de l'homéopathie : *1. Elle n'exclut pas la cure causale, mais lui subordonne la spécifique. 2. Elle ne l'érige pas en cure unique et générale, comme l'homéopathie le fait. 3. Elle suppose que l'utilisation de moyens empiriques et spécifiques devrait être faite d'après des principes plus élevés et plus généraux et déterminée d'après des principes directeurs, grâce auxquels seule leur utilisation appropriée pourrait avoir lieu et les dommages être évités. 4. Elle ne limite pas seulement les spécifiques aux moyens agissant de manière semblable et se découvrant par l'analogie et l'usage. – Car elle possède en outre deux méthodes pour combattre la maladie elle-même, que l'homéopathie ignore, et qui souvent apportent encore du secours dans des cas désespérés : les adoucissants et les excitants.*[1]

Il assure aussi qu'on ne peut pas du tout considérer l'homéopathie comme nouvelle. Seule l'est son érection en principe exclusif de l'art de guérir. Il donne d'excellentes raisons pour récuser cette prétention : *1. Tant qu'agissent les causes éloignées, la cure qui agit directement, et seulement sur les causes les plus prochaines, ne pourra pas enlever celles-là, car la maladie en est seulement un produit et est constamment entretenue par elles. 2. Même si cela arrivait grâce à la force du remède, la maladie se reproduirait par l'action durable des causes éloignées, c'est-à-dire qu'une récidive naîtrait. 3. Les remèdes eux-mêmes, choisis seulement d'après les symptômes, peuvent être d'une nature telle, qu'ils entretiennent la cause du mal et les causes éloignées, et de ce fait la maladie elle-même. 4. Et enfin il est souvent très difficile, de distinguer les symptômes essentiels (représentant la vraie cause de la maladie) des symptômes non essentiels, occasionnels (contingents), souvent seulement déterminés par l'individualité, et*

1 Ib., p. 13-14

en conséquence la cure, qui se fonde uniquement sur les symptômes, ne sera pas dirigée contre l'essence de la maladie, mais contre quelque chose d'accidentel.[1]

Néanmoins il reconnaît possible le progrès de cette thérapeutique spécifique : *Il restera toujours très méritoire, et devra être considéré comme un progrès dans la pratique, que, grâce à l'homéopathie, cette partie de la thérapeutique spécifique soit amenée à être développée de manière plus exacte et sur des principes plus stables. Seulement nous protestons contre son érection en méthode unique et universelle et désirons qu'elle soit subordonnée aux indications causales.*[2]

Remarquons qu'il exprime une conception ontologique des maladies, comme Pinel, que stigmatisera Broussais. Contrairement à l'homéopathie, l'individu n'y est pas essentiel. Si elle a certainement permis de reconnaître des causes majeures des maladies, on sait aujourd'hui que l'immunité et la génétique individuelles jouent un rôle très important dans la genèse des maladies.

Dans la seconde partie, il traite du principe dirigeant le choix des remèdes. Il indique que ce choix s'est réglé jusqu'ici soit d'après leur nature, soit d'après les effets des causes morbides observés sur le vivant, soit par leur opposition aux symptômes. Mais il croit aussi que l'on a utilisé depuis longtemps une autre voie particulièrement dans les maladies nerveuses difficiles à guérir par les moyens ordinaires. On cherchait quels agents provoquaient des effets semblables sur les hommes sains et concluait qu'ils agissaient en conséquence spécifiquement sur l'organe actuellement malade, et pourraient en conséquence provoquer un dérangement du même organe qui permettrait d'enlever l'anomalie présente. Ainsi il signale que Greding (1718-1775), C.T. Ludwig (1709-1773), et Störck (1731-1803), dès le milieu de ce siècle, ont utilisé les narcotiques contre la folie pour avoir vu qu'ils rendaient fous des hommes sains. De même, on a selon le même principe utilisé depuis longtemps la *Belladonna* dans l'amaurose, les cantharides dans les maladies des reins et de la vessie, et la sabine dans les maladies utérines. Tout en reconnaissant lui devoir beaucoup d'expériences heureuses, dont l'usage du mercure dans la syphilis, il répète que ce principe n'est ni nouveau ni le seul de l'art de guérir, et l'avoir tenu jusqu'ici pour subordonné.

Il ajoute ici une longue note où il reproduit un long texte du tome I de son *Système de médecine pratique* avec sa référence (p. 144) pour prouver qu'il avait déjà inclus le principe homéopathique vingt-cinq ans auparavant dans son recensement des principaux points permettant de décider du choix des remèdes.[3] Il en recensait alors quatre et le troisième correspondait à la méthode homéopathique. À propos de celle-ci il ajoute ici une nouvelle note admettant que le principe établi par Hahnemann peut sans doute conduire à des remèdes utiles, bien qu'il reste un principe seulement empirique et qui paraît applicable seulement aux

---

1 Ib., p. 14-15
2 Ib., p. 18
3 Je n'ai pas retrouvé cet extrait dans la première édition de 1800. Il doit donc s'agir de la seconde édition de 1805.

maladies nerveuses pures.[1] Il considérait ces quatre façons empiriques de choisir les remèdes comme trompeuses et conseillait de les éviter autant que possible. Cependant, il admettait que le médecin rationnel ne pouvait pas totalement s'en priver du fait que l'on connaissait seulement empiriquement beaucoup de remèdes et de maladies.

Dans cet extrait de son livre de 1800 il résume sa pratique en délimitant l'usage des procédés empiriques : a/ On utilisera toujours d'abord la méthode rationnelle, et dans les maladies mal connues on essaiera au moins en premier un procédé rationnel à même de convenir. b/ Au cas seulement où l'essai de celui-ci, effectué d'abord, se fit en pure perte, ou si la maladie ne donnait aucune indication rationnelle, on utilisera les moyens empiriques. c/ Le traitement empirique lui-même peut être dirigé rationnellement, ce qui différencie l'empiriste rationnel de l'empiriste grossier, si l'on compare les caractères du remède avec ceux du malade et recherche si rien en chacun des deux ne peut nuire. Il fournit deux exemples : si le malade a une disposition à l'hémoptysie ou à l'apoplexie on évitera tout excitant fort, ou s'il a une disposition au flux hémorroïdal ou menstruel abondant on interdira l'usage de l'aloès, même en supposant qu'il convient au caractère spécifique de la maladie.

Hufeland termine cette seconde partie en jugeant très estimables les efforts d'Hahnemann et de ses disciples pour mettre en lumière et déterminer plus exactement le principe homéopathique. Il l'admet salutaire dans beaucoup de cas comme moyen subalterne, mais le rejette catégoriquement, avec raison, comme réforme et renversement de tout l'art de guérir.

Sa troisième partie concerne la manière d'agir des médicaments et leur dosage. Selon lui, la médecine jusqu'ici s'accorde avec l'homéopathie pour reconnaître que chaque médicament provoque une maladie artificielle qui peut supprimer la maladie naturelle. Elle différencie aussi très bien l'action du médicament sur la maladie de celle sur la constitution, ainsi que son action directe (primaire) et indirecte (secondaire). Cependant, il pointe la difficulté principale persistante d'établir l'action essentielle et spécifique du remède. S'il lui paraît très juste de rechercher son action sur l'homme sain, il en voit bien la difficulté du fait de la multitude des natures, des tempéraments et des idiosyncrasies. Nous avons montré ailleurs ce défaut majeur des pathogénésies, ou expérimentations sur l'homme sain, homéopathiques. Il se demande aussi avec pertinence si d'autres effets essentiels du remède ne pourraient pas apparaître par la réaction de l'organisme dans l'état anormal de maladie [donc différents de ce que le remède manifesterait chez un homme sain].

Quant à l'action dynamique pure du remède adoptée par l'homéopathie, personne ne la comprend mieux que lui qui a toujours soutenu que l'action de tout

---

1 F.A.B. Puchelt (1784-1856), professeur de pathologie à Heidelberg, avait déjà fait une critique de la doctrine d'Hahnemann dans un article publié en 1819 dans le journal d'Hufeland, où il commentait la seconde édition de l'*Organon* (1819). Il y proposait d'utiliser l'homéopathie dans les « troubles dynamiques » qui naissent du désaccord du système nerveux.

remède est une action vivante (*Actio viva*). Mais attribuer au remède une force reproductrice et multiplicatrice semblable à un agent contagieux (*Contagien*) sur laquelle l'activité des doses infiniment petites reposerait est autre chose et nouveau.

Sur l'action de petites doses, il sait que quelques grains de musc (*Moschus*) peuvent se diviser presqu'à l'infini, au-delà du pondérable, jusqu'au trillionième, et conserver une activité en donnant son odeur à chaque atome d'une pièce entière. Il cite aussi l'exemple de l'ipécacuanha qui garde une forte activité à des doses d'1/12e de grain. Il soupçonne aussi l'effet en doses minimes d'autres substances volatiles comme les narcotiques. Il reconnaît le mérite d'Hahnemann d'avoir attiré l'attention sur l'accroissement de l'activité par la multiplication des points de contact que crée la dissolution du remède dans des liquides, ou par le frottement longtemps poursuivi [dynamisation]. Il s'interroge néanmoins sur les limites de l'activité par la division, qui ne peut être infinie.

Après ces trois parties, il veut dégager au mieux la différence entre la thérapeutique homéopathique et celle qui a cours jusque-là en les confrontant selon les trois thèmes principaux de la théorie thérapeutique très convenable selon lui contenue dans son *Compendium* : l'*Indicans*, l'*Indicatio*, et l'*Indicatum*. L'*Indicans*, ce que désigne la cure, réside pour la médecine « traditionnelle » dans la cause morbide et dans son action alors que l'homéopathie ne voit que l'action, la maladie avec ses symptômes ; l'*Indicatio*, ou idée de la cure, constitue le but, qui résulte de la connaissance des causes et de leur action, ou des seuls symptômes quand elle manque ou échappe aux médecins, alors que l'homéopathie se fonde seulement sur l'apparence de la maladie, et n'a donc aucun but (rationnel) et relie seulement le remède aux symptômes ; l'*Indicatum*, ou ce qui est indiqué pour guérir, désigne ce qui peut enlever la cause ou l'action de la maladie, en règle le remède opposé et dans certains cas le remède semblable. L'homéopathie ne peut enlever que l'action et uniquement par un agent semblable.

Il veut ensuite se tourner vers la pure pratique, conformément à l'objet des recherches de son journal, et se demande quelle influence a le système homéopathique sur l'exercice de la médecine et la constitution de la santé publique. Elle lui paraît double, avantageuse et préjudiciable. Il reconnaît au système neuf avantages et cinq préjudices.

Voici les premiers : 1/ Il attire l'attention sur la nécessité d'individualiser. 2/ Il contribue à rétablir le régime dans ses droits. 3/ à proscrire les fortes doses. 4/ à simplifier les ordonnances (ceci est pourtant loin d'être le cas de nombreux homéopathes). 5/ Il amène à reconnaître d'une manière plus exacte les effets des remèdes sur le vivant (ceci nous paraît plus problématique qu'il ne le dit). 6/ à prêter plus d'attention à la préparation des remèdes et à exercer une surveillance plus forte sur les pharmaciens. 7/ Il ne cause jamais de dommages positifs. 8/ Il donne plus de temps à l'organisme malade dans son autodéfense qui n'est ni excitée ni dérangée. 9/ Il réduit énormément le coût du traitement.

Il y trouve cinq préjudices : 1/ Il peut conduire très facilement les médecins, particulièrement les novices, à une cure simplement symptomatique et purement empirique, et à étouffer la cure causale, fondement de tous les procédés médicaux rationnels. 2/ Il aurait de la même façon, s'il se répandait de manière générale et régnait, une très mauvaise influence sur les fondements des études médicales, et rendrait peu importante pour les jeunes gens, et même superflue, l'étude des sciences fondamentales, l'anatomie, la physique, la chimie, la pathologie, l'étiologie, semblablement en cela aux systèmes de Brown et de Broussais. 3/ Il provoquerait très facilement les péchés d'omission les plus dangereux, comme l'abstention des saignées, des vomitifs, et des autres moyens évacuants, qui peut souvent avoir instantanément des conséquences mortelles, péchés que certains commettent aujourd'hui.[1] - Ceci vaut pour lui particulièrement dans les maladies et les inflammations aiguës. 4/ Introduit sous sa première forme il exigeait la préparation et la dispensation des médicaments par les médecins eux-mêmes, ce qui constitue une atteinte aux lois fondamentales de toute santé publique bien constituée, parce que cette fonction revient de droit seulement au pharmacien. - Cette loi lui semble de la plus grande importance pour garantir de bons remèdes, pour l'entretien des pharmacies, et même pour le contrôle des médecins et la prévention des charlatans. Il discute assez longuement de ce problème. Il déclare pouvoir en parler par expérience, invoquant les dix premières années de sa pratique médicale passées à Weimar (de 1783 à 1793) où il dispensait lui-même les remèdes, pratique encore coutumière à Weimar. Il sait que le patient a davantage confiance aux remèdes que le médecin délivre lui-même parce que sa conscience est davantage mise en jeu que celle du pharmacien, mais il est convaincu que cela est impossible dans les grandes villes et pour une part considérable de patients. Il estime que la délivrance par les officines est plus sûre, plus régulière, le gage d'une bonne préparation et de moins d'abus grâce au reçu fourni, pourvu qu'elles soient contrôlées par le médecin de santé publique et par les autres médecins. Il suggère une conciliation possible entre les deux partis, qui laisserait au seul pharmacien la délivrance des remèdes, ceux-ci devant cependant être préparés puis fournis aux pharmaciens par le médecin, ou bien préparés par les pharmaciens sous la surveillance du médecin. Une époque aujourd'hui bien révolue. 5/ Enfin il détourne les médecins de l'attention et de la confiance au pouvoir de guérir interne de la nature qui, en vérité, entre en contradiction directe avec le principe de tous les médecins hippocratiques et en particulier de l'auteur

1 Notons que J.C.A. Clarus (1774-1854), professeur de clinique médicale à Leipzig pendant quarante quarante ans et la plus grande autorité médicale en Saxe où il était médecin du roi, fut l'adversaire le plus virulent d'Hahnemann. Dans le volume LI du journal d'Hufeland d'octobre 1820 il publia le rapport post-mortem du prince maréchal K.F. Schwarzenberg (1771-1820), vainqueur de Napoléon lors de la grande bataille des Nations en 1813 à Leipzig, qui avait été soigné par Hahnemann. Celui-ci signa le rapport d'autopsie avec Clarus et deux autres médecins, Jos et A.C. Bock. Dans son commentaire du rapport Clarus déclarait que la méthode de guérir d'Hahnemann produit de grands dommages, particulièrement dans les cas aigus, par sa négligence de mesures énergiques. (*Journal der practischen Heilkunde*, LI Band, octobre 1820, Reimer, Berlin, p. 108-122)

qui signifie : sans le processus de guérison de la nature il n'y a guérison ni guérison artificielle. Les guérisons accomplies par les médecins homéopathes avec un médicament au trillionième pourraient facilement servir comme la meilleure preuve de la force de guérison de la nature.

Il conclut son article par les mots « le temps jugera ». Il veut continuer à exercer sans parti pris, à s'en tenir plus aux faits qu'à la théorie, et avant tout à ne fonder aucune secte avec intolérance et persécution, mais nous considérer tous au service d'un but commun quels que soient les chemins pris. Seuls en sont exclus ceux qui exploitent la méthode homéopathique à des fins viles, intéressées et égoïstes, et qui sont partout l'opprobre de l'art divin.

Nous voyons que cet article d'Hufeland, comme celui jugeant de la phrénologie, est remarquable et tout à fait pertinent. Il mesure les qualités et les défauts de l'homéopathie de façon très objective, sans la sévérité et le ton de supériorité de certains professeurs.

Bien sûr Hufeland fait appel à une force vitale et à la nature médicatrice. Le concept de vie subsiste toujours, même si on peut l'interpréter diversement. Celui de nature médicatrice paraît avoir disparu de la médecine, mais il n'est pas en contradiction avec la science actuelle. Hufeland ignorant les concepts de cellules et de gènes ne pouvait concevoir la nature médicatrice comme les réactions de défense de l'organisme par certaines cellules issues d'une seule cellule qui confère à celui-ci son unité vivante.

2. Un nouvel opuscule d'Hufeland sur l'homéopathie (1830-1831)

En février 1830, Hufeland publia dans son journal un nouvel article sur l'homéopathie au titre similaire à celui de 1826, qui fut aussi imprimé en 1831 à Berlin par Reimer sous forme d'un opuscule de quarante-quatre pages.

a/ Le refus d'Hufeland d'être qualifié d'adepte ou de défenseur de l'homéopathie

Hufeland se plaint d'abord d'avoir été la victime d'une méprise totale en le considérant sans façons, presque partout en Allemagne, comme un disciple et un défenseur de l'homéopathie, ce qu'il n'est en aucun cas. Ceci aurait dû paraître évident à la lecture attentive de ce qu'il en avait dit jusque-là publiquement. Aussi a-t-il décidé d'exposer aux yeux du public sa position sur l'homéopathie.

Il déclare qu'il est dans son caractère de défendre l'opprimé, et que l'oppression et le despotisme lui répugnent en science où ne doivent régner que la liberté de l'esprit, l'examen précis des choses, et non les questions de personnes. Il exprime aussi le respect qu'il a toujours eu pour Hahnemann, pour l'inventeur qui, par ses premiers écrits, a rendu des services essentiels à l'art de guérir.

Il nous apprend avoir eu lui-même l'occasion de faire plusieurs expériences heureuses en utilisant des remèdes homéopathiques, qui ont éveillé son attention et l'ont convaincu que le sujet ne devait en aucun cas être écarté avec mépris, mais méritait un examen exact. Le premier commandement dans toutes les sciences, dit-il, consiste à tout examiner et à garder ce qui est bon. Les dictons et les moyens populaires les plus communs, et même les charlataneries et les bévues, ne nous ont-ils pas appris quelque vérité salutaire ? demande-t-il.

Il assure que des remèdes différents peuvent amener au même résultat, étant persuadé que tout arrive dans l'organisme vivant, et donc aussi l'action des remèdes, par la force interne de guérir (*die innere Heilkraft*), l'autocratie et l'autonomie de la nature vivante elle-même (*die Autocratie und die Autonomie der lebenden Natur selbst*). Il donne l'exemple des brûlures qui peuvent, selon lui, être guéries aussi bien par l'eau froide que par la chaleur et les substances échauffantes. Il interprète ces deux actions curatives comme l'entremise de l'irritabilité et du procédé de la vie (*Lebensprocesse*), la première par une action directe d'extraction, la seconde par une action indirecte de surexcitation, aboutissant au même résultat de réduction de l'activité vitale. On mesure bien ici sa méconnaissance du rôle des germes cutanés et aériens. Il interprète de la même façon le fait, qu'il constate quotidiennement, de la guérison d'une fièvre catarrhale aussi bien par des rafraîchissants que par des moyens échauffants et sudorifiques.

Il récuse tout esprit polémique, l'intolérance d'Hahnemann, toute guerre de personnes, constatant, avec quelque fatalisme et néanmoins sens des réalités, que personne ne doute que l'on puisse malgré tout mourir quel que soit le traitement. Il se montre lucide sur la vanité des systèmes. Il évoque son précédent article de 1826 sur l'homéopathie en résumant ses intentions quand il l'a publié dans son journal. Il cherchait à la faire connaître sous le rapport pratique, à établir sincèrement ses mauvais et ses bons côtés, et expliquait qu'elle ne pouvait pas être adoptée comme système ou principe de toute la médecine, mais comme une méthode particulière qu'on utiliserait intelligemment en lui confiant la tâche de découvrir des remèdes spécifiques ce qui lui donnerait déjà beaucoup de mérite.

b/ De nouvelles perspectives sur la valeur de l'homéopathie

Il fait état que depuis trois ans beaucoup d'essais ont été réalisés, qu'il en a examiné beaucoup, et attend les résultats des deux commissions nommées en Autriche et en Russie pour discriminer le vrai du faux. Ces nouveaux essais ont-ils modifié son opinion précédente, se demande-t-il. Il veut en résumer succinctement les résultats sans la moindre réserve. Il les expose en treize courtes sections où il reprend souvent les idées de son premier article.

Il assure d'abord que *l'homoeopathie doit être absolument rejetée comme principe général de tout l'art de guérir. Oui, elle serait comme telle, prise dans sa première forme brute, le tombeau de la science et aussi de l'humanité.*[1] Il se demande si un jeune homme, qui lirait les écrits homéopathiques les plus récents, qui méprisent et rejettent totalement le savoir et le trésor expérimental antérieurs, qui indiquent des remèdes seulement et purement d'après les symptômes des

1 Hufeland, *Die Homöopathie*, Reimer, Berlin, 1831, p. 14, in *Hufeland's Schriften über die Homöopathie und die Achtzehn Thesen von Dr. Paul Wolf*, rééd., publiés et commentés par H. Wapler, W. Schwabe, Leipzig, 1921

maladies sans égard à l'indication causale, aux conditions externes et internes de la vie et du malade, à l'anatomie, à la physiologie et à la pathogénie, pourrait réellement combler la nécessité et l'instinct de l'étude causale, pénible et globale de la médecine. Ce jeune homme rejetterait tout ceci sous le nom discrédité d'allopathie et tomberait à coup sûr dans le pur et grossier empirisme. On doit, selon lui, remplacer le terme beaucoup trop étroit et totalement faux d'allopathie dont se servent les homéopathes par celui de médecine rationnelle parce qu'il prétend, ce que lui refusera Hahnemann, que la médecine scientifique est fondée, en connaissance et en action, sur la raison et le raisonnement (*Vernunftschluß*), au contraire de l'homéopathie fondée entièrement sur les seuls symptômes. Hahnemann avait pourtant émis en 1828 une théorie causale des maladies chroniques qu'Hufeland semble ici ignorer, même s'il était en droit de la juger fausse.

Il juge que l'on doit utiliser l'homéopathie comme une méthode curative particulière, qui doit être soumise aux principes plus élevés de la médecine rationnelle. Sans considérer ici les parts respectives de la diète, et des doses infiniment petites des remèdes, à la cure, on ne peut cependant pas nier, dit-il, et non seulement les expériences d'autres hommes respectables mais son observation personnelle l'en ont convaincu, que l'homéopathie a apporté de l'aide, et quelquefois de la façon la plus surprenante, là où l'on avait utilisé vainement d'autres méthodes énergiques. Il reconnaît le mérite d'Hahnemann et des homéopathes dans leurs efforts pour déterminer les effets purs des remèdes, mais fait trois remarques :

1. Il répète que cette méthode de guérir les symptômes n'est pas nouvelle. De tout temps, certains médecins ont cherché à agir sur le changement interne de la vie que constitue la maladie en soi et qui est la cause immédiate des symptômes morbides. Il déclare avoir professé cette méthode depuis quarante ans et l'avoir indiquée dans le premier volume de son *Système de médecine pratique* dès 1799 sous le nom de méthode curative directe ou spécifique. Mais il s'en distinguait en ce qu'il n'a nullement fait de cette méthode, au contraire de l'homéopathie, la première et la seule méthode de guérir, mais il examinait d'abord les circonstances causales, aussi bien internes qu'externes, de la maladie pour tenter d'enlever celle-ci en supprimant celles-là, ce qui réussit très souvent. On utilisait la cure directe seulement dans les cas où on ne trouvait aucune cause, ou quand le mal perdurait et devenait autonome malgré la suppression de sa cause, ou encore quand la maladie entière prenait un caractère spécifique, par exemple une dyscrasie miasmatique ou un retour périodique. Ainsi, il estime que les cures de la syphilis par le mercure, de la gale par le soufre, de la fièvre intermittente par le quinquina, ne reposent que sur l'existence et la connaissance des symptômes.

2. La détermination du diagnostic n'est pas non plus nouvelle. Car le moyen le plus ancien et le plus naturel de le fonder fut de considérer les symptômes essentiels du mal. Il déclare que lui-même dans ses conférences a construit le concept des causes prochaines ou de la maladie en soi sur les symptômes

essentiels (*wesentlichen*), liés de manière inséparable à l'existence (*Dasein*) de la maladie. Il ajoute que la médecine rationnelle, à la différence de l'homéopathie, utilise d'autres sources très importantes pour le diagnostic : la genèse des phénomènes et les phénomènes réactifs, indispensables à un diagnostic beaucoup plus large, plus profond et plus sûr. En outre, la médecine rationnelle, en recherchant les symptômes essentiels et constants, compare les cas semblables, et forme des genres et des ordres de maladies, pour lesquels elle acquiert la règle d'un traitement commun à chaque division, tandis que l'homéopathie prend pour base de son diagnostic et de son traitement les symptômes complets que présente tel malade unique.

3. Il rappelle que le principe homéopathique de découverte et d'utilisation des remèdes est loin d'être nouveau. Il prétend que de tout temps les médecins, dans la méthode directe de cure, ont utilisé des remèdes dont l'action était semblable à la maladie. Lui-même, longtemps avant l'apparition de l'homéopathie, a utilisé la belladone dans l'amaurose sur le seul fondement qu'elle rendait aveugle les hommes sains, dans la toux convulsive parce qu'elle provoque chez les hommes sains des spasmes de la gorge du fait de son action sur les nerfs de la gorge, et dans les maladies mentales parce qu'elle rendait folles les personnes saines. Et cela vaut, prétend-il, pour quantité d'autres remèdes.

La différence réside en ce que l'homéopathie ignore totalement, d'abord les remèdes agissant de matière contraire selon le principe *Contraria contrariis* comme le chaud par le froid, la pléthore de sang par la saignée, une circulation rapide par le nitre ou la digitale. Elle ignore en outre la méthode dérivative, souvent irremplaçable, qui utilise la grande force des contre-irritants (non semblables). Il cite ici l'exemple récent d'une folie chronique, traitée longtemps sans succès par la méthode homéopathique et qui fut guérie par la méthode dérivative des résolutifs et des purgatifs. Il vante de même la dérivation produite par les ulcères artificiels. Enfin, on ne peut ignorer les fortifiants et le jeûne qui sont souvent les seuls moyens efficaces pour rééquilibrer la force vitale dans les maladies dues à une désorganisation dynamique.

c/ L'allopathie, un terme inadapté pour désigner la médecine rationnelle et scientifique

Il reprend dans sa troisième section la différence la plus évidente pour lui entre l'homéopathie et la médecine usuelle par ce qu'il avait nommé dans son *Compendium* (livre de cours) l'*Indicans*, l'*Indicatio* et l'*Indicatum*. Son quatrième grief contre l'homéopathie concerne son usage du terme « allopathie » pour désigner toute la médecine rationnelle avec tous ses principes, alors que l'allopathie [dans sa définition par les homéopathes comme méthode qui n'emploie aucun remède semblable ou bien contraire aux symptômes du malade] n'est seulement qu'une méthode, comme l'homéopathie.

Dans sa cinquième section, il reproche à l'homéopathie, ce que confirment ses expériences, de n'être qu'une cure symptomatique, dont l'aide est seulement temporaire, et qui ne fait pas disparaître la maladie, la déplace ou lui fait même prendre une forme plus dangereuse. Il cite comme exemples les symptômes inflammatoires métastatiques de l'arthrite ou de l'érysipèle que l'homéopathe s'efforce d'enlever, sans guérir radicalement la maladie. Il accuse du même défaut le système brownien. En s'abstenant des saignées dans les inflammations des poumons il s'ensuit la mort immédiate ou la phtisie pulmonaire. Il croit que l'homéopathie peut bien enlever l'inflammation locale, mais sans pouvoir détruire le germe de l'inflammation générale diathésique, ce que seule la saignée peut faire. Hahnemann a reconnu lui-même ce défaut en inventant en 1828 une nosologie comprenant seulement trois maladies chroniques, dans une visée étiologique plutôt arbitraire. Cependant, on mesure l'optimisme d'Hufeland de croire que la saignée traite la cause même d'une pneumopathie et la guérisse.

Dans sa sixième section, il critique justement la prétention de l'homéopathie de trouver aisément le remède adéquat à la maladie. Il est persuadé du contraire parce qu'il lui semble extrêmement difficile de discriminer les symptômes essentiels des accidentels parmi la quantité immense et la variété des symptômes particuliers provoqués par tel remède, et parmi ceux de telle maladie comme, par exemple, l'hypocondrie ou l'hystérie.

d/ La critique par Hufeland du **Traité des maladies chroniques** *(1828) d'Hahnemann*

La septième section est importante car elle se réfère au nouveau *Traité des maladies chroniques* d'Hahnemann, publié en 1828, qu'Hufeland a donc lu. Il assure d'abord que seule la cure causale (*gründliche Kur*) d'une maladie, celle qui attaque le mal à sa racine et par là enlève sa cause (*Grund*), est éternelle. Par exemple, le médecin traite souvent en vain l'hydropisie, l'hypocondrie et l'hystérie par les moyens les plus énergiques dirigés directement contre la maladie. Finalement il découvre que sa cause se trouve dans une gale cachée, ou la syphilis, ou l'arthrite, ou une obstruction des viscères abdominaux. Il utilise alors le soufre, le mercure, le gaïac ou les résolvants et la guérison réussit. Hufeland en déduit qu'il est très important dans la pratique de distinguer les maladies nerveuses *Morbos cum* et celles *sine Materia.*

Il se réjouit qu'Hahnemann, dans son ouvrage sur les maladies chroniques, fonde la cure, non plus seulement sur les symptômes présents, mais sur les causes éloignées (*entfernten Ursachen*) qui en forment la base (*Grund*). Mais il regrette qu'il se soit limité à deux dyscrasies, la syphilitique et la psorique, alors que le champ des causes éloignées est beaucoup plus vaste et qu'il manque des dyscrasies engendrant une foule de maladies, telles que les dyscrasies arthritique, scrophuleuse, scorbutique, et la mercurielle si fréquente maintenant. Il renvoie à nouveau à son ouvrage de 1829 *Lehre von den Heilungsobjecten oder die Iatrognomik* (Doctrine des objectifs de guérison ou iatrognomique).

Hufeland a parfaitement raison, et nous avons déjà analysé en détail, jugé, et révélé les sources du *Traitement des maladies chroniques* d'Hahnemann.[1]

Il poursuit en constatant que l'homéopathie privilégie la cure directe et se sert de l'indirecte seulement comme une aide accessoire, au contraire de la médecine rationnelle qui examine si la cure indirecte, qui agit sur les circonstances causales constituant la maladie, n'est pas nécessaire au traitement et, sinon, utilise la méthode de cure directe. Il remarque aussi que la psore comme fondement des maladies chroniques n'est pas une nouvelle découverte de l'homéopathie, mais a été reçue longtemps dans la médecine, et poussée presque trop loin par plusieurs médecins. Ceci vaut aussi pour la syphilis qu'il juge à tort ne pouvoir être distinguée de la sycose.

Si les critiques d'Hufeland sont bonnes on mesure les difficultés d'établir une hiérarchie pertinente de toutes les causes participant aux processus morbides, d'autant que les causes microbiennes capitales, bien que suspectées, demeuraient encore inconnues. Ceci réduit évidemment leur valeur et sa distinction entre cures directes et indirectes.

e/ Le péché par omission de l'homéopathie, sans péché d'homicide ; son dédain de la nature médicatrice

Hufeland admet que l'homéopathie peut se vanter d'une qualité, celle de ne jamais causer de dommage positif. Elle peut se rendre coupable d'un péché par omission, mais non de perpétrer un seul péché. Il lui reconnaît là beaucoup de valeur, en ces temps où les médecins aiment agir héroïquement et avec violence, sans penser aux dommages qu'ils infligent à l'organisme, à la reproduction, et à la vie elle-même, souvent plus grands que la maladie qu'ils soignent. Il dit avoir longtemps et très souvent attiré l'attention de ses confrères sur ceci. Il cite un de ses articles publié dans sa revue en 1823 *Von dem Rechte des Artzes über Leben and Tod* (Du droit du médecin sur la vie et la mort). Il veut le faire à nouveau en rappelant que *ce qu'on peut exécuter avec peu ne doit pas être fait avec beaucoup* et que *jamais le remède ne doit affecter l'organisme plus que la maladie*. Il engage ses confrères à toujours avoir ces deux principes devant les yeux, pour s'être rendu compte de la faible évolution vers une communauté de vue et une union à ce sujet.

Sa neuvième réflexion montre qu'il a bien vu la déconsidération d'Hahnemann pour l'autonomie et l'autocratie de la nature. Il juge cette exclusion totale et irrespectueuse comme une des principales fautes de l'homéopathie, une lacune inconcevable et pernicieuse. Il ne peut concevoir aucune médecine sans le recours à cette nature auto-médicatrice dont le travail si magnifique se constate souvent lors des crises, comme lors de la guérison radicale des fièvres intermittentes. Il ne voit le médecin que comme un ministre et non un maître de la nature, son ami et son allié, qui doit écouter ses orientations et ses appels et ne pas la contrarier au plus grand détriment du malade.

---

1 Pinet P., *L'homéopathie après* L'Organon. *Hahnemann à la conquête de la France 1811-1850,* Collection theriaka remèdes & rationalités, Jacques André, Lyon, 2020, p. 99-129

f/ Le rejet par Hufeland de la dictature intellectuelle, de l'empire des maîtres sur les esprits

Dans sa dixième critique Hufeland s'insurge contre l'empire sur les esprits exercé par l'homéopathie, conforme à tout système étroit, tel aussi celui de Brown du temps de son empire dont il avait assez déploré les causes. L'homéopathie provoque aveuglement, étroitesse et partialité chez ceux, même les meilleurs, qui s'y soumettent totalement. Ils ne voient pas les circonstances les plus importantes, les appels à l'aide de la nature les plus urgents, les indications les plus nettes. Ils s'en tiennent et agissent conformément à la forme de pensée et au mot dictatorial du maître.

Il critique par exemple la loi homéopathique de ne pas déranger l'action ultérieure du remède pendant 8, 14, 40 ou 50 jours. En effet, il a vu, durant cette longue période où se manifestaient des symptômes et des changements, qu'on ne tentait rien, uniquement par respect pour cette loi problématique. Il conclut que l'emprisonnement des esprits est la pire chose contre laquelle l'homme doit se mettre en garde.

On connait bien ceci à propos des dérives sectaires, de l'emprise des sectes, des religions ou des idées politiques, mais aussi de nombreuses choses de la vie quotidienne, comme le marketing publicitaire et commercial. Et combien de réflexes conditionnés n'a-t-on pas, à notre insu !

Il poursuit sa critique dans la section suivante, s'insurgeant contre cette étroitesse d'idée et cette limitation de l'esprit s'exerçant face à des maladies dangereuses, évoluant rapidement vers la mort. Il condamne dans ces cas la temporisation et la simple surveillance, qu'il compare à un crime pesant lourdement sur la conscience. Il donne l'exemple d'une négligence de la saignée quand un homme risque d'étouffer dans son propre sang, comme dans les affections pulmonaires ou encéphaliques, les apoplexies, et principalement dans les inflammations des organes nobles, conduisant à la mort ou vers une maladie chronique incurable. Il y inclut aussi les cas de maladies non dangereuses, que l'omission d'un remède éprouvé et indispensable, ou le retard dans son usage, transformeraient graduellement en maladies dangereuses, ou écourteraient la vie, par exemple un catarrhe chronique ou une affection de la poitrine se changeant en phtisie (*Lungensucht*).

Pourtant, Pierre Louis, dès novembre 1828, publiait un article dans les *Archives générales de la médecine* où il étudiait par sa méthode numérique d'évaluation d'une thérapeutique, considérée comme l'origine de la médecine fondée sur des preuves, l'effet des saignées sur quelques maladies inflammatoires. Il montrait, en opposition à l'opinion commune, qu'elles étaient souvent nuisibles dans la pneumonie. En juin 1831, Moreau de Jonnès, suite aux observations de l'anglais Walker, doutera également de leur bénéfice dans le traitement du choléra. Ceci sera confirmé par Magendie (1782-1855) qui démontra, en 1832, dans ses *Leçons sur le choléra-morbus,* leur nocivité dans cette maladie. Louis certifiera en 1835 cet effet délétère sur ces deux maladies dans son ouvrage

Recherches sur les effets de la saignée dans quelques maladies inflammatoires. On présume donc aussi de leur nocivité dans les maladies cérébrales inflammatoires, telles que les méningites ou les encéphalites. Sans doute étaient-elles bénéfiques dans les apoplexies provoquées par une hypertension, non encore mesurée à l'époque ! Certains cas d'insuffisance cardiaque avec œdème aigu du poumon pouvaient probablement aussi en bénéficier.[1]

Hufeland conclut ses réflexions par deux sentences constituant sa douzième section : *Pas d'homéopathie, mais bien une méthode homéopathique dans la médecine rationnelle ! Pas d'homéopathes, mais bien des médecins rationnels, qui utilisent la méthode homéopathique de manière et à une place appropriées.*

Son treizième et dernier chapitre concerne les rapports de l'homéopathie avec l'État. Pour lui, la science étant libre, l'État n'a pas à se mêler au royaume du savoir et de l'esprit, et à limiter l'homéopathie en tant que science et doctrine, car la vérité et la fausseté en elles-mêmes doivent s'en remettre seulement à la discussion scientifique, à l'expérience, et au temps, lequel a déjà rectifié justement tant de visions de l'art et tranchera aussi ici. Il défend cependant l'intervention de l'État pour empêcher les dégâts que causeraient l'ignorance et l'erreur.

Il approuve donc la loi de l'État prussien selon laquelle seul aura l'autorisation d'exercer l'homéopathie celui qui possède le diplôme de médecin, et a donc montré par un examen la preuve suffisante d'une formation à la science médicale. Il aimerait néanmoins y ajouter une disposition obligeant ce médecin à pratiquer pendant cinq ans selon les principes de la médecine ordinaire, à acquérir l'expérience nécessaire au lit du malade, et à reconnaître ainsi l'action et l'œuvre de la nature afin de comprendre son vrai rapport à l'art et de se prémunir des fautes et des négligences, inévitables du reste en homéopathie.

En conclusion, il plaide pour un jugement objectif, sans parti pris ni haine, dans un esprit réciproque de conciliation, en visant un but commun, celui du bien-être physique du genre humain. Il se réjouit que les deux partis se rapprochent déjà en partie l'un de l'autre. L'homéopathie commence à prendre en considération pour le diagnostic, avec la médecine traditionnelle, la genèse de la maladie. Comme elle, elle prend en compte, non seulement le symptôme présent mais aussi les causes et l'objet de la cure. Elle admet que dans les cas morbides urgents les moyens allopathiques stimulants, la saignée et les évacuants doivent être utilisés, et elle commence à parler de métastases et de schématismes d'ensemble (*Metaschematismen*). Il assure donc qu'elle commence à reconnaître ce qu'il y a de vrai dans la médecine traditionnelle, et que ses adversaires incluent dans celle-ci ce qui est vrai et profitable en celle-là. Il estime que la véritable et la plus belle mission de l'homéopathie demeure la recherche et la découverte de nouveaux spécifiques contre bien des maladies, ce dont de tout cœur on la remerciera.

---

1 Pour l'histoire de la saignée on peut consulter : Beauchamp C., *Le sang et l'imaginaire médical. Histoire de la saignée aux XVIIIe et XIXe siècles*, Desclée de Brouwer, Paris, 2000 ; Scherpereel P. *Le sang : imaginaire et réalités. Des excès de la saignée à la transfusion sanguine*, Coll. Médecine à travers les siècles, L'Harmattan, Paris, 2020

Table des matières

INDEX NOMINAL

Structures éditoriales du groupe L'Harmattan

L'Harmattan Italie
Via degli Artisti, 15
10124 Torino
harmattan.italia@gmail.com

L'Harmattan Hongrie
Kossuth l. u. 14-16.
1053 Budapest
harmattan@harmattan.hu

L'Harmattan Sénégal
10 VDN en face Mermoz
BP 45034 Dakar-Fann
senharmattan@gmail.com

L'Harmattan Cameroun
TSINGA/FECAFOOT
BP 11486 Yaoundé
inkoukam@gmail.com

L'Harmattan Burkina Faso
Achille Somé – tengnule@hotmail.fr

L'Harmattan Guinée
Almamya, rue KA 028 OKB Agency
BP 3470 Conakry
harmattanguinee@yahoo.fr

L'Harmattan RDC
185, avenue Nyangwe
Commune de Lingwala – Kinshasa
matangilamusadila@yahoo.fr

L'Harmattan Congo
219, avenue Nelson Mandela
BP 2874 Brazzaville
harmattan.congo@yahoo.fr

L'Harmattan Mali
ACI 2000 - Immeuble Mgr Jean Marie Cisse
Bureau 10
BP 145 Bamako-Mali
mali@harmattan.fr

L'Harmattan Togo
Djidjole – Lomé
Maison Amela
face EPP BATOME
ddamela@aol.com

L'Harmattan Côte d'Ivoire
Résidence Karl – Cité des Arts
Abidjan-Cocody
03 BP 1588 Abidjan
espace_harmattan.ci@hotmail.fr

Nos librairies en France

Librairie internationale
16, rue des Écoles
75005 Paris
librairie.internationale@harmattan.fr
01 40 46 79 11
www.librairieharmattan.com

Librairie des savoirs
21, rue des Écoles
75005 Paris
librairie.sh@harmattan.fr
01 46 34 13 71
www.librairieharmattansh.com

Librairie Le Lucernaire
53, rue Notre-Dame-des-Champs
75006 Paris
librairie@lucernaire.fr
01 42 22 67 13

www.ingramcontent.com/pod-product-compliance
Lightning Source LLC
LaVergne TN
LVHW010953061026
849535LV00006B/1707